全国疾病预防控制综合管理数据集（2022）

组织编写　中国疾病预防控制中心

主　　编　苏雪梅　郭　青
副 主 编　李少琼
编　　委　杜雪杰　李　晶　金丽珠　张　睿　葛　辉　赖程昱

人民卫生出版社
·北　京·

图书在版编目（CIP）数据

全国疾病预防控制综合管理数据集．2022 / 苏雪梅，郭青主编．-- 北京 ：人民卫生出版社，2025. 2.
ISBN 978-7-117-37702-7

Ⅰ. R197.2

中国国家版本馆 CIP 数据核字第 2025062HR3 号

人卫智网	www.ipmph.com	医学教育、学术、考试、健康，购书智慧智能综合服务平台
人卫官网	www.pmph.com	人卫官方资讯发布平台

全国疾病预防控制综合管理数据集（2022）
Quanguo Jibing Yufang Kongzhi Zonghe Guanli Shujuji（2022）

组织编写：中国疾病预防控制中心
主　　编：苏雪梅　郭　青
出版发行：人民卫生出版社（中继线 010-59780011）
地　　址：北京市朝阳区潘家园南里 19 号
邮　　编：100021
E - mail：pmph @ pmph.com
购书热线：010-59787592　010-59787584　010-65264830
印　　刷：河北宝昌佳彩印刷有限公司
经　　销：新华书店
开　　本：787 × 1092　1/16　　印张：25
字　　数：608 千字
版　　次：2025 年 2 月第 1 版
印　　次：2025 年 5 月第 1 次印刷
标准书号：ISBN 978-7-117-37702-7
定　　价：89.00 元
打击盗版举报电话：010-59787491　E-mail：WQ @ pmph.com
质量问题联系电话：010-59787234　E-mail：zhiliang @ pmph.com
数字融合服务电话：4001118166　E-mail：zengzhi @ pmph.com

前 言

疾病预防控制体系是保护人民健康、保障公共卫生安全、维护经济社会稳定的重要保障。疾病预防控制中心作为公共卫生领域的核心专业机构，肩负着贯彻健康中国发展战略、有效应对重大传染病疫情以及积极推进构建人类卫生健康共同体的重任。其专业性和权威性使得其在维护公众健康、保障社会稳定和推动全球卫生事业发展中发挥着不可或缺的作用。为了贯彻落实国务院办公厅印发的《关于推动疾病预防控制事业高质量发展的指导意见》重要部署，坚持以人民为中心的发展思想，全面提升疾病预防控制能力，更好地发挥疾病预防控制工作在国家整体战略中的重要作用，开展完善的、持续的疾病预防控制综合管理信息监测工作，评估我国各级疾病预防控制中心的综合防控能力至关重要。

2006年在卫生部（现更名为"国家卫生健康委员会"）疾病预防控制司的领导下，中国疾病预防控制中心建设并运行了"全国疾病预防控制基本信息系统"，持续监测我国疾病预防控制机构的卫生资源配置情况。2018年在国家发展和改革委员会批复的全民健康保障信息化工程一期项目的支持下，"全国疾病预防控制基本信息系统"全面升级，更名为"全国疾病预防控制综合管理系统"，并基于"中国疾病预防控制信息系统"统一技术架构运行。中国疾病预防控制中心定期组织各省（自治区、直辖市）及新疆生产建设兵团的省、地（市）、县（区）三级疾病预防控制中心开展相关数据收集、复核、汇总、分析和反馈工作，从而全面、详细、准确地掌握我国各省疾病预防控制中心的综合服务能力。据此，中国疾病预防控制中心组织编制了《全国疾病预防控制综合管理数据集（2022）》，供各级疾控机构参考。

本数据集主要内容包括九章及三个附录。第一章主要概述了信息报告流程、统计指标、数据质量评价等内容，方便读者更好地理解和使用数据；第二章至第九章通过统计表的形式，详细描述了各级疾病预防控制中心人员信息、拥有的仪器设备、具备的检验能力、实验室管理、房屋资产、经费收支等内容，重点从东、中、西部不同地区以及省、地（市）、县（区）不同级别的疾病预防控制中心综合服务能力等方面为读者提供翔实和权威的基础数据；附录部分包括2022年全国各级疾病预防控制中心机构名单、2022年底全国基础人口数据以及信息收集表样。

本数据集通过各省、地（市）、县（区）三级疾病预防控制中心专业人员报告的详细数据汇总形成，在数据汇总前对信息报告质量进行了充分评估，合理修正了错误数据并剔除了异常数据。《全国疾病预防控制综合管理数据集（2022）》的出版为政府决策机构整体谋划疾控事业发展、系统重塑疾控体系、开展绩效考核评估，以及科研机构、卫生专业机构和其他部门的广大公共卫生专业人员开展相关研究提供了数据参考。

全国疾病预防控制综合管理信息采集工作得到了各省（自治区、直辖市）及新疆生产建设兵团的省、地（市）、县（区）三级疾病预防控制中心的大力支持，各级疾控中心工作人员在信息收集、质量控制等方面付出了辛勤劳动,最终形成了宝贵的数据资源,在此表示衷心的感谢。此外,本数据集不包括中国疾病预防控制中心和承担公共卫生职能的专病防治机构的综合管理信息。由于涉及的机构层级较多,编者水平和时间有限,书中不足之处,敬请读者批评指正,以便不断完善。

编者

2024 年 12 月

目　录

第1章　概述

疾病预防控制中心的职能体现了公益性、特殊性和综合性特点，需要配置良好的资源方可满足实际工作需求。为全面、持续掌握我国各级疾病预防控制中心公共卫生资源的配置情况和综合服务能力，自2006年起，中国疾病预防控制中心利用“中国疾病预防控制信息系统”收集各省、地（市）、县（区）三级疾病预防控制中心机构设置、人员结构、房屋资产、经费收支、实验室建设、仪器设备、检验能力、实验室标准化管理等综合管理信息。不同类别的信息由各级疾病预防控制中心相关业务专家负责提供并录入“全国疾病预防控制综合管理系统”，对数据进行核对，以确保数据质量。2022年全国各级疾病预防控制中心的综合管理数据目前是反映我国疾病预防综合能力最全面、准确、及时和权威的数据，是疾病预防控制主管部门开展疾病预防控制中心绩效考核、资源配置及经费测算的重要参考依据，同时也为评估公共卫生综合服务能力、推动疾控事业高质量发展提供科学信息。

2022年共收集了全国各省（自治区、直辖市）及新疆生产建设兵团3 403个疾病预防控制中心的综合管理信息，其中省级32个、地（市）级351个、县（区）级3 020个。收集的数据主要以机构情况、业务能力、保障能力为主，其中：机构情况主要包括机构所属地区、机构名称、组织机构代码、编制人员数量等；人力资源主要包括年龄、受教育程度、执业资质、专业技术职称、人员流动等；仪器设备主要包括设备类型、设备名称、购买时间等；检验能力主要包括省、地（市）、县（区）三级检验能力分类情况；实验室管理主要包括特殊用途实验室建设情况、实验室备案情况、实验室基本情况、实验室具备资质情况；基本建设主要包括房屋建设年代、建筑（使用）面积、实验室用房面积、业务和行政办公用房面积等；经费收支主要包括各项收入和支出。

1.1　全国疾病预防控制综合管理系统概况

“全国疾病预防控制综合管理系统”由中国疾病预防控制中心统一建设、开发、部署，供全国省、地（市）、县（区）各级疾病预防控制中心使用，保障了数据收集的统一性和连续性，覆盖报告用户295 976人。全国疾病预防控制综合管理信息的填报有稳定和持续的工作机制，中国疾病预防控制中心每年组织各级疾病预防控制中心开展信息报告工作。省级疾病预防控制中心负责辖区疾病预防控制中心信息报告的培训、工作部署和数据审核，中国疾病预防控制中心对全国的数据进行审核、分析和质量评估，并反馈至各级疾病预防控制中心进行修订完善。

1.2　统计指标

1.2.1　评价指标

1.2.1.1　疾病预防控制机构人员配备率　编制部门所批复的编制数占辖区内常住人口数的比例，用万分数表示。

疾病预防控制机构人员配备率 =（批复编制数 / 辖区常住人口数）× 10 000/ 万

1.2.1.2　编制使用率　编制内人员数占编制部门所批复编制数的比例，用百分数表示。

编制使用率 =（编制内人员数 / 批复编制数）× 100%

1.2.1.3　专业技术人员比率　专业技术人员数占从业人员数的比例，用百分数表示。

专业技术人员比率 =（专业技术人员数 / 从业人员数）× 100%

其中：卫生技术人员比率 = 卫生技术人员数 / 在岗人员数 × 100%

1.2.1.4　财政补助收入占总支出的比例　年度财政补助收入占总支出的比例，用百分数表示。

财政补助收入占总支出的比例 =（财政补助收入 / 总支出）× 100%

基本建设补助占总支出的比例 =（基本建设补助 / 总支出）× 100%

基本建设补助、财政补助收入、总支出从经费收支表中获取。

1.2.1.5　在岗人员年人均支出

在岗人员年人均支出 =（人员支出 – 社会保障缴费 – 离退休费）/ 在岗人员数

人员支出、社会保障缴费、离退休费从经费收支表中获取。

1.2.1.6　基本建设达标率　指人均建筑面积达到建设标准的机构数，占辖区内疾病预防控制机构总数的比例，用百分数表示。

基本建设达标率 =（人均建筑面积均达标的机构数 / 辖区内疾病预防控制机构总数）×100%

1.2.1.7　机构备案率　指实验室已经备案的机构数量占有实验室的机构总数的比例，用百分数表示。

机构备案率 =（实验室已经备案的机构数量 / 有实验室的机构总数）× 100%

1.2.1.8　实验室备案率　指已经备案的实验室数量占实验室总数的比例，用百分数表示。

实验室备案率 =（已经备案的实验室数量 / 机构实验室总数）× 100%

实验室是指 ABSL-1、ABSL-2 和加强型 BSL-2 实验室。

1.2.1.9　实验室检验能力达标率　实际能开展的 A 类检验项目数占检验能力标准 A 类必须检验项目数的比例，用于评估各级疾病预防控制机构实验室检测检验能力的达标情况，用百分数表示。

实验室检验能力达标率 = 实际能开展的检验能力达到标准项数 /（检验能力 A 类标准必须检验项目数 – 职责范围之外的检验项目数）× 100%

1.2.1.10　仪器设备达标率　已达到 A 类标准的仪器设备种类数占 A 类标准的仪器设备种类总数的比例，用百分数表示。

仪器设备达标率 =（已达到 A 类标准的仪器设备种类数 /A 类标准的仪器设备种类总数）× 100%

特殊用途实验室包括：百级洁净室、ICP/MS 室、空气检测室、冷房、暖房、模拟现场测试室、全自动微生物仪室、γ 谱仪实验室、实验动物设施屏障环境、实验室药效测试室、消毒产品消毒效果检测室、BSL-1 实验室、BSL-2 实验室、加强型 BSL-2。

1.2.1.11 机构报告率 各地在中国疾病预防控制信息系统中注册的疾病预防控制中心总数作为机构总数，按要求完成填报的机构数作为报告机构数，计算机构报告率。

1.2.1.12 报告完整率 机构、人员、设备、检验能力、基本建设、经费、实验室管理 7 项中任意一项填报不完整，认为信息报告不完整。

1.2.2 评价依据

1.2.2.1 人员配置率参照《关于疾病预防控制中心机构编制标准指导意见》（中央编办发〔2014〕2 号）有关要求，原则上按照各省（自治区、直辖市）常住人口 1.75/ 万的比例核定人员编制并足额配备。

1.2.2.2 人均建筑面积标准参照《2019 年度疾病预防控制中心建设标准（征求意见稿）》，省级 $77m^2$/ 人，地（市）级 $74m^2$/ 人，县（区）级 $68m^2$/ 人。

1.2.2.3 检验能力 A 类参照《省、地、县级疾病预防控制中心实验室建设指导意见》（卫办疾控发〔2004〕108 号）。

1.2.2.4 仪器设备参照 2019 年《疾病预防控制中心建设标准》（建标〔2009〕257 号）中《实验室主要仪器装备标准》设备清单。

1.2.2.5 东、中、西部地区划分参照《中国卫生健康统计年鉴》，其中东部地区包括北京、天津、河北、辽宁、上海、江苏、浙江、福建、山东、广东和海南 11 个省（直辖市）；中部地区包括山西、吉林、黑龙江、安徽、江西、河南、湖北、湖南 8 个省份，西部地区包括四川、重庆、贵州、云南、西藏、陕西、甘肃、青海、宁夏、新疆、广西、内蒙古 12 个省（自治区、直辖市）。

1.3 质量控制

中国疾病预防控制中心于 2022 年 7 月启动全国疾病预防控制综合管理信息填报工作，要求省级疾病预防控制中心组织完成信息填报和审核确认。2023 年 6 月中国疾病预防控制中心对填报信息的质量进行综合分析，并及时将分析结果反馈至各省级疾控中心，各级疾控中心针对系统填报出现的问题逐一修正。

1.3.1 信息采集

各级疾病预防控制中心登录“中国疾病预防控制信息系统”，选择“全国疾病预防控制综合管理系统”在线填报，填报信息由省级疾病预防控制中心审核确认。为保证信息采集的合理性和准确性，系统设置了逻辑控制功能，保存数据时与配置的规则库进行验证，符合规则的保存，不符合规则的页面提示问题原因，直至完全符合逻辑要求才能保存。规则设置如下：人员信息的身份证号位数为 18 位，当计算年龄小于 14 岁或大于 60 岁时，提示身份证号不正确；经费收支的总收入≥上级补助 + 财政补助 + 事业补助 + 经营收入，项目支出补助≥中央转移支付 + 省级补助 + 基本建设补助，总支出 > 人员支出 + 离退休费 + 社会保障费，人员支出 > 基本工资 + 绩效工资；基本建设的建筑总面积 = 业务用房面积 + 实验用房面积 + 行政用房面积 + 保障用房面积等。

1.3.2　数据处理

数据清洗阶段对填报不清楚的信息，如人员信息中各填报内容存在前后逻辑不清、经费收支中总收入和总支出差额超过界值、各项经费明显高于或低于同级别其他地区等情况，逐一与填报单位核实并标注原因。人员信息、检验能力和设备清单等有重复记录的，统一按照预设的规则进行筛选。

数据处理时首先按行政层级分为省、地（市）、县（区）三级，再按照东部、中部、西部地区分组分析。

1.4　主要结果

1.4.1　信息报告情况

2022 年全国各级疾病预防控制中心综合管理信息平均报告率为 98.88%，其中组织机构平均报告率为 98.68%、机构人员平均报告率为 99.59%、设备管理平均报告率为 99.41%、检验能力平均报告率为 99.24%、基本建设平均报告率为 98.21%、经费收支平均报告率为 98.24%、实验室管理平均报告率为 98.80%。

1.4.2　机构数量

2022 年全国各省（自治区、直辖市）及新疆生产建设兵团共报告疾病预防控制中心总数 3 403 个，其中省级疾病预防控制中心 32 个、地（市）级疾病预防控制中心 351 个、县（区）级疾病预防控制中心 3 020 个。

1.4.3　人员结构

2022 年全国疾病预防控制中心人员总数共 218 729 人，编制内人员平均占 89.01%，其中省级疾病预防控制中心共 12 834 人，编制内人员平均占 96.23%；地（市）级疾病预防控制中心共 42 682 人，编制内人员平均占 93.61%；县（区）级疾病预防控制中心共 163 213 人，编制内人员平均占 87.24%。

2022 年全国各省、地（市）、县（区）级疾病预防控制中心人员男性占 41.87%、女性占 58.13%，性别比为 72.04（女性 =100 人）；45~54 岁年龄组人员比例最高，占 29.42%；工作年限在 30 年以上的人员比例最高，占 23.87%；以卫生技术人员为主，占 76.89%；硕士及以上学位占 9.22%，学士学位占 33.55%；研究生学历占 8.76%，大学本科学历占 49.69%；专业主要以公共卫生、医疗（西医）、检验、护理为主；正高级职称占 3.74%，副高级职称占 11.61%，中级职称占 25.86%。

1.4.4　经费收支

2022 年全国省级疾病预防控制中心经费总收入 2 026 931.85 万元；地（市）级疾病预防控制中心经费总收入 2 503 454.73 万元；县（区）级疾病预防控制中心经费总收入 9 742 609.47 万元。

2022 年全国省级疾病预防控制中心经费总支出 1 747 608.59 万元，其中财政补助支出占经费总支出的 77.17%，人员支出占 17.49%；地（市）级疾病预防控制中心经费总支出 2 563 952.45 万元，其中财政补助支出占经费总支出的 87.38%，人员支出占 32.23%；县（区）级疾病预防控制中心经费总支出 9 199 772.65 万元，财政补助支出占经费总支出的 78.66%，人员支出占 24.23%。

1.4.5　仪器设备

2022 年全国省级疾病预防控制中心拥有实验室仪器设备的平均数为 1 276 件，A 类实验室仪器设备的平均数为 278 件，平均达标率为 72.51%；地（市）级疾病预防控制中心拥有实验室仪器设备的平均数为 250 件，A 类实验室仪器设备的平均数为 95 件，平均达标率为 43.38%；县（区）级疾病预防控制中心拥有实验室仪器设备的平均数为 72 件，A 类实验室仪器设备的平均数为 32 件，平均达标率为 37.79%。

1.4.6　检验能力

2022 年全国省级疾病预防控制中心平均 A 类检验能力为 276 项（国家标准 A 类检验项目为 389 项），达到国家标准的 80.35%，基本检验能力平均相差 113 项；地（市）级疾病预防控制中心平均 A 类检验能力为 128 项（国家标准 A 类检验项目为 228 项），达到国家标准的 64.81%，平均相差 100 项；县（区）级疾病预防控制中心平均 A 类检验能力为 45 项（国家标准 A 类检验项目为 120 项），达到国家标准的 45.78%，平均相差 75 项。

1.4.7　实验室建设与认证

2022 年全国省级疾病预防控制中心拥有特殊用途实验室共 702 个，地（市）级疾病预防控制中心拥有特殊用途实验室共 1 973 个，县（区）级疾病预防控制中心拥有特殊用途实验室共 5 644 个。全国省级疾病预防控制中心共 16 家建有 BSL-1 实验室，31 家建有 BSL-2 实验室，17 家建有加强型 BSL-2 实验室，生物安全实验室备案率为 96.88%；地（市）级疾病预防控制中心共 54 家建有 BSL-1 实验室，301 家建有 BSL-2 实验室，90 家建有加强型 BSL-2 实验室，生物安全实验室备案率为 97.74%；县（区）疾病预防控制中心共 280 家建有 BSL-1 实验室，2 035 家建有 BSL-2 实验室，161 家建有加强型 BSL-2 实验室，生物安全实验室备案率为 90.25%。

全国省级疾病预防控制中心共 23 家集中建设核酸扩增实验室，地（市）级疾病预防控制中心共 181 家集中建设核酸扩增实验室，县（区）级疾病预防控制中心共 1 101 家建设核酸扩增实验室。

全国省级疾病预防控制中心共有参比实验室 33 个，网络实验室 102 个，重点实验室 114 个和其他实验室 54 个；地（市）级疾病预防控制中心共有参比实验室 29 个，网络实验室 21 个，重点实验室 276 个和其他实验室 149 个；县（区）级疾病预防控制中心共有参比实验室 25 个，网络实验室 57 个，重点实验室 182 个和其他实验室 1 386 个。

1.4.8　基本建设

2022 年全国省级、地（市）级、县（区）级疾病预防控制中心人均建筑面积分别为 98.38m^2/ 人、79.88m^2/ 人和 65.19m^2/ 人。全国省级疾病预防控制中心平均建筑面积为 39 456m^2，实验室面积平均为16 700.25m^2，业务建筑面积平均为11 056m^2，行政建筑面积平均为3 275m^2；地（市）级疾病预防控制中心平均建筑面积为9 713m^2，实验室面积平均为3 823.89m^2，业务建筑面积平均为3 260m^2，行政建筑面积平均为1 043m^2；县（区）级疾病预防控制中心平均建筑面积为3 523m^2，实验室面积平均为1 167.48m^2，业务建筑面积平均为1 413m^2，行政建筑面积平均为435m^2。

第2章　报告质量

表 2-0-1　2022 年全国疾病预防控制综合管理信息报告率

单位:%

地区	组织机构报告率	机构人员报告率	设备管理报告率	检验能力报告率	基本建设报告率	经费收支报告率	实验室管理报告率	报告率
全国	98.68	99.59	99.41	99.24	98.21	98.24	98.80	98.88
北京	100.00	100.00	100.00	100.00	100.00	100.00	100.00	100.00
天津	100.00	100.00	100.00	100.00	100.00	100.00	100.00	100.00
河北	100.00	100.00	100.00	100.00	100.00	100.00	100.00	100.00
山西	95.35	96.90	96.12	94.57	86.82	89.92	86.82	92.36
内蒙古	100.00	100.00	100.00	100.00	100.00	100.00	100.00	100.00
辽宁	100.00	100.00	100.00	100.00	100.00	100.00	100.00	100.00
吉林	100.00	100.00	100.00	100.00	100.00	100.00	100.00	100.00
黑龙江	100.00	100.00	100.00	100.00	100.00	100.00	100.00	100.00
上海	100.00	100.00	100.00	100.00	100.00	100.00	100.00	100.00
江苏	100.00	100.00	100.00	100.00	100.00	100.00	100.00	100.00
浙江	100.00	100.00	100.00	100.00	100.00	100.00	100.00	100.00
安徽	100.00	100.00	100.00	100.00	100.00	100.00	100.00	100.00
福建	100.00	100.00	100.00	100.00	100.00	100.00	100.00	100.00
江西	100.00	100.00	100.00	100.00	100.00	100.00	100.00	100.00
山东	90.63	99.38	98.75	98.13	88.75	90.00	96.25	94.55
河南	100.00	100.00	100.00	100.00	100.00	100.00	100.00	100.00
湖北	100.00	100.00	100.00	100.00	100.00	100.00	100.00	100.00
湖南	100.00	100.00	100.00	100.00	100.00	100.00	100.00	100.00
广东	100.00	100.00	100.00	100.00	100.00	100.00	100.00	100.00
广西	100.00	100.00	100.00	100.00	100.00	100.00	100.00	100.00
海南	21.43	82.14	75.00	71.43	28.57	14.29	67.86	51.53

续表

地区	组织机构报告率	机构人员报告率	设备管理报告率	检验能力报告率	基本建设报告率	经费收支报告率	实验室管理报告率	报告率
重庆	97.56	97.56	97.56	97.56	97.56	97.56	97.56	97.56
四川	100.00	100.00	100.00	100.00	100.00	100.00	100.00	100.00
贵州	100.00	100.00	100.00	100.00	100.00	100.00	100.00	100.00
云南	100.00	100.00	100.00	100.00	100.00	100.00	100.00	100.00
西藏	98.80	97.59	97.59	96.39	95.18	95.18	95.18	96.56
陕西	100.00	100.00	100.00	100.00	100.00	100.00	100.00	100.00
甘肃	100.00	100.00	100.00	100.00	99.02	100.00	100.00	99.86
青海	100.00	100.00	94.44	92.59	100.00	96.30	92.59	96.56
宁夏	100.00	100.00	100.00	100.00	100.00	100.00	100.00	100.00
新疆	100.00	99.10	100.00	100.00	100.00	100.00	100.00	99.87
新疆生产建设兵团	100.00	100.00	100.00	100.00	100.00	100.00	100.00	100.00

第 3 章　机构数

表 3-0-1　2022 年全国各级疾病预防控制中心机构数

单位:个

地区	省级	地(市)级	县(区)级
全国	32	351	3 020
北京	1	—	16
天津	1	—	16
河北	1	11	173
山西	1	11	117
内蒙古	1	12	104
辽宁	1	14	104
吉林	1	10	59
黑龙江	1	13	126
上海	1	—	16
江苏	1	13	99
浙江	1	11	91
安徽	1	16	105
福建	1	9	89
江西	1	11	106
山东	1	16	143
河南	1	18	163
湖北	1	13	96
湖南	1	14	128
广东	1	21	112
广西	1	14	107
海南	1	4	23

续表

地区	省级	地(市)级	县(区)级
重庆	1	—	40
四川	1	21	189
贵州	1	10	90
云南	1	16	129
西藏	1	7	75
陕西	1	10	112
甘肃	1	15	86
青海	1	8	45
宁夏	1	5	19
新疆	1	14	96
新疆生产建设兵团	1	14	146

注:“—”表示不适用,无须填写。

第 4 章　人员信息

4.1　全国疾病预防控制中心平均人员数

表 4-1-1　2022 年全国东、中、西部地区各级疾病预防控制中心平均人员数

单位:人

地区	总计	省级		地(市)级		县(区)级	
		人数	均值	人数	均值	人数	均值
全国	218 729	12 834	401	42 682	122	163 213	54
东部地区	76 762	5 094	463	14 700	150	56 968	65
中部地区	65 662	2 821	353	12 972	122	49 869	56
西部地区	76 305	4 919	378	15 010	103	56 376	46

表 4-1-2　2022 年全国各省不同级别疾病预防控制中心平均人员数

单位:人

地区	总计	省级		地(市)级		县(区)级	
		人数	均值	人数	均值	人数	均值
全国	218 729	12 834	401	42 682	122	163 213	54
北京	3 394	775	775	—	—	2 619	164
天津	2 221	380	380	—	—	1 841	115
河北	10 486	435	435	1 597	145	8 454	49
山西	4 818	246	246	992	90	3 580	32
内蒙古	7 659	320	320	1 980	165	5 359	52
辽宁	7 560	409	409	2 062	147	5 089	49
吉林	4 983	224	224	1 020	102	3 739	63
黑龙江	7 699	521	521	1 583	122	5 595	44
上海	3 383	789	789	—	—	2 594	162
江苏	11 229	540	540	2 946	227	7 743	79
浙江	7 019	423	423	1 421	129	5 175	57
安徽	6 638	328	328	1 758	110	4 552	43
福建	5 045	369	369	874	97	3 802	43
江西	5 436	264	264	957	87	4 215	40
山东	13 894	378	378	2 640	165	10 876	77
河南	17 106	427	427	2 822	157	13 857	86
湖北	9 289	472	472	1 832	141	6 985	73
湖南	9 693	339	339	2 008	143	7 346	58
广东	11 329	363	363	2 953	141	8 013	72
广西	8 751	504	504	2 032	145	6 215	58
海南	1 202	233	233	207	69	762	40
重庆	3 700	333	333	—	—	3 367	86
四川	15 496	756	756	2 796	133	11 944	64
贵州	6 290	583	583	980	98	4 727	53
云南	9 732	585	585	1 919	120	7 228	56
西藏	1 503	263	263	457	65	783	11
陕西	6 816	215	215	1 260	126	5 341	48
甘肃	4 929	392	392	1 114	74	3 423	40
青海	1 473	241	241	285	36	947	21
宁夏	1 251	239	239	359	72	653	34
新疆	7 242	399	399	1 506	108	5 337	56
新疆生产建设兵团	1 463	89	89	322	23	1 052	7

注:“—”表示不适用,无须填写。

4.2　全国疾病预防控制中心人员性别比

表 4-2-1　2022 年全国不同地区（级别）疾病预防控制中心人员性别比（女性 =100 人）

地区	总计 / 人	男性		女性		性别比
		人数 / 人	比例 /%	人数 / 人	比例 /%	
全国	218 729	91 591	41.87	127 138	58.13	72.04
分地区						
东部地区	76 762	32 062	41.77	44 700	58.23	71.73
中部地区	65 662	29 117	44.34	36 545	55.66	79.67
西部地区	76 305	30 412	39.86	45 893	60.14	66.27
分级别						
省级	12 834	5 517	42.99	7 317	57.01	75.40
地（市）级	42 682	18 625	43.64	24 057	56.36	77.42
县（区）级	163 213	67 449	41.33	95 764	58.67	70.43

表 4-2-2　2022 年全国省级疾病预防控制中心人员性别比（女性 =100 人）

地区	总计 / 人	男性		女性		性别比
		人数 / 人	比例 /%	人数 / 人	比例 /%	
全国	12 834	5 517	42.99	7 317	57.01	75.40
北京	775	263	33.94	512	66.06	51.37
天津	380	154	40.53	226	59.47	68.14
河北	435	205	47.13	230	52.87	89.13
山西	246	96	39.02	150	60.98	64.00
内蒙古	320	150	46.88	170	53.13	88.24
辽宁	409	168	41.08	241	58.92	69.71
吉林	224	95	42.41	129	57.59	73.64
黑龙江	521	230	44.15	291	55.85	79.04
上海	789	261	33.08	528	66.92	49.43
江苏	540	252	46.67	288	53.33	87.50
浙江	423	212	50.12	211	49.88	100.47
安徽	328	168	51.22	160	48.78	105.00
福建	369	180	48.78	189	51.22	95.24
江西	264	124	46.97	140	53.03	88.57
山东	378	182	48.15	196	51.85	92.86
河南	427	194	45.43	233	54.57	83.26
湖北	472	197	41.74	275	58.26	71.64
湖南	339	162	47.79	177	52.21	91.53
广东	363	173	47.66	190	52.34	91.05
广西	504	218	43.25	286	56.75	76.22
海南	233	106	45.49	127	54.51	83.46
重庆	333	154	46.25	179	53.75	86.03
四川	756	281	37.17	475	62.83	59.16
贵州	583	249	42.71	334	57.29	74.55
云南	585	224	38.29	361	61.71	62.05
西藏	263	97	36.88	166	63.12	58.43
陕西	215	95	44.19	120	55.81	79.17
甘肃	392	157	40.05	235	59.95	66.81
青海	241	124	51.45	117	48.55	105.98
宁夏	239	117	48.95	122	51.05	95.90
新疆	399	203	50.88	196	49.12	103.57
新疆生产建设兵团	89	26	29.21	63	70.79	41.27

表 4-2-3　2022 年全国地(市)级疾病预防控制中心人员性别比(女性 =100 人)

地区	总计 / 人	男性		女性		性别比
		人数 / 人	比例 /%	人数 / 人	比例 /%	
全国	42 682	18 625	43.64	24 057	56.36	77.42
北京	—	—	—	—	—	—
天津	—	—	—	—	—	—
河北	1 597	677	42.39	920	57.61	73.59
山西	992	385	38.81	607	61.19	63.43
内蒙古	1 980	767	38.74	1 213	61.26	63.23
辽宁	2 062	805	39.04	1 257	60.96	64.04
吉林	1 020	410	40.20	610	59.80	67.21
黑龙江	1 583	591	37.33	992	62.67	59.58
上海	—	—	—	—	—	—
江苏	2 946	1 223	41.51	1 723	58.49	70.98
浙江	1 421	685	48.21	736	51.79	93.07
安徽	1 758	849	48.29	909	51.71	93.40
福建	874	388	44.39	486	55.61	79.84
江西	957	443	46.29	514	53.71	86.19
山东	2 640	1 150	43.56	1 490	56.44	77.18
河南	2 822	1 322	46.85	1 500	53.15	88.13
湖北	1 832	866	47.27	966	52.73	89.65
湖南	2 008	975	48.56	1 033	51.44	94.39
广东	2 953	1 417	47.99	1 536	52.01	92.25
广西	2 032	867	42.67	1 165	57.33	74.42
海南	207	102	49.28	105	50.72	97.14
重庆	—	—	—	—	—	—
四川	2 796	1 206	43.13	1 590	56.87	75.85
贵州	980	434	44.29	546	55.71	79.49
云南	1 919	786	40.96	1 133	59.04	69.37
西藏	457	175	38.29	282	61.71	62.06
陕西	1 260	618	49.05	642	50.95	96.26
甘肃	1 114	494	44.34	620	55.66	79.68
青海	285	121	42.46	164	57.54	73.78
宁夏	359	137	38.16	222	61.84	61.71
新疆	1 506	593	39.38	913	60.62	64.95
新疆生产建设兵团	322	139	43.17	183	56.83	75.96

注:“—”表示不适用,无须填写。

表 4-2-4　2022 年全国县（区）级疾病预防控制中心人员性别比（女性 =100 人）

地区	总计 / 人	男性		女性		性别比
		人数 / 人	比例 /%	人数 / 人	比例 /%	
全国	163 213	67 449	41.33	95 764	58.67	70.43
北京	2 619	896	34.21	1 723	65.79	52.00
天津	1 841	595	32.32	1 246	67.68	47.75
河北	8 454	3 192	37.76	5 262	62.24	60.66
山西	3 580	1 270	35.47	2 310	64.53	54.98
内蒙古	5 359	2 147	40.06	3 212	59.94	66.84
辽宁	5 089	1 848	36.31	3 241	63.69	57.02
吉林	3 739	1 584	42.36	2 155	57.64	73.50
黑龙江	5 595	2 239	40.02	3 356	59.98	66.72
上海	2 594	872	33.62	1 722	66.38	50.64
江苏	7 743	3 388	43.76	4 355	56.24	77.80
浙江	5 175	2 367	45.74	2 808	54.26	84.29
安徽	4 552	2 344	51.49	2 208	48.51	106.16
福建	3 802	1 670	43.92	2 132	56.08	78.33
江西	4 215	1 919	45.53	2 296	54.47	83.58
山东	10 876	4 572	42.04	6 304	57.96	72.53
河南	13 857	6 190	44.67	7 667	55.33	80.74
湖北	6 985	3 063	43.85	3 922	56.15	78.10
湖南	7 346	3 401	46.30	3 945	53.70	86.21
广东	8 013	3 683	45.96	4 330	54.04	85.06
广西	6 215	2 325	37.41	3 890	62.59	59.77
海南	762	376	49.34	386	50.66	97.41
重庆	3 367	1 384	41.10	1 983	58.90	69.79
四川	11 944	5 029	42.10	6 915	57.90	72.73
贵州	4 727	2 016	42.65	2 711	57.35	74.36
云南	7 228	2 867	39.67	4 361	60.33	65.74
西藏	783	326	41.63	457	58.37	71.33
陕西	5 341	1 849	34.62	3 492	65.38	52.95
甘肃	3 423	1 449	42.33	1 974	57.67	73.40
青海	947	370	39.07	577	60.93	64.12
宁夏	653	250	38.28	403	61.72	62.03
新疆	5 337	1 716	32.15	3 621	67.85	47.39
新疆生产建设兵团	1 052	252	23.95	800	76.05	31.50

4.3　全国疾病预防控制中心人员年龄构成

表 4-3-1　2022 年全国不同地区（级别）疾病预防控制中心人员年龄构成

地区	总计/人	25 岁以下		25 岁 ~		35 岁 ~		45 岁 ~		55 岁 ~	
		人数/人	比例/%	人数/人	比例/%	人数/人	比例/%	人数/人	比例/%	人数/人	比例/%
全国	218 729	10 117	4.63	59 647	27.27	60 399	27.61	64 355	29.42	24 211	11.07
分地区											
东部地区	76 762	4 147	5.40	21 545	28.07	22 189	28.91	21 011	27.37	7 870	10.25
中部地区	65 662	2 316	3.53	14 929	22.74	18 131	27.61	21 818	33.23	8 468	12.90
西部地区	76 305	3 654	4.79	23 173	30.37	20 079	26.31	21 526	28.21	7 873	10.32
分级别											
省级	12 834	148	1.15	3 348	26.09	4 351	33.90	3 070	23.92	1 917	14.94
地（市）级	42 682	1 474	3.45	12 396	29.04	12 263	28.73	10 903	25.54	5 646	13.23
县（区）级	163 213	8 495	5.20	43 903	26.90	43 785	26.83	50 382	30.87	16 648	10.20

表 4-3-2　2022 年全国省级疾病预防控制中心人员年龄构成

地区	总计 /人	25 岁以下		25 岁～		35 岁～		45 岁～		55 岁～	
		人数 /人	比例 /%	人数 /人	比例 /%	人数 /人	比例 /%	人数 /人	比例 /%	人数 /人	比例 /%
全国	12 834	148	1.15	3 348	26.09	4 351	33.90	3 070	23.92	1 917	14.94
北京	775	8	1.03	168	21.68	308	39.74	207	26.71	84	10.84
天津	380	3	0.79	112	29.47	125	32.89	103	27.11	37	9.74
河北	435	1	0.23	71	16.32	126	28.97	130	29.89	107	24.60
山西	246	0	0.00	55	22.36	76	30.89	80	32.52	35	14.23
内蒙古	320	5	1.56	101	31.56	103	32.19	46	14.38	65	20.31
辽宁	409	10	2.44	62	15.16	163	39.85	79	19.32	95	23.23
吉林	224	15	6.70	25	11.16	96	42.86	52	23.21	36	16.07
黑龙江	521	3	0.58	86	16.51	201	38.58	114	21.88	117	22.46
上海	789	35	4.44	304	38.53	243	30.80	134	16.98	73	9.25
江苏	540	6	1.11	160	29.63	207	38.33	119	22.04	48	8.89
浙江	423	0	0.00	114	26.95	152	35.93	93	21.99	64	15.13
安徽	328	8	2.44	146	44.51	81	24.70	46	14.02	47	14.33
福建	369	0	0.00	89	24.12	142	38.48	86	23.31	52	14.09
江西	264	8	3.03	71	26.89	83	31.44	67	25.38	35	13.26
山东	378	0	0.00	97	25.66	129	34.13	93	24.60	59	15.61
河南	427	1	0.23	124	29.04	135	31.62	100	23.42	67	15.69
湖北	472	0	0.00	102	21.61	177	37.50	129	27.33	64	13.56
湖南	339	1	0.29	69	20.35	101	29.79	112	33.04	56	16.52
广东	363	3	0.83	84	23.14	85	23.42	143	39.39	48	13.22
广西	504	6	1.19	111	22.02	211	41.87	113	22.42	63	12.50
海南	233	0	0.00	49	21.03	86	36.91	59	25.32	39	16.74
重庆	333	7	2.10	96	28.83	125	37.54	60	18.02	45	13.51
四川	756	3	0.40	222	29.37	197	26.06	182	24.07	152	20.11
贵州	583	1	0.17	196	33.62	183	31.39	122	20.93	81	13.89
云南	585	6	1.03	158	27.01	185	31.62	149	25.47	87	14.87
西藏	263	7	2.66	89	33.84	96	36.50	67	25.48	4	1.52
陕西	215	2	0.93	61	28.37	81	37.67	35	16.28	36	16.74
甘肃	392	2	0.51	93	23.72	150	38.27	92	23.47	55	14.03
青海	241	0	0.00	45	18.67	68	28.22	90	37.34	38	15.77
宁夏	239	0	0.00	58	24.27	94	39.33	35	14.64	52	21.76
新疆	399	1	0.25	89	22.31	120	30.08	124	31.08	65	16.29
新疆生产建设兵团	89	6	6.74	41	46.07	22	24.72	9	10.11	11	12.36

表 4-3-3　2022 年全国地(市)级疾病预防控制中心人员年龄构成

地区	总计/人	25 岁以下		25 岁~		35 岁~		45 岁~		55 岁~	
		人数/人	比例/%	人数/人	比例/%	人数/人	比例/%	人数/人	比例/%	人数/人	比例/%
全国	42 682	1 474	3.45	12 396	29.04	12 263	28.73	10 903	25.54	5 646	13.23
北京	—	—	—	—	—	—	—	—	—	—	—
天津	—	—	—	—	—	—	—	—	—	—	—
河北	1 597	47	2.94	390	24.42	430	26.93	469	29.37	261	16.34
山西	992	3	0.30	235	23.69	274	27.62	312	31.45	168	16.94
内蒙古	1 980	106	5.35	674	34.04	391	19.75	436	22.02	373	18.84
辽宁	2 062	55	2.67	429	20.81	712	34.53	508	24.64	358	17.36
吉林	1 020	20	1.96	198	19.41	239	23.43	376	36.86	187	18.33
黑龙江	1 583	40	2.53	336	21.23	458	28.93	483	30.51	266	16.80
上海	—	—	—	—	—	—	—	—	—	—	—
江苏	2 946	159	5.40	1 189	40.36	796	27.02	548	18.60	254	8.62
浙江	1 421	48	3.38	453	31.88	483	33.99	304	21.39	133	9.36
安徽	1 758	104	5.92	522	29.69	464	26.39	465	26.45	203	11.55
福建	874	38	4.35	324	37.07	236	27.00	182	20.82	94	10.76
江西	957	32	3.34	272	28.42	266	27.80	234	24.45	153	15.99
山东	2 640	92	3.48	809	30.64	798	30.23	586	22.20	355	13.45
河南	2 822	51	1.81	688	24.38	780	27.64	815	28.88	488	17.29
湖北	1 832	43	2.35	511	27.89	474	25.87	533	29.09	271	14.79
湖南	2 008	73	3.64	507	25.25	628	31.27	543	27.04	257	12.80
广东	2 953	57	1.93	755	25.57	985	33.36	829	28.07	327	11.07
广西	2 032	89	4.38	595	29.28	694	34.15	423	20.82	231	11.37
海南	207	0	0.00	60	28.99	62	29.95	55	26.57	30	14.49
重庆	—	—	—	—	—	—	—	—	—	—	—
四川	2 796	199	7.12	913	32.65	736	26.32	619	22.14	329	11.77
贵州	980	21	2.14	361	36.84	287	29.29	232	23.67	79	8.06
云南	1 919	61	3.18	627	32.67	516	26.89	476	24.80	239	12.45
西藏	457	24	5.25	161	35.23	153	33.48	108	23.63	11	2.41
陕西	1 260	27	2.14	355	28.17	442	35.08	288	22.86	148	11.75
甘肃	1 114	23	2.06	236	21.18	380	34.11	331	29.71	144	12.93
青海	285	1	0.35	59	20.70	88	30.88	110	38.60	27	9.47
宁夏	359	7	1.95	99	27.58	98	27.30	99	27.58	56	15.60
新疆	1 506	38	2.52	527	34.99	335	22.24	444	29.48	162	10.76
新疆生产建设兵团	322	16	4.97	111	34.47	58	18.01	95	29.50	42	13.04

注:“—”表示不适用,无须填写。

表 4-3-4　2022 年全国县（区）级疾病预防控制中心人员年龄构成

地区	总计/人	25 岁以下		25 岁～		35 岁～		45 岁～		55 岁～	
		人数/人	比例/%	人数/人	比例/%	人数/人	比例/%	人数/人	比例/%	人数/人	比例/%
全国	163 213	8 495	5.20	43 903	26.90	43 785	26.83	50 382	30.87	16 648	10.20
北京	2 619	96	3.67	664	25.35	997	38.07	684	26.12	178	6.80
天津	1 841	80	4.35	587	31.88	635	34.49	452	24.55	87	4.73
河北	8 454	589	6.97	2 006	23.73	2 735	32.35	2 384	28.20	740	8.75
山西	3 580	59	1.65	510	14.25	1 128	31.51	1 443	40.31	440	12.29
内蒙古	5 359	313	5.84	1 424	26.57	1 116	20.82	1 739	32.45	767	14.31
辽宁	5 089	182	3.58	1 214	23.86	1 174	23.07	1 905	37.43	614	12.07
吉林	3 739	95	2.54	695	18.59	830	22.20	1 421	38.00	698	18.67
黑龙江	5 595	200	3.57	1 198	21.41	1 176	21.02	2 281	40.77	740	13.23
上海	2 594	191	7.36	906	34.93	713	27.49	618	23.82	166	6.40
江苏	7 743	730	9.43	2 368	30.58	1 757	22.69	2 179	28.14	709	9.16
浙江	5 175	361	6.98	1 705	32.95	1 480	28.60	1 195	23.09	434	8.39
安徽	4 552	295	6.48	1 329	29.20	1 028	22.58	1 357	29.81	543	11.93
福建	3 802	270	7.10	1 275	33.53	937	24.64	896	23.57	424	11.15
江西	4 215	235	5.58	1 068	25.34	1 089	25.84	1 242	29.47	581	13.78
山东	10 876	729	6.70	2 938	27.01	2 904	26.70	3 155	29.01	1 150	10.57
河南	13 857	403	2.91	3 101	22.38	4 591	33.13	4 284	30.92	1 478	10.67
湖北	6 985	308	4.41	1 625	23.26	1 623	23.24	2 675	38.30	754	10.79
湖南	7 346	319	4.34	1 456	19.82	2 133	29.04	2 654	36.13	784	10.67
广东	8 013	343	4.28	1 980	24.71	2 407	30.04	2 544	31.75	739	9.22
广西	6 215	368	5.92	1 653	26.60	1 675	26.95	1 835	29.53	684	11.01
海南	762	14	1.84	183	24.02	182	23.88	272	35.70	111	14.57
重庆	3 367	161	4.78	1 278	37.96	841	24.98	767	22.78	320	9.50
四川	11 944	827	6.92	3 923	32.84	2 858	23.93	3 194	26.74	1 142	9.56
贵州	4 727	154	3.26	1 503	31.80	1 278	27.04	1 365	28.88	427	9.03
云南	7 228	338	4.68	2 141	29.62	1 764	24.41	2 395	33.14	590	8.16
西藏	783	85	10.86	374	47.77	208	26.56	114	14.56	2	0.26
陕西	5 341	166	3.11	1 428	26.74	1 706	31.94	1 609	30.13	432	8.09
甘肃	3 423	82	2.40	533	15.57	1 189	34.74	1 267	37.01	352	10.28
青海	947	64	6.76	266	28.09	279	29.46	294	31.05	44	4.65
宁夏	653	21	3.22	159	24.35	145	22.21	224	34.30	104	15.93
新疆	5 337	394	7.38	2 208	41.37	1 082	20.27	1 371	25.69	282	5.28
新疆生产建设兵团	1 052	23	2.19	205	19.49	125	11.88	567	53.90	132	12.55

4.4　全国疾病预防控制中心人员工作年限构成

表 4-4-1　2022 年全国不同地区(级别)疾病预防控制中心人员工作年限构成

地区	总计/人	5 年以下		5 年 ~		10 年 ~		20 年 ~		30 年 ~	
		人数/人	比例/%	人数/人	比例/%	人数/人	比例/%	人数/人	比例/%	人数/人	比例/%
全国	218 729	41 628	19.03	26 600	12.16	46 992	21.48	51 302	23.45	52 207	23.87
分地区											
东部地区	76 762	16 156	21.05	9 301	12.12	18 091	23.57	16 426	21.40	16 788	21.87
中部地区	65 662	9 223	14.05	6 712	10.22	12 957	19.73	17 322	26.38	19 448	29.62
西部地区	76 305	16 249	21.29	10 587	13.87	15 944	20.90	17 554	23.01	15 971	20.93
分级别											
省级	12 834	1 958	15.26	1 807	14.08	3 585	27.93	2 328	18.14	3 156	24.59
地(市)级	42 682	8 196	19.20	5 701	13.36	9 818	23.00	8 577	20.10	10 390	24.34
县(区)级	163 213	31 474	19.28	19 092	11.70	33 589	20.58	40 397	24.75	38 661	23.69

表 4-4-2　2022 年全国省级疾病预防控制中心人员工作年限构成

地区	总计/人	5 年以下		5 年～		10 年～		20 年～		30 年～	
		人数/人	比例/%	人数/人	比例/%	人数/人	比例/%	人数/人	比例/%	人数/人	比例/%
全国	12 834	1 958	15.26	1 807	14.08	3 585	27.93	2 328	18.14	3 156	24.59
北京	775	92	11.87	92	11.87	251	32.39	197	25.42	143	18.45
天津	380	68	17.89	59	15.53	113	29.74	58	15.26	82	21.58
河北	435	27	6.21	66	15.17	78	17.93	95	21.84	169	38.85
山西	246	28	11.38	28	11.38	59	23.98	63	25.61	68	27.64
内蒙古	320	71	22.19	29	9.06	91	28.44	34	10.63	95	29.69
辽宁	409	24	5.87	41	10.02	153	37.41	62	15.16	129	31.54
吉林	224	32	14.29	16	7.14	79	35.27	34	15.18	63	28.13
黑龙江	521	30	5.76	72	13.82	154	29.56	94	18.04	171	32.82
上海	789	224	28.39	96	12.17	242	30.67	101	12.80	126	15.97
江苏	540	97	17.96	101	18.70	163	30.19	80	14.81	99	18.33
浙江	423	67	15.84	61	14.42	134	31.68	63	14.89	98	23.17
安徽	328	119	36.28	38	11.59	66	20.12	40	12.20	65	19.82
福建	369	31	8.40	77	20.87	110	29.81	77	20.87	74	20.05
江西	264	45	17.05	31	11.74	70	26.52	45	17.05	73	27.65
山东	378	67	17.72	36	9.52	113	29.89	66	17.46	96	25.40
河南	427	95	22.25	41	9.60	93	21.78	85	19.91	113	26.46
湖北	472	56	11.86	69	14.62	139	29.45	79	16.74	129	27.33
湖南	339	39	11.50	30	8.85	87	25.66	79	23.30	104	30.68
广东	363	43	11.85	51	14.05	61	16.80	107	29.48	101	27.82
广西	504	44	8.73	97	19.25	164	32.54	105	20.83	94	18.65
海南	233	6	2.58	35	15.02	84	36.05	46	19.74	62	26.61
重庆	333	71	21.32	52	15.62	102	30.63	49	14.71	59	17.72
四川	756	102	13.49	140	18.52	176	23.28	83	10.98	255	33.73
贵州	583	116	19.90	102	17.50	143	24.53	96	16.47	126	21.61
云南	585	102	17.44	95	16.24	164	28.03	100	17.09	124	21.20
西藏	263	28	10.65	66	25.10	75	28.52	72	27.38	22	8.37
陕西	215	35	16.28	38	17.67	56	26.05	35	16.28	51	23.72
甘肃	392	62	15.82	39	9.95	123	31.38	80	20.41	88	22.45
青海	241	37	15.35	10	4.15	55	22.82	64	26.56	75	31.12
宁夏	239	19	7.95	49	20.50	77	32.22	31	12.97	63	26.36
新疆	399	57	14.29	38	9.52	93	23.31	95	23.81	116	29.07
新疆生产建设兵团	89	24	26.97	12	13.48	17	19.10	13	14.61	23	25.84

表 4-4-3　2022 年全国地（市）级疾病预防控制中心人员工作年限构成

地区	总计/人	5 年以下		5 年 ~		10 年 ~		20 年 ~		30 年 ~	
		人数/人	比例/%	人数/人	比例/%	人数/人	比例/%	人数/人	比例/%	人数/人	比例/%
全国	42 682	8 196	19.20	5 701	13.36	9 818	23.00	8 577	20.10	10 390	24.34
北京	—	—	—	—	—	—	—	—	—	—	—
天津	—	—	—	—	—	—	—	—	—	—	—
河北	1 597	277	17.35	189	11.83	343	21.48	283	17.72	505	31.62
山西	992	147	14.82	101	10.18	191	19.25	241	24.29	312	31.45
内蒙古	1 980	588	29.70	216	10.91	322	16.26	266	13.43	588	29.70
辽宁	2 062	255	12.37	187	9.07	583	28.27	405	19.64	632	30.65
吉林	1 020	146	14.31	107	10.49	138	13.53	226	22.16	403	39.51
黑龙江	1 583	198	12.51	207	13.08	316	19.96	343	21.67	519	32.79
上海	—	—	—	—	—	—	—	—	—	—	—
江苏	2 946	860	29.19	424	14.39	662	22.47	453	15.38	547	18.57
浙江	1 421	346	24.35	199	14.00	431	30.33	204	14.36	241	16.96
安徽	1 758	394	22.41	227	12.91	359	20.42	391	22.24	387	22.01
福建	874	217	24.83	124	14.19	238	27.23	126	14.42	169	19.34
江西	957	149	15.57	137	14.32	220	22.99	215	22.47	236	24.66
山东	2 640	669	25.34	317	12.01	599	22.69	432	16.36	623	23.60
河南	2 822	327	11.59	348	12.33	545	19.31	667	23.64	935	33.13
湖北	1 832	272	14.85	258	14.08	367	20.03	371	20.25	564	30.79
湖南	2 008	264	13.15	298	14.84	522	26.00	464	23.11	460	22.91
广东	2 953	401	13.58	402	13.61	887	30.04	687	23.26	576	19.51
广西	2 032	359	17.67	360	17.72	580	28.54	369	18.16	364	17.91
海南	207	9	4.35	40	19.32	65	31.40	46	22.22	47	22.71
重庆	—	—	—	—	—	—	—	—	—	—	—
四川	2 796	690	24.68	487	17.42	563	20.14	503	17.99	553	19.78
贵州	980	218	22.24	158	16.12	249	25.41	187	19.08	168	17.14
云南	1 919	382	19.91	279	14.54	441	22.98	401	20.90	416	21.68
西藏	457	93	20.35	68	14.88	152	33.26	115	25.16	29	6.35
陕西	1 260	193	15.32	156	12.38	356	28.25	258	20.48	297	23.57
甘肃	1 114	133	11.94	114	10.23	291	26.12	306	27.47	270	24.24
青海	285	14	4.91	47	16.49	56	19.65	100	35.09	68	23.86
宁夏	359	66	18.38	57	15.88	67	18.66	78	21.73	91	25.35
新疆	1 506	449	29.81	150	9.96	222	14.74	382	25.37	303	20.12
新建生产建设兵团	322	80	24.84	44	13.66	53	16.46	58	18.01	87	27.02

注：“—”表示不适用，无须填写。

表 4-4-4　2022 年全国县（区）级疾病预防控制中心人员工作年限构成

地区	总计 /人	5 年以下		5 年～		10 年～		20 年～		30 年～	
		人数 /人	比例 /%	人数 /人	比例 /%	人数 /人	比例 /%	人数 /人	比例 /%	人数 /人	比例 /%
全国	163 213	31 474	19.28	19 092	11.70	33 589	20.58	40 397	24.75	38 661	23.69
北京	2 619	481	18.37	314	11.99	893	34.10	485	18.52	446	17.03
天津	1 841	377	20.48	297	16.13	524	28.46	341	18.52	302	16.40
河北	8 454	1 721	20.36	699	8.27	2 143	25.35	2 141	25.33	1 750	20.70
山西	3 580	344	9.61	187	5.22	708	19.78	1 182	33.02	1 159	32.37
内蒙古	5 359	1 327	24.76	379	7.07	872	16.27	1 202	22.43	1 579	29.46
辽宁	5 089	940	18.47	488	9.59	793	15.58	1 371	26.94	1 497	29.42
吉林	3 739	494	13.21	348	9.31	482	12.89	996	26.64	1 419	37.95
黑龙江	5 595	860	15.37	471	8.42	796	14.23	1 357	24.25	2 111	37.73
上海	2 594	679	26.18	396	15.27	616	23.75	486	18.74	417	16.08
江苏	7 743	1 961	25.33	982	12.68	1 537	19.85	1 510	19.50	1 753	22.64
浙江	5 175	1 276	24.66	810	15.65	1 296	25.04	883	17.06	910	17.58
安徽	4 552	1 040	22.85	540	11.86	793	17.42	1 018	22.36	1 161	25.51
福建	3 802	913	24.01	656	17.25	865	22.75	652	17.15	716	18.83
江西	4 215	741	17.58	437	10.37	819	19.43	1 095	25.98	1 123	26.64
山东	10 876	2 637	24.25	1 010	9.29	1 993	18.32	2 536	23.32	2 700	24.83
河南	13 857	1 429	10.31	1 207	8.71	3 338	24.09	4 069	29.36	3 814	27.52
湖北	6 985	1 112	15.92	763	10.92	1 129	16.16	1 828	26.17	2 153	30.82
湖南	7 346	862	11.73	751	10.22	1 487	20.24	2 340	31.85	1 906	25.95
广东	8 013	1 292	16.12	942	11.76	1 960	24.46	2 256	28.15	1 563	19.51
广西	6 215	1 208	19.44	904	14.55	1 277	20.55	1 591	25.60	1 235	19.87
海南	762	99	12.99	110	14.44	161	21.13	177	23.23	215	28.22
重庆	3 367	871	25.87	588	17.46	723	21.47	600	17.82	585	17.37
四川	11 944	2 566	21.48	2 131	17.84	2 390	20.01	2 538	21.25	2 319	19.42
贵州	4 727	819	17.33	853	18.05	1 074	22.72	1 060	22.42	921	19.48
云南	7 228	1 372	18.98	1 090	15.08	1 326	18.35	1 952	27.01	1 488	20.59
西藏	783	262	33.46	160	20.43	212	27.08	139	17.75	10	1.28
陕西	5 341	763	14.29	653	12.23	1 224	22.92	1 604	30.03	1 097	20.54
甘肃	3 423	299	8.74	201	5.87	966	28.22	1 084	31.67	873	25.50
青海	947	217	22.91	137	14.47	186	19.64	255	26.93	152	16.05
宁夏	653	96	14.70	89	13.63	108	16.54	180	27.57	180	27.57
新疆	5 337	2 312	43.32	394	7.38	747	14.00	1 160	21.74	724	13.57
新建生产建设兵团	1 052	104	9.89	105	9.98	151	14.35	309	29.37	383	36.41

4.5　全国疾病预防控制中心人员学位构成

表 4-5-1　2022 年全国不同地区（级别）疾病预防控制中心人员学位构成

地区	总计 / 人	博士		硕士		学士		无学位	
		人数 / 人	比例 /%	人数 / 人	比例 /%	人数 / 人	比例 /%	人数 / 人	比例 /%
全国	218 729	1 148	0.52	19 031	8.70	73 387	33.55	125 163	57.22
分地区									
东部地区	76 762	816	1.06	10 747	14.00	30 538	39.78	34 661	45.15
中部地区	65 662	180	0.27	3 911	5.96	16 993	25.88	44 578	67.89
西部地区	76 305	152	0.20	4 373	5.73	25 856	33.89	45 924	60.18
分级别									
省级	12 834	627	4.89	5 053	39.37	4 329	33.73	2 825	22.01
地（市）级	42 682	397	0.93	7 508	17.59	18 371	43.04	16 406	38.44
县（区）级	163 213	124	0.08	6 470	3.96	50 687	31.06	105 932	64.90

表 4-5-2　2022 年全国省级疾病预防控制中心人员学位构成

地区	总计 / 人	博士		硕士		学士		无学位	
		人数 / 人	比例 /%	人数 / 人	比例 /%	人数 / 人	比例 /%	人数 / 人	比例 /%
全国	12 834	627	4.89	5 053	39.37	4 329	33.73	2 825	22.01
北京	775	98	12.65	301	38.84	309	39.87	67	8.65
天津	380	20	5.26	184	48.42	118	31.05	58	15.26
河北	435	19	4.37	141	32.41	123	28.28	152	34.94
山西	246	1	0.41	96	39.02	88	35.77	61	24.80
内蒙古	320	16	5.00	88	27.50	117	36.56	99	30.94
辽宁	409	9	2.20	97	23.72	204	49.88	99	24.21
吉林	224	6	2.68	86	38.39	80	35.71	52	23.21
黑龙江	521	11	2.11	176	33.78	254	48.75	80	15.36
上海	789	60	7.60	385	48.80	204	25.86	140	17.74
江苏	540	38	7.04	220	40.74	235	43.52	47	8.70
浙江	423	48	11.35	246	58.16	60	14.18	69	16.31
安徽	328	14	4.27	188	57.32	60	18.29	66	20.12
福建	369	13	3.52	136	36.86	150	40.65	70	18.97
江西	264	4	1.52	118	44.70	92	34.85	50	18.94
山东	378	39	10.32	200	52.91	79	20.90	60	15.87
河南	427	21	4.92	189	44.26	166	38.88	51	11.94
湖北	472	60	12.71	255	54.03	62	13.14	95	20.13
湖南	339	8	2.36	127	37.46	88	25.96	116	34.22
广东	363	37	10.19	175	48.21	84	23.14	67	18.46
广西	504	16	3.17	151	29.96	203	40.28	134	26.59
海南	233	8	3.43	65	27.90	101	43.35	59	25.32
重庆	333	14	4.20	112	33.63	112	33.63	95	28.53
四川	756	24	3.17	284	37.57	208	27.51	240	31.75
贵州	583	12	2.06	299	51.29	146	25.04	126	21.61
云南	585	12	2.05	219	37.44	221	37.78	133	22.74
西藏	263	0	0.00	2	0.76	151	57.41	110	41.83
陕西	215	4	1.86	123	57.21	56	26.05	32	14.88
甘肃	392	6	1.53	149	38.01	136	34.69	101	25.77
青海	241	1	0.41	40	16.60	121	50.21	79	32.78
宁夏	239	1	0.42	89	37.24	84	35.15	65	27.20
新疆	399	7	1.75	99	24.81	154	38.60	139	34.84
新建生产建设兵团	89	0	0.00	13	14.61	63	70.79	13	14.61

表 4-5-3　2022 年全国地（市）级疾病预防控制人员学位构成

地区	总计 / 人	博士		硕士		学士		无学位	
		人数 / 人	比例 /%	人数 / 人	比例 /%	人数 / 人	比例 /%	人数 / 人	比例 /%
全国	42 682	397	0.93	7 508	17.59	18 371	43.04	16 406	38.44
北京	—	—	—	—	—	—	—	—	—
天津	—	—	—	—	—	—	—	—	—
河北	1 597	10	0.63	215	13.46	711	44.52	661	41.39
山西	992	2	0.20	182	18.35	321	32.36	487	49.09
内蒙古	1 980	5	0.25	296	14.95	899	45.40	780	39.39
辽宁	2 062	16	0.78	301	14.60	1 005	48.74	740	35.89
吉林	1 020	1	0.10	124	12.16	399	39.12	496	48.63
黑龙江	1 583	6	0.38	247	15.60	686	43.34	644	40.68
上海	—	—	—	—	—	—	—	—	—
江苏	2 946	56	1.90	1 106	37.54	1 374	46.64	410	13.92
浙江	1 421	47	3.31	593	41.73	427	30.05	354	24.91
安徽	1 758	4	0.23	274	15.59	838	47.67	642	36.52
福建	874	8	0.92	89	10.18	548	62.70	229	26.20
江西	957	2	0.21	112	11.70	457	47.75	386	40.33
山东	2 640	70	2.65	945	35.80	926	35.08	699	26.48
河南	2 822	6	0.21	433	15.34	1 198	42.45	1 185	41.99
湖北	1 832	27	1.47	365	19.92	609	33.24	831	45.36
湖南	2 008	4	0.20	215	10.71	861	42.88	928	46.22
广东	2 953	109	3.69	668	22.62	1 190	40.30	986	33.39
广西	2 032	3	0.15	164	8.07	1 057	52.02	808	39.76
海南	207	0	0.00	3	1.45	81	39.13	123	59.42
重庆	—	—	—	—	—	—	—	—	—
四川	2 796	10	0.36	362	12.95	1 146	40.99	1 278	45.71
贵州	980	0	0.00	127	12.96	523	53.37	330	33.67
云南	1 919	1	0.05	165	8.60	998	52.01	755	39.34
西藏	457	0	0.00	4	0.88	191	41.79	262	57.33
陕西	1 260	9	0.71	270	21.43	431	34.21	550	43.65
甘肃	1 114	0	0.00	98	8.80	461	41.38	555	49.82
青海	285	0	0.00	3	1.05	73	25.61	209	73.33
宁夏	359	0	0.00	37	10.31	147	40.95	175	48.75
新疆	1 506	1	0.07	103	6.84	661	43.89	741	49.20
新建生产建设兵团	322	0	0.00	7	2.17	153	47.52	162	50.31

注："—" 表示不适用，无须填写。

表 4-5-4　2022 年全国县(区)级疾病预防控制人员学位构成

地区	总计/人	博士		硕士		学士		无学位	
		人数/人	比例/%	人数/人	比例/%	人数/人	比例/%	人数/人	比例/%
全国	163 213	124	0.08	6 470	3.96	50 687	31.06	105 932	64.90
北京	2 619	39	1.49	780	29.78	932	35.59	868	33.14
天津	1 841	4	0.22	245	13.31	912	49.54	680	36.94
河北	8 454	0	0.00	114	1.35	1 776	21.01	6 564	77.64
山西	3 580	0	0.00	57	1.59	717	20.03	2 806	78.38
内蒙古	5 359	0	0.00	138	2.58	1 583	29.54	3 638	67.89
辽宁	5 089	2	0.04	204	4.01	1 765	34.68	3 118	61.27
吉林	3 739	0	0.00	64	1.71	906	24.23	2 769	74.06
黑龙江	5 595	0	0.00	78	1.39	1 295	23.15	4 222	75.46
上海	2 594	15	0.58	686	26.45	1 239	47.76	654	25.21
江苏	7 743	1	0.01	811	10.47	4 497	58.08	2 434	31.43
浙江	5 175	3	0.06	511	9.87	2 524	48.77	2 137	41.29
安徽	4 552	0	0.00	69	1.52	1 638	35.98	2 845	62.50
福建	3 802	0	0.00	67	1.76	1 713	45.06	2 022	53.18
江西	4 215	0	0.00	40	0.95	1 102	26.14	3 073	72.91
山东	10 876	4	0.04	633	5.82	4 227	38.87	6 012	55.28
河南	13 857	1	0.01	172	1.24	1 925	13.89	11 759	84.86
湖北	6 985	1	0.01	169	2.42	1 358	19.44	5 457	78.12
湖南	7 346	1	0.01	75	1.02	1 793	24.41	5 477	74.56
广东	8 013	43	0.54	623	7.77	2 813	35.11	4 534	56.58
广西	6 215	0	0.00	26	0.42	2 050	32.98	4 139	66.60
海南	762	0	0.00	3	0.39	211	27.69	548	71.92
重庆	3 367	5	0.15	303	9.00	1 458	43.30	1 601	47.55
四川	11 944	3	0.03	303	2.54	3 631	30.40	8 007	67.04
贵州	4 727	0	0.00	58	1.23	1 679	35.52	2 990	63.25
云南	7 228	0	0.00	36	0.50	2 535	35.07	4 657	64.43
西藏	783	0	0.00	4	0.51	435	55.56	344	43.93
陕西	5 341	0	0.00	107	2.00	1 562	29.25	3 672	68.75
甘肃	3 423	2	0.06	19	0.56	641	18.73	2 761	80.66
青海	947	0	0.00	1	0.11	221	23.34	725	76.56
宁夏	653	0	0.00	4	0.61	171	26.19	478	73.20
新疆	5 337	0	0.00	70	1.31	1 338	25.07	3 929	73.62
新疆生产建设兵团	1 052	0	0.00	0	0.00	40	3.80	1 012	96.20

4.6 全国疾病预防控制中心人员学历构成

表 4-6-1 2022 年全国不同地区（级别）疾病预防控制中心人员学历构成

地区	总计/人	研究生		大学本科		大专		中专及中技		技校		高中		初中及以下	
		人数/人	比例/%	人数/人	比例/%	人数/人	比例/%	人数/人	比例/%	人数/人	比例/%	人数/人	比例/%	人数/人	比例/%
全国	218 729	19 156	8.76	108 682	49.69	60 637	27.72	20 571	9.40	103	0.05	7 253	3.32	2 327	1.06
分地区															
东部地区	76 762	10 583	13.79	42 151	54.91	15 481	20.17	5 450	7.10	34	0.04	2 176	2.83	887	1.16
中部地区	65 662	4 019	6.12	27 708	42.20	21 187	32.27	9 094	13.85	19	0.03	3 114	4.74	521	0.79
西部地区	76 305	4 554	5.97	38 823	50.88	23 969	31.41	6 027	7.90	50	0.07	1 963	2.57	919	1.20
分级别															
省级	12 834	5 237	40.81	5 732	44.66	1 204	9.38	193	1.50	10	0.08	300	2.34	158	1.23
地（市）级	42 682	7 623	17.86	24 676	57.81	7 116	16.67	1 819	4.26	22	0.05	1 048	2.46	378	0.89
县（区）级	163 213	6 296	3.86	78 274	47.96	52 317	32.05	18 559	11.37	71	0.04	5 905	3.62	1 791	1.10

表 4-6-2　2022 年全国省级疾病预防控制中心人员学历构成

地区	总计/人	研究生		大学本科		大专		中专及中技		技校		高中		初中及以下	
		人数/人	比例/%	人数/人	比例/%	人数/人	比例/%	人数/人	比例/%	人数/人	比例/%	人数/人	比例/%	人数/人	比例/%
全国	12 834	5 237	40.81	5 732	44.66	1 204	9.38	193	1.50	10	0.08	300	2.34	158	1.23
北京	775	399	51.48	309	39.87	48	6.19	11	1.42	0	0.00	7	0.90	1	0.13
天津	380	148	38.95	177	46.58	38	10.00	1	0.26	0	0.00	10	2.63	6	1.58
河北	435	133	30.57	209	48.05	53	12.18	5	1.15	0	0.00	33	7.59	2	0.46
山西	246	95	38.62	127	51.63	18	7.32	4	1.63	0	0.00	0	0.00	2	0.81
内蒙古	320	104	32.50	160	50.00	35	10.94	5	1.56	0	0.00	7	2.19	9	2.81
辽宁	409	88	21.52	249	60.88	51	12.47	1	0.24	6	1.47	3	0.73	11	2.69
吉林	224	64	28.57	125	55.80	24	10.71	3	1.34	0	0.00	7	3.13	1	0.45
黑龙江	521	182	34.93	265	50.86	44	8.45	6	1.15	0	0.00	24	4.61	0	0.00
上海	789	374	47.40	334	42.33	50	6.34	5	0.63	0	0.00	11	1.39	15	1.90
江苏	540	258	47.78	236	43.70	30	5.56	4	0.74	0	0.00	12	2.22	0	0.00
浙江	423	257	60.76	140	33.10	13	3.07	3	0.71	0	0.00	6	1.42	4	0.95
安徽	328	179	54.57	90	27.44	31	9.45	14	4.27	0	0.00	14	4.27	0	0.00
福建	369	132	35.77	193	52.30	26	7.05	8	2.17	0	0.00	7	1.90	3	0.81
江西	264	107	40.53	130	49.24	13	4.92	6	2.27	0	0.00	8	3.03	0	0.00
山东	378	228	60.32	99	26.19	41	10.85	5	1.32	0	0.00	3	0.79	2	0.53
河南	427	210	49.18	167	39.11	30	7.03	2	0.47	0	0.00	16	3.75	2	0.47
湖北	472	315	66.74	131	27.75	18	3.81	3	0.64	0	0.00	4	0.85	1	0.21

续表

地区	总计/人	研究生		大学本科		大专		中专及中技		技校		高中		初中及以下	
		人数/人	比例/%	人数/人	比例/%	人数/人	比例/%	人数/人	比例/%	人数/人	比例/%	人数/人	比例/%	人数/人	比例/%
湖南	339	106	31.27	169	49.85	44	12.98	6	1.77	0	0.00	6	1.77	8	2.36
广东	363	182	50.14	147	40.50	23	6.34	2	0.55	0	0.00	8	2.20	1	0.28
广西	504	236	46.83	187	37.10	62	12.30	7	1.39	0	0.00	9	1.79	3	0.60
海南	233	60	25.75	145	62.23	12	5.15	9	3.86	0	0.00	7	3.00	0	0.00
重庆	333	94	28.23	176	52.85	46	13.81	1	0.30	0	0.00	14	4.20	2	0.60
四川	756	255	33.73	349	46.16	114	15.08	13	1.72	0	0.00	12	1.59	13	1.72
贵州	583	278	47.68	241	41.34	43	7.38	9	1.54	0	0.00	7	1.20	5	0.86
云南	585	218	37.26	238	40.68	72	12.31	14	2.39	0	0.00	16	2.74	27	4.62
西藏	263	11	4.18	176	66.92	42	15.97	5	1.90	0	0.00	6	2.28	23	8.75
陕西	215	134	62.33	50	23.26	19	8.84	3	1.40	0	0.00	6	2.79	3	1.40
甘肃	392	145	36.99	205	52.30	32	8.16	6	1.53	0	0.00	3	0.77	1	0.26
青海	241	42	17.43	125	51.87	46	19.09	8	3.32	0	0.00	19	7.88	1	0.41
宁夏	239	85	35.56	110	46.03	28	11.72	10	4.18	0	0.00	6	2.51	0	0.00
新疆	399	106	26.57	206	51.63	49	12.28	13	3.26	4	1.00	9	2.26	12	3.01
新疆生产建设兵团	89	12	13.48	67	75.28	9	10.11	1	1.12	0	0.00	0	0.00	0	0.00

表 4-6-3　2022 年全国地（市）级疾病预防控制中心人员学历构成

地区	总计/人	研究生		大学本科		大专		中专及中技		技校		高中		初中及以下	
		人数/人	比例/%	人数/人	比例/%	人数/人	比例/%	人数/人	比例/%	人数/人	比例/%	人数/人	比例/%	人数/人	比例/%
全国	42 682	7 623	17.86	24 676	57.81	7 116	16.67	1 819	4.26	22	0.05	1 048	2.46	378	0.89
北京	—	—	—	—	—	—	—	—	—	—	—	—	—	—	—
天津	—	—	—	—	—	—	—	—	—	—	—	—	—	—	—
河北	1 597	209	13.09	966	60.49	292	18.28	52	3.26	0	0.00	52	3.26	26	1.63
山西	992	188	18.95	561	56.55	179	18.04	31	3.13	1	0.10	25	2.52	7	0.71
内蒙古	1 980	314	15.86	1 249	63.08	272	13.74	84	4.24	2	0.10	50	2.53	9	0.45
辽宁	2 062	322	15.62	1 304	63.24	293	14.21	69	3.35	3	0.15	49	2.38	22	1.07
吉林	1 020	125	12.25	537	52.65	242	23.73	82	8.04	1	0.10	18	1.76	15	1.47
黑龙江	1 583	253	15.98	1 057	66.77	180	11.37	56	3.54	0	0.00	34	2.15	3	0.19
上海	—	—	—	—	—	—	—	—	—	—	—	—	—	—	—
江苏	2 946	1 100	37.34	1 614	54.79	160	5.43	41	1.39	1	0.03	24	0.81	6	0.20
浙江	1 421	590	41.52	637	44.83	110	7.74	27	1.90	0	0.00	40	2.81	17	1.20
安徽	1 758	272	15.47	976	55.52	339	19.28	121	6.88	0	0.00	37	2.10	13	0.74
福建	874	96	10.98	619	70.82	89	10.18	37	4.23	1	0.11	15	1.72	17	1.95
江西	957	120	12.54	574	59.98	184	19.23	42	4.39	0	0.00	30	3.13	7	0.73
山东	2 640	946	35.83	1 368	51.82	237	8.98	49	1.86	0	0.00	26	0.98	14	0.53
河南	2 822	424	15.02	1 507	53.40	605	21.44	146	5.17	0	0.00	127	4.50	13	0.46
湖北	1 832	370	20.20	993	54.20	316	17.25	94	5.13	0	0.00	41	2.24	18	0.98

续表

地区	总计/人	研究生		大学本科		大专		中专及中技		技校		高中		初中及以下	
		人数/人	比例/%	人数/人	比例/%	人数/人	比例/%	人数/人	比例/%	人数/人	比例/%	人数/人	比例/%	人数/人	比例/%
湖南	2 008	237	11.80	1 186	59.06	432	21.51	77	3.83	1	0.05	58	2.89	17	0.85
广东	2 953	673	22.79	1 646	55.74	408	13.82	102	3.45	0	0.00	100	3.39	24	0.81
广西	2 032	192	9.45	1 210	59.55	417	20.52	132	6.50	1	0.05	41	2.02	39	1.92
海南	207	3	1.45	98	47.34	61	29.47	28	13.53	0	0.00	16	7.73	1	0.48
重庆	—	—	—	—	—	—	—	—	—	—	—	—	—	—	—
四川	2 796	345	12.34	1 640	58.66	619	22.14	84	3.00	4	0.14	69	2.47	35	1.25
贵州	980	131	13.37	624	63.67	162	16.53	50	5.10	0	0.00	11	1.12	2	0.20
云南	1 919	166	8.65	1 304	67.95	329	17.14	76	3.96	0	0.00	26	1.35	18	0.94
西藏	457	2	0.44	279	61.05	120	26.26	30	6.56	0	0.00	9	1.97	17	3.72
陕西	1 260	288	22.86	619	49.13	222	17.62	76	6.03	1	0.08	48	3.81	6	0.48
甘肃	1 114	102	9.16	676	60.68	232	20.83	49	4.40	0	0.00	47	4.22	8	0.72
青海	285	3	1.05	158	55.44	88	30.88	16	5.61	0	0.00	12	4.21	8	2.81
宁夏	359	36	10.03	214	59.61	79	22.01	18	5.01	0	0.00	8	2.23	4	1.11
新疆	1 506	108	7.17	826	54.85	382	25.37	143	9.50	6	0.40	31	2.06	10	0.66
新疆生产建设兵团	322	8	2.48	234	72.67	67	20.81	7	2.17	0	0.00	4	1.24	2	0.62

注:“—”表示不适用,无须填写。

表 4-6-4　2022 年全国县(区)级疾病预防控制中心人员学历构成

地区	总计/人	研究生		大学本科		大专		中专及中技		技校		高中		初中及以下	
		人数/人	比例/%	人数/人	比例/%	人数/人	比例/%	人数/人	比例/%	人数/人	比例/%	人数/人	比例/%	人数/人	比例/%
全国	163 213	6 296	3.86	78 274	47.96	52 317	32.05	18 559	11.37	71	0.04	5 905	3.62	1 791	1.10
北京	2 619	736	28.10	1 344	51.32	381	14.55	71	2.71	2	0.08	40	1.53	45	1.72
天津	1 841	246	13.36	1 241	67.41	259	14.07	68	3.69	1	0.05	16	0.87	10	0.54
河北	8 454	114	1.35	3 301	39.05	3 333	39.43	1 275	15.08	2	0.02	371	4.39	58	0.69
山西	3 580	59	1.65	1 654	46.20	1 414	39.50	270	7.54	1	0.03	155	4.33	27	0.75
内蒙古	5 359	155	2.89	2 943	54.92	1 592	29.71	478	8.92	0	0.00	161	3.00	30	0.56
辽宁	5 089	207	4.07	2 580	50.70	1 422	27.94	577	11.34	5	0.10	220	4.32	78	1.53
吉林	3 739	67	1.79	1 490	39.85	1 305	34.90	702	18.78	5	0.13	137	3.66	33	0.88
黑龙江	5 595	87	1.55	2 522	45.08	1 839	32.87	938	16.76	2	0.04	165	2.95	42	0.75
上海	2 594	593	22.86	1 682	64.84	236	9.10	31	1.20	0	0.00	19	0.73	33	1.27
江苏	7 743	713	9.21	5 184	66.95	1 203	15.54	414	5.35	3	0.04	158	2.04	68	0.88
浙江	5 175	459	8.87	3 597	69.51	692	13.37	161	3.11	6	0.12	165	3.19	95	1.84
安徽	4 552	78	1.71	2 071	45.50	1 443	31.70	774	17.00	1	0.02	132	2.90	53	1.16
福建	3 802	65	1.71	2 167	57.00	958	25.20	430	11.31	1	0.03	107	2.81	74	1.95
江西	4 215	43	1.02	1 971	46.76	1 379	32.72	582	13.81	1	0.02	191	4.53	48	1.14
山东	10 876	614	5.65	6 555	60.27	2 517	23.14	892	8.20	2	0.02	234	2.15	62	0.57
河南	13 857	183	1.32	3 747	27.04	5 281	38.11	3 168	22.86	4	0.03	1 363	9.84	111	0.80
湖北	6 985	172	2.46	2 918	41.78	2 681	38.38	973	13.93	1	0.01	198	2.83	42	0.60

续表

地区	总计/人	研究生		大学本科		大专		中专及中技		技校		高中		初中及以下	
		人数/人	比例/%	人数/人	比例/%	人数/人	比例/%	人数/人	比例/%	人数/人	比例/%	人数/人	比例/%	人数/人	比例/%
湖南	7 346	83	1.13	2 740	37.30	3 146	42.83	994	13.53	1	0.01	324	4.41	58	0.79
广东	8 013	636	7.94	3 706	46.25	2 235	27.89	915	11.42	1	0.01	348	4.34	172	2.15
广西	6 215	39	0.63	2 632	42.35	2 667	42.91	583	9.38	3	0.05	168	2.70	123	1.98
海南	762	2	0.26	304	39.90	210	27.56	157	20.60	0	0.00	69	9.06	20	2.62
重庆	3 367	315	9.36	1 985	58.95	782	23.23	135	4.01	0	0.00	105	3.12	45	1.34
四川	11 944	297	2.49	5 753	48.17	4 522	37.86	792	6.63	3	0.03	376	3.15	201	1.68
贵州	4 727	59	1.25	2 863	60.57	1 398	29.57	314	6.64	0	0.00	57	1.21	36	0.76
云南	7 228	43	0.59	4 051	56.05	2 344	32.43	570	7.89	5	0.07	117	1.62	98	1.36
西藏	783	5	0.64	503	64.24	234	29.89	25	3.19	1	0.13	2	0.26	13	1.66
陕西	5 341	120	2.25	2 336	43.74	1 777	33.27	797	14.92	1	0.02	277	5.19	33	0.62
甘肃	3 423	25	0.73	1 594	46.57	1 256	36.69	387	11.31	0	0.00	133	3.89	28	0.82
青海	947	1	0.11	406	42.87	462	48.79	46	4.86	1	0.11	21	2.22	10	1.06
宁夏	653	4	0.61	334	51.15	241	36.91	49	7.50	0	0.00	19	2.91	6	0.92
新疆	5 337	76	1.42	1 916	35.90	2 480	46.47	759	14.22	18	0.34	51	0.96	37	0.69
新疆生产建设兵团	1 052	0	0.00	184	17.49	628	59.70	232	22.05	0	0.00	6	0.57	2	0.19

4.7　全国疾病预防控制中心人员类别构成

表 4-7-1　2022 年全国不同地区（级别）疾病预防控制中心人员类别构成

地区	总计/人	卫生技术人员																其他技术人员		管理人员		工勤技能人员	
		小计		执业医师		执业助理医师		注册护士		药师/士		检验技师/士		影像技师/士		其他卫生技术人员							
		人数/人	比例/%	人数/人	比例/%	人数/人	比例/%	人数/人	比例/%	人数/人	比例/%	人数/人	比例/%	人数/人	比例/%	人数/人	比例/%	人数/人	比例/%	人数/人	比例/%	人数/人	比例/%
全国	194 688	149 691	76.89	69 380	35.64	4 878	2.51	14 392	7.39	2 732	1.40	33 365	17.14	2 048	1.05	22 896	11.76	17 967	9.23	14 431	7.41	12 599	6.47
分地区																							
东部地区	69 139	54 370	78.64	27 883	40.33	1 289	1.86	3 443	4.98	744	1.08	13 130	18.99	516	0.75	7 365	10.65	6 812	9.85	4 848	7.01	3 109	4.50
中部地区	57 700	41 393	71.74	17 778	30.81	1 322	2.29	4 906	8.50	1 039	1.80	9 058	15.70	671	1.16	6 619	11.47	5 565	9.64	4 914	8.52	5 828	10.10
西部地区	67 849	53 928	79.48	23 719	34.96	2 267	3.34	6 043	8.91	949	1.40	11 177	16.47	861	1.27	8 912	13.14	5 590	8.24	4 669	6.88	3 662	5.40
分级别																							
省级	12 350	9 318	75.45	4 905	39.72	37	0.30	154	1.25	64	0.52	2 592	20.99	8	0.06	1 558	12.62	1 786	14.46	582	4.71	664	5.38
地（市）级	39 956	30 779	77.03	16 249	40.67	368	0.92	1 554	3.89	350	0.88	8 407	21.04	299	0.75	3 552	8.89	3 967	9.93	3 170	7.93	2 040	5.11
县（区）级	142 382	109 594	76.97	48 226	33.87	4 473	3.14	12 684	8.91	2 318	1.63	22 366	15.71	1 741	1.22	17 786	12.49	12 214	8.58	10 679	7.50	9 895	6.95

表 4-7-2　2022 年全国省级疾病预防控制中心人员类别构成

地区	总计/人	卫生技术人员																其他技术人员		管理人员		工勤技能人员	
		小计		执业医师		执业助理医师		注册护士		药师/士		检验技师/士		影像技师/士		其他卫生技术人员							
		人数/人	比例/%	人数/人	比例/%	人数/人	比例/%	人数/人	比例/%	人数/人	比例/%	人数/人	比例/%	人数/人	比例/%	人数/人	比例/%	人数/人	比例/%	人数/人	比例/%	人数/人	比例/%
全国	12 350	9 318	75.45	4 905	39.72	37	0.30	154	1.25	64	0.52	2 592	20.99	8	0.06	1 558	12.62	1 786	14.46	582	4.71	664	5.38
北京	775	636	82.06	285	36.77	0	0.00	17	2.19	0	0.00	195	25.16	0	0.00	139	17.94	89	11.48	39	5.03	11	1.42
天津	365	264	72.33	178	48.77	0	0.00	4	1.10	0	0.00	80	21.92	0	0.00	2	0.55	59	16.16	24	6.58	18	4.93
河北	435	270	62.07	132	30.34	0	0.00	0	0.00	0	0.00	112	25.75	0	0.00	26	5.98	68	15.63	30	6.90	67	15.40
山西	245	192	78.37	127	51.84	0	0.00	3	1.22	0	0.00	8	3.27	0	0.00	54	22.04	26	10.61	25	10.20	2	0.82
内蒙古	319	237	74.29	126	39.50	2	0.63	7	2.19	2	0.63	92	28.84	0	0.00	8	2.51	48	15.05	5	1.57	29	9.09
辽宁	409	320	78.24	162	39.61	0	0.00	11	2.69	0	0.00	84	20.54	1	0.24	62	15.16	46	11.25	14	3.42	29	7.09
吉林	223	157	70.40	60	26.91	0	0.00	6	2.69	1	0.45	69	30.94	0	0.00	21	9.42	33	14.80	17	7.62	16	7.17
黑龙江	521	340	65.26	146	28.02	0	0.00	7	1.34	8	1.54	109	20.92	0	0.00	70	13.44	102	19.58	10	1.92	69	13.24
上海	728	599	82.28	343	47.12	0	0.00	11	1.51	0	0.00	202	27.75	0	0.00	43	5.91	99	13.60	9	1.24	21	2.88
江苏	540	477	88.33	220	40.74	0	0.00	7	1.30	3	0.56	132	24.44	0	0.00	115	21.30	36	6.67	11	2.04	16	2.96
浙江	419	338	80.67	217	51.79	0	0.00	0	0.00	0	0.00	112	26.73	0	0.00	9	2.15	65	15.51	6	1.43	10	2.39
安徽	315	245	77.78	133	42.22	0	0.00	0	0.00	0	0.00	103	32.70	1	0.32	8	2.54	47	14.92	8	2.54	15	4.76
福建	369	299	81.03	150	40.65	22	5.96	5	1.36	9	2.44	101	27.37	0	0.00	12	3.25	50	13.55	5	1.36	15	4.07
江西	264	207	78.41	102	38.64	1	0.38	1	0.38	2	0.76	75	28.41	0	0.00	26	9.85	30	11.36	15	5.68	12	4.55
山东	378	321	84.92	164	43.39	0	0.00	0	0.00	0	0.00	5	1.32	0	0.00	152	40.21	46	12.17	0	0.00	11	2.91
河南	427	319	74.71	171	40.05	5	1.17	5	1.17	4	0.94	108	25.29	0	0.00	26	6.09	61	14.29	21	4.92	26	6.09

续表

地区	总计/人	卫生技术人员																其他技术人员		管理人员		工勤技能人员	
		小计		执业医师		执业助理医师		注册护士		药师/士		检验技师/士		影像技师/士		其他卫生技术人员							
		人数/人	比例/%	人数/人	比例/%	人数/人	比例/%	人数/人	比例/%	人数/人	比例/%	人数/人	比例/%	人数/人	比例/%	人数/人	比例/%	人数/人	比例/%	人数/人	比例/%	人数/人	比例/%
湖北	472	377	79.87	178	37.71	0	0.00	9	1.91	4	0.85	1	0.21	0	0.00	185	39.19	73	15.47	6	1.27	16	3.39
湖南	339	224	66.08	105	30.97	0	0.00	4	1.18	7	2.06	96	28.32	2	0.59	10	2.95	50	14.75	35	10.32	30	8.85
广东	363	298	82.09	140	38.57	0	0.00	1	0.28	2	0.55	104	28.65	0	0.00	51	14.05	41	11.29	15	4.13	9	2.48
广西	336	268	79.76	148	44.05	0	0.00	5	1.49	2	0.60	108	32.14	3	0.89	2	0.60	47	13.99	13	3.87	8	2.38
海南	233	178	76.39	93	39.91	0	0.00	2	0.86	2	0.86	36	15.45	0	0.00	45	19.31	28	12.02	15	6.44	12	5.15
重庆	270	199	73.70	119	44.07	0	0.00	1	0.37	0	0.00	75	27.78	0	0.00	4	1.48	34	12.59	25	9.26	12	4.44
四川	727	415	57.08	224	30.81	1	0.14	10	1.38	0	0.00	119	16.37	0	0.00	61	8.39	225	30.95	58	7.98	29	3.99
贵州	579	430	74.27	223	38.51	0	0.00	12	2.07	6	1.04	121	20.90	1	0.17	67	11.57	81	13.99	40	6.91	28	4.84
云南	491	361	73.52	191	38.90	0	0.00	9	1.83	8	1.63	103	20.98	0	0.00	50	10.18	83	16.90	22	4.48	25	5.09
西藏	241	192	79.67	167	69.29	0	0.00	4	1.66	0	0.00	6	2.49	0	0.00	15	6.22	13	5.39	20	8.30	16	6.64
陕西	215	181	84.19	100	46.51	0	0.00	4	1.86	0	0.00	71	33.02	0	0.00	6	2.79	9	4.19	18	8.37	7	3.26
甘肃	392	320	81.63	118	30.10	3	0.77	6	1.53	3	0.77	32	8.16	0	0.00	158	40.31	44	11.22	16	4.08	12	3.06
青海	240	149	62.08	81	33.75	1	0.42	3	1.25	1	0.42	28	11.67	0	0.00	35	14.58	28	11.67	35	14.58	28	11.67
宁夏	232	183	78.88	115	49.57	2	0.86	0	0.00	0	0.00	54	23.28	0	0.00	12	5.17	22	9.48	13	5.60	14	6.03
新疆	399	242	60.65	127	31.83	0	0.00	0	0.00	0	0.00	31	7.77	0	0.00	84	21.05	96	24.06	10	2.51	51	12.78
新疆生产建设兵团	89	80	89.89	60	67.42	0	0.00	0	0.00	0	0.00	20	22.47	0	0.00	0	0.00	7	7.87	2	2.25	0	0.00

表 4-7-3 2022 年全国地(市)级疾病预防控制中心人员类别构成

地区	总计/人	卫生技术人员																其他技术人员		管理人员		工勤技能人员	
		小计		执业医师		执业助理医师		注册护士		药师/士		检验技师/士		影像技师/士		其他卫生技术人员							
		人数/人	比例/%	人数/人	比例/%	人数/人	比例/%	人数/人	比例/%	人数/人	比例/%	人数/人	比例/%	人数/人	比例/%	人数/人	比例/%	人数/人	比例/%	人数/人	比例/%	人数/人	比例/%
全国	39 956	30 779	77.03	16 249	40.67	368	0.92	1 554	3.89	350	0.88	8 407	21.04	299	0.75	3 552	8.89	3 967	9.93	3 170	7.93	2 040	5.11
北京	—	—	—	—	—	—	—	—	—	—	—	—	—	—	—	—	—	—	—	—	—	—	—
天津	—	—	—	—	—	—	—	—	—	—	—	—	—	—	—	—	—	—	—	—	—	—	—
河北	1 561	1 177	75.40	575	36.84	6	0.38	52	3.33	4	0.26	356	22.81	18	1.15	166	10.63	181	11.60	90	5.77	113	7.24
山西	951	660	69.40	313	32.91	6	0.63	26	2.73	8	0.84	194	20.40	1	0.11	112	11.78	114	11.99	125	13.14	52	5.47
内蒙古	1 953	1 518	77.73	736	37.69	14	0.72	67	3.43	24	1.23	392	20.07	14	0.72	271	13.88	222	11.37	130	6.66	83	4.25
辽宁	2 042	1 522	74.53	782	38.30	10	0.49	88	4.31	11	0.54	489	23.95	10	0.49	132	6.46	194	9.50	232	11.36	94	4.60
吉林	968	738	76.24	344	35.54	7	0.72	39	4.03	7	0.72	237	24.48	4	0.41	100	10.33	88	9.09	101	10.43	41	4.24
黑龙江	1 522	1 081	71.02	523	34.36	7	0.46	67	4.40	24	1.58	304	19.97	11	0.72	145	9.53	222	14.59	164	10.78	55	3.61
上海	—	—	—	—	—	—	—	—	—	—	—	—	—	—	—	—	—	—	—	—	—	—	—
江苏	2 874	2 291	79.71	1 384	48.16	32	1.11	70	2.44	26	0.90	524	18.23	10	0.35	245	8.52	363	12.63	156	5.43	64	2.23
浙江	1 292	1 052	81.42	638	49.38	5	0.39	17	1.32	12	0.93	332	25.70	3	0.23	45	3.48	112	8.67	111	8.59	17	1.32
安徽	1 569	1 300	82.86	618	39.39	26	1.66	52	3.31	12	0.76	381	24.28	12	0.76	199	12.68	112	7.14	93	5.93	64	4.08
福建	799	691	86.48	384	48.06	1	0.13	24	3.00	7	0.88	216	27.03	7	0.88	52	6.51	67	8.39	16	2.00	25	3.13
江西	918	717	78.10	326	35.51	7	0.76	51	5.56	12	1.31	181	19.72	2	0.22	138	15.03	86	9.37	59	6.43	56	6.10
山东	2 580	1 900	73.64	1 136	44.03	6	0.23	50	1.94	8	0.31	490	18.99	5	0.19	205	7.95	430	16.67	183	7.09	67	2.60
河南	2 616	1 805	69.00	936	35.78	19	0.73	107	4.09	23	0.88	489	18.69	25	0.96	206	7.87	259	9.90	208	7.95	344	13.15

续表

地区	总计/人	卫生技术人员																其他技术人员		管理人员		工勤技能人员	
		小计		执业医师		执业助理医师		注册护士		药师/士		检验技师/士		影像技师/士		其他卫生技术人员							
		人数/人	比例/%	人数/人	比例/%	人数/人	比例/%	人数/人	比例/%	人数/人	比例/%	人数/人	比例/%	人数/人	比例/%	人数/人	比例/%	人数/人	比例/%	人数/人	比例/%	人数/人	比例/%
湖北	1 687	1 305	77.36	660	39.12	17	1.01	113	6.70	26	1.54	387	22.94	14	0.83	88	5.22	210	12.45	99	5.87	73	4.33
湖南	1 886	1 409	74.71	726	38.49	18	0.95	108	5.73	36	1.91	384	20.36	29	1.54	108	5.73	193	10.23	149	7.90	135	7.16
广东	2 677	2 101	78.48	1 149	42.92	21	0.78	85	3.18	18	0.67	627	23.42	25	0.93	176	6.57	230	8.59	222	8.29	124	4.63
广西	1 588	1 280	80.60	695	43.77	10	0.63	80	5.04	23	1.45	341	21.47	11	0.69	120	7.56	111	6.99	118	7.43	79	4.97
海南	160	135	84.38	70	43.75	6	3.75	6	3.75	1	0.63	42	26.25	2	1.25	8	5.00	10	6.25	4	2.50	11	6.88
重庆	—	—	—	—	—	—	—	—	—	—	—	—	—	—	—	—	—	—	—	—	—	—	—
四川	2 441	1 903	77.96	973	39.86	18	0.74	82	3.36	10	0.41	519	21.26	16	0.66	285	11.68	176	7.21	257	10.53	105	4.30
贵州	962	747	77.65	407	42.31	12	1.25	18	1.87	6	0.62	215	22.35	13	1.35	76	7.90	76	7.90	96	9.98	43	4.47
云南	1 822	1 520	83.42	916	50.27	28	1.54	98	5.38	18	0.99	321	17.62	17	0.93	122	6.70	131	7.19	83	4.56	88	4.83
西藏	440	348	79.09	230	52.27	12	2.73	9	2.05	3	0.68	56	12.73	4	0.91	34	7.73	24	5.45	35	7.95	33	7.50
陕西	1 206	870	72.14	473	39.22	8	0.66	43	3.57	5	0.41	168	13.93	12	1.00	161	13.35	111	9.20	155	12.85	70	5.80
甘肃	1 089	817	75.02	398	36.55	7	0.64	74	6.80	7	0.64	234	21.49	12	1.10	85	7.81	74	6.80	113	10.38	85	7.81
青海	279	219	78.49	90	32.26	4	1.43	22	7.89	8	2.87	64	22.94	2	0.72	29	10.39	11	3.94	26	9.32	23	8.24
宁夏	306	262	85.62	139	45.42	0	0.00	16	5.23	3	0.98	81	26.47	3	0.98	20	6.54	16	5.23	10	3.27	18	5.88
新疆	1 459	1 167	79.99	515	35.30	50	3.43	74	5.07	8	0.55	309	21.18	15	1.03	196	13.43	119	8.16	101	6.92	72	4.93
新疆生产建设兵团	309	244	78.96	113	36.57	11	3.56	16	5.18	0	0.00	74	23.95	2	0.65	28	9.06	25	8.09	34	11.00	6	1.94

注:“—”表示不适用,无须填写。

表 4-7-4　2022 年全国县（区）级疾病预防控制中心人员类别构成

地区	总计/人	卫生技术人员																其他技术人员		管理人员		工勤技能人员	
		小计		执业医师		执业助理医师		注册护士		药师/士		检验技师/士		影像技师/士		其他卫生技术人员							
		人数/人	比例/%	人数/人	比例/%	人数/人	比例/%	人数/人	比例/%	人数/人	比例/%	人数/人	比例/%	人数/人	比例/%	人数/人	比例/%	人数/人	比例/%	人数/人	比例/%	人数/人	比例/%
全国	142 382	109 594	76.97	48 226	33.87	4 473	3.14	12 684	8.91	2 318	1.63	22 366	15.71	1 741	1.22	17 786	12.49	12 214	8.58	10 679	7.50	9 895	6.95
北京	2 419	2 024	83.67	1 194	49.36	7	0.29	98	4.05	12	0.50	591	24.43	19	0.79	103	4.26	191	7.90	138	5.70	66	2.73
天津	1 829	1 430	78.18	760	41.55	18	0.98	79	4.32	16	0.87	318	17.39	10	0.55	229	12.52	163	8.91	168	9.19	68	3.72
河北	6 530	4 566	69.92	1 605	24.58	261	4.00	521	7.98	99	1.52	869	13.31	73	1.12	1 138	17.43	761	11.65	514	7.87	689	10.55
山西	3 422	2 274	66.45	842	24.61	71	2.07	340	9.94	78	2.28	403	11.78	18	0.53	522	15.25	315	9.21	462	13.50	371	10.84
内蒙古	4 757	3 638	76.48	1 504	31.62	116	2.44	424	8.91	81	1.70	694	14.59	72	1.51	747	15.70	615	12.93	329	6.92	175	3.68
辽宁	4 746	3 357	70.73	1 540	32.45	126	2.65	340	7.16	58	1.22	694	14.62	20	0.42	579	12.20	398	8.39	712	15.00	279	5.88
吉林	3 359	2 465	73.38	1 099	32.72	79	2.35	319	9.50	55	1.64	460	13.69	31	0.92	422	12.56	400	11.91	345	10.27	149	4.44
黑龙江	5 227	3 773	72.18	1 313	25.12	141	2.70	438	8.38	108	2.07	701	13.41	52	0.99	1 020	19.51	701	13.41	531	10.16	222	4.25
上海	2 478	2 196	88.62	1 400	56.50	63	2.54	25	1.01	3	0.12	511	20.62	6	0.24	188	7.59	126	5.08	105	4.24	51	2.06
江苏	6 993	5 810	83.08	3 246	46.42	76	1.09	285	4.08	114	1.63	1 241	17.75	43	0.61	805	11.51	690	9.87	300	4.29	193	2.76
浙江	4 437	3 802	85.69	2 266	51.07	56	1.26	121	2.73	25	0.56	980	22.09	27	0.61	327	7.37	331	7.46	246	5.54	58	1.31
安徽	3 792	2 986	78.74	1 327	34.99	136	3.59	230	6.07	49	1.29	698	18.41	41	1.08	505	13.32	363	9.57	269	7.09	174	4.59
福建	3 322	2 786	83.87	1 349	40.61	89	2.68	183	5.51	34	1.02	753	22.67	59	1.78	319	9.60	225	6.77	200	6.02	111	3.34
江西	3 707	3 022	81.52	1 389	37.47	102	2.75	568	15.32	101	2.72	678	18.29	19	0.51	165	4.45	200	5.40	185	4.99	300	8.09
山东	10 000	7 636	76.36	3 426	34.26	205	2.05	642	6.42	148	1.48	1 666	16.66	102	1.02	1 447	14.47	1 242	12.42	772	7.72	350	3.50
河南	11 196	6 496	58.02	2 092	18.69	304	2.72	1 056	9.43	202	1.80	1 148	10.25	203	1.81	1 491	13.32	999	8.92	1 117	9.98	2 584	23.08

续表

地区	总计/人	卫生技术人员																其他技术人员		管理人员		工勤技能人员	
		小计		执业医师		执业助理医师		注册护士		药师/士		检验技师/士		影像技师/士		其他卫生技术人员							
		人数/人	比例/%	人数/人	比例/%	人数/人	比例/%	人数/人	比例/%	人数/人	比例/%	人数/人	比例/%	人数/人	比例/%	人数/人	比例/%	人数/人	比例/%	人数/人	比例/%	人数/人	比例/%
湖北	5 568	4 476	80.39	1 912	34.34	194	3.48	749	13.45	125	2.24	848	15.23	95	1.71	553	9.93	375	6.73	464	8.33	253	4.54
湖南	6 506	4 825	74.16	2 336	35.91	182	2.80	608	9.35	147	2.26	996	15.31	111	1.71	445	6.84	506	7.78	406	6.24	769	11.82
广东	6 789	5 401	79.56	2 698	39.74	232	3.42	627	9.24	125	1.84	1 155	17.01	73	1.08	491	7.23	447	6.58	476	7.01	465	6.85
广西	5 019	4 159	82.87	1 771	35.29	234	4.66	623	12.41	131	2.61	748	14.90	62	1.24	590	11.76	373	7.43	226	4.50	261	5.20
海南	597	493	82.58	197	33.00	47	7.87	72	12.06	7	1.17	113	18.93	3	0.50	54	9.05	24	4.02	35	5.86	45	7.54
重庆	2 950	2 300	77.97	1 105	37.46	50	1.69	170	5.76	30	1.02	604	20.47	41	1.39	300	10.17	279	9.46	257	8.71	114	3.86
四川	10 274	8 329	81.07	3 465	33.73	399	3.88	1 007	9.80	116	1.13	1 992	19.39	170	1.65	1 180	11.49	662	6.44	622	6.05	661	6.43
贵州	4 522	3 652	80.76	1 447	32.00	204	4.51	471	10.42	92	2.03	684	15.13	102	2.26	652	14.42	279	6.17	444	9.82	147	3.25
云南	6 729	5 716	84.95	2 669	39.66	398	5.91	585	8.69	58	0.86	1 126	16.73	82	1.22	798	11.86	394	5.86	206	3.06	413	6.14
西藏	697	583	83.64	289	41.46	69	9.90	48	6.89	12	1.72	57	8.18	2	0.29	106	15.21	66	9.47	38	5.45	10	1.43
陕西	4 679	3 370	72.02	1 320	28.21	151	3.23	643	13.74	122	2.61	546	11.67	73	1.56	515	11.01	416	8.89	470	10.04	423	9.04
甘肃	2 980	2 312	77.58	961	32.25	94	3.15	481	16.14	84	2.82	360	12.08	55	1.85	277	9.30	109	3.66	283	9.50	276	9.26
青海	768	690	89.84	253	32.94	53	6.90	149	19.40	12	1.56	119	15.49	3	0.39	101	13.15	49	6.38	15	1.95	14	1.82
宁夏	552	482	87.32	242	43.84	18	3.26	56	10.14	9	1.63	91	16.49	9	1.63	57	10.33	18	3.26	28	5.07	24	4.35
新疆	4 578	3 641	79.53	911	19.90	169	3.69	345	7.54	53	1.16	494	10.79	61	1.33	1 608	35.12	474	10.35	286	6.25	177	3.87
新疆生产建设兵团	960	904	94.17	298	31.04	129	13.44	381	39.69	12	1.25	28	2.92	4	0.42	52	5.42	23	2.40	30	3.13	3	0.31

4.8　全国疾病预防控制中心人员专业数量构成

表 4-8-1　2022 年全国不同地区（级别）疾病预防控制中心人员专业数量

单位：人

地区	合计	中西医结合	生物工程	生物	外语	兽医	数学	公共卫生管理	化学	医学影像学	医疗（西医）	中医	口腔	护理	公共卫生	药学	检验	工程	信息/计算机	经济	统计	会计	法律	其他
全国	218 729	2 902	926	2 187	319	333	61	6 865	2 173	2 999	32 231	2 727	734	19 982	53 012	4 185	31 357	969	3 544	3 438	432	7 008	3 408	36 937
分地区																								
东部地区	76 762	751	476	1 032	110	90	22	2 348	953	812	8 963	650	160	4 726	23 895	1 273	10 973	496	1 379	1 167	154	2 488	1 165	12 679
中部地区	65 662	1 073	204	512	107	54	18	1 862	629	973	10 794	989	354	6 892	12 304	1 355	8 966	184	1 216	1 296	143	2 300	1 061	12 376
西部地区	76 305	1 078	246	643	102	189	21	2 655	591	1 214	12 474	1 088	220	8 364	16 813	1 557	11 418	289	949	975	135	2 220	1 182	11 882
分级别																								
省级	12 834	26	103	621	52	105	3	500	417	47	958	56	12	191	4 941	207	1 089	127	286	307	53	445	150	2 138
地（市）级	42 682	186	307	888	74	81	10	1 421	1 006	458	4 551	263	82	1 989	13 741	603	6 168	340	847	858	92	1 399	569	6 749
县（区）级	163 213	2 690	516	678	193	147	48	4 944	750	2 494	26 722	2 408	640	17 802	34 330	3 375	24 100	502	2 411	2 273	287	5 164	2 689	28 050

表 4-8-2　2022 年全国省级疾病预防控制中心人员专业数量

单位：人

地区	合计	中西医结合	生物工程	生物	外语	兽医	数学	公共卫生管理	化学	医学影像学	医疗（西医）	中医	口腔	护理	公共卫生	药学	检验	工程	信息/计算机	经济	统计	会计	法律	其他
全国	12 834	26	103	621	52	105	3	500	417	47	958	56	12	191	4 941	207	1 089	127	286	307	53	445	150	2 138
北京	775	2	0	51	3	7	0	47	23	2	62	4	1	13	370	11	8	0	10	14	0	28	2	117
天津	380	0	2	16	1	1	0	9	11	0	13	0	0	7	194	5	35	11	5	11	0	12	4	43
河北	435	1	4	5	5	2	1	11	18	1	38	2	2	2	137	11	45	1	17	23	0	15	27	67
山西	246	1	1	2	0	0	0	30	1	1	4	0	0	7	81	0	61	2	3	0	0	12	4	36
内蒙古	320	0	4	21	1	22	0	4	10	0	23	1	0	9	117	4	15	0	7	19	1	7	6	49
辽宁	409	0	0	6	0	3	0	0	20	3	55	0	1	12	123	9	28	6	16	10	0	10	2	105
吉林	224	2	1	3	0	4	0	0	10	1	23	2	0	4	69	2	31	5	10	14	0	13	2	28
黑龙江	521	1	3	14	4	1	0	52	17	2	63	13	2	12	124	16	18	5	16	25	1	22	6	104
上海	789	0	12	62	2	6	0	40	23	0	36	1	0	5	350	6	72	14	20	15	2	19	1	103
江苏	540	1	4	22	1	3	0	32	13	4	43	0	0	8	183	24	71	2	0	2	0	20	1	106
浙江	423	0	2	22	0	1	1	12	13	1	2	0	0	0	207	2	33	13	8	8	1	9	2	86
安徽	328	0	2	27	0	0	0	11	27	0	3	0	0	2	141	1	40	3	8	1	0	8	3	51
福建	369	0	2	30	0	3	0	23	10	2	9	1	0	4	170	15	27	5	7	1	0	17	0	43
江西	264	2	0	19	1	0	0	5	12	0	5	1	0	2	91	8	24	1	6	2	0	11	3	71
山东	378	1	0	10	3	0	0	1	4	2	11	0	0	0	302	1	4	4	2	0	0	14	1	18
河南	427	0	15	28	1	2	0	5	20	2	34	1	1	4	175	4	40	2	12	20	1	14	4	42
湖北	472	0	9	62	3	16	0	43	18	2	23	3	0	7	164	5	19	2	15	19	1	18	4	39

续表

地区	合计	中西医结合	生物工程	生物	外语	兽医	数学	公共卫生管理	化学	医学影像学	医疗（西医）	中医	口腔	护理	公共卫生	药学	检验	工程	信息/计算机	经济	统计	会计	法律	其他
湖南	339	1	0	0	3	0	0	10	18	2	21	1	0	3	103	7	46	2	8	24	3	17	5	65
广东	363	0	32	9	2	1	1	6	23	0	20	0	1	0	137	1	24	2	14	1	37	7	6	39
广西	504	0	1	23	4	1	0	34	18	2	22	1	0	17	167	12	65	12	13	7	0	25	3	77
海南	233	0	0	4	2	0	0	7	6	0	19	0	0	2	121	7	5	5	3	3	0	5	3	41
重庆	333	0	0	2	0	0	0	1	1	1	0	0	0	1	161	0	84	1	2	8	2	12	1	56
四川	756	0	0	49	0	2	0	20	19	5	83	4	1	10	236	9	56	3	20	13	0	38	19	169
贵州	583	1	2	16	2	2	0	11	18	3	116	7	1	13	124	16	40	2	11	4	0	14	13	167
云南	585	0	0	52	5	3	0	11	24	4	68	2	0	14	167	12	24	11	17	30	2	18	12	109
西藏	263	8	0	0	1	0	0	3	0	1	24	1	0	11	122	2	24	2	5	1	0	5	1	52
陕西	215	0	1	17	1	0	0	7	9	1	17	0	0	7	91	8	22	3	4	2	0	3	2	20
甘肃	392	5	3	11	2	9	0	43	5	1	36	7	0	4	101	4	63	7	9	3	1	15	1	62
青海	241	0	0	4	0	2	0	8	5	1	30	1	1	8	83	1	19	0	3	8	1	15	2	49
宁夏	239	0	1	13	0	2	0	6	18	0	10	0	1	0	107	2	11	0	6	4	0	10	3	45
新疆	399	0	1	18	5	12	0	7	2	3	37	2	0	2	172	2	21	1	6	14	0	10	6	78
新疆生产建设兵团	89	0	1	3	0	0	0	1	1	0	8	1	0	1	51	0	14	0	3	1	0	2	1	1

表 4-8-3　2022 年全国地（市）级疾病预防控制中心人员专业数量

单位：人

地区	合计	中西医结合	生物工程	生物	外语	兽医	数学	公共卫生管理	化学	医学影像学	医疗（西医）	中医	口腔	护理	公共卫生	药学	检验	工程	信息/计算机	经济	统计	会计	法律	其他
全国	42 682	186	307	888	74	81	10	1 421	1 006	458	4 551	263	82	1 989	13 741	603	6 168	340	847	858	92	1 399	569	6 749
北京	—	—	—	—	—	—	—	—	—	—	—	—	—	—	—	—	—	—	—	—	—	—	—	—
天津	—	—	—	—	—	—	—	—	—	—	—	—	—	—	—	—	—	—	—	—	—	—	—	—
河北	1 597	6	22	48	5	2	0	58	47	29	182	9	0	55	399	7	234	23	36	40	2	59	43	291
山西	992	7	11	16	4	2	1	50	53	3	85	27	2	36	233	6	91	3	32	35	12	34	16	233
内蒙古	1 980	2	30	72	2	22	0	62	65	20	226	13	6	67	561	22	177	4	38	49	3	49	19	471
辽宁	2 062	2	29	75	2	1	0	42	94	24	258	6	4	88	703	30	225	19	51	44	4	66	27	268
吉林	1 020	0	4	36	2	1	1	30	35	12	180	19	1	42	231	15	148	2	20	22	2	31	13	173
黑龙江	1 583	14	12	41	4	5	1	28	41	21	287	13	19	74	335	36	178	17	28	75	2	83	39	230
上海	—	—	—	—	—	—	—	—	—	—	—	—	—	—	—	—	—	—	—	—	—	—	—	—
江苏	2 946	0	7	34	5	4	0	136	49	20	182	8	1	77	1 414	56	401	48	69	56	7	80	34	258
浙江	1 421	1	10	69	2	2	1	28	59	8	54	1	0	22	647	19	204	16	35	15	1	36	13	178
安徽	1 758	16	2	11	1	0	0	61	33	15	142	6	4	105	638	24	375	7	43	24	5	73	17	156
福建	874	5	10	19	2	0	0	37	45	12	51	4	0	26	327	14	140	4	14	6	1	29	12	116
江西	957	0	6	4	2	0	0	23	11	5	75	6	1	62	351	15	203	4	20	11	2	29	4	123
山东	2 640	1	14	121	3	0	3	187	62	19	161	6	2	58	820	20	209	26	71	57	8	73	19	700
河南	2 822	10	23	88	4	4	0	51	97	35	320	21	12	152	840	32	316	12	57	90	7	93	44	514
湖北	1 832	4	13	38	5	0	0	39	33	29	254	6	2	141	485	37	277	6	33	38	2	83	20	287

续表

地区	合计	中西医结合	生物工程	生物	外语	兽医	数学	公共卫生管理	化学	医学影像学	医疗（西医）	中医	口腔	护理	公共卫生	药学	检验	工程	信息/计算机	经济	统计	会计	法律	其他
湖南	2 008	5	4	8	6	0	1	24	20	34	248	11	3	149	608	36	384	7	39	39	0	82	45	255
广东	2 953	16	41	63	5	5	0	55	61	18	189	15	2	78	1 150	41	474	38	64	45	4	89	26	474
广西	2 032	10	2	25	3	2	0	68	45	26	231	10	4	165	602	49	329	16	33	19	10	83	17	283
海南	207	2	1	1	0	0	0	14	0	2	27	1	0	12	41	1	46	0	4	3	0	4	1	47
重庆	—	—	—	—	—	—	—	—	—	—	—	—	—	—	—	—	—	—	—	—	—	—	—	—
四川	2 796	13	8	17	11	12	0	70	28	41	301	16	3	167	861	30	517	15	46	54	4	90	56	436
贵州	980	12	5	0	0	2	0	48	21	12	145	10	2	25	280	17	141	2	11	4	2	28	27	186
云南	1 919	20	9	11	0	0	1	70	23	17	250	5	2	111	741	18	302	8	35	23	5	46	19	203
西藏	457	7	0	0	0	4	0	50	1	4	41	4	0	14	173	5	50	1	4	5	2	11	5	76
陕西	1 260	4	6	28	2	2	0	23	23	23	163	12	4	47	353	17	160	22	28	49	3	40	16	235
甘肃	1 114	21	12	28	2	3	0	44	17	8	155	25	4	75	252	18	135	15	9	22	2	31	18	218
青海	285	2	2	0	0	0	0	6	7	0	60	1	0	27	39	10	53	0	2	2	0	9	6	59
宁夏	359	1	2	4	0	0	1	25	10	1	22	2	1	20	139	5	63	1	4	8	0	15	4	31
新疆	1 506	2	21	28	1	8	0	66	21	17	198	5	3	77	427	22	296	15	18	13	1	42	8	217
新疆生产建设兵团	322	3	1	3	1	0	0	26	5	3	64	1	0	17	91	1	40	9	3	10	1	11	1	31

注："—"表示不适用，无须填写。

表 4-8-4　2022 年全国县（区）级疾病预防控制中心人员专业数量

单位：人

地区	合计	中西医结合	生物工程	生物	外语	兽医	数学	公共卫生管理	化学	医学影像学	医疗（西医）	中医	口腔	护理	公共卫生	药学	检验	工程	信息/计算机	经济	统计	会计	法律	其他
全国	163 213	2 690	516	678	193	147	48	4 944	750	2 494	26 722	2 408	640	17 802	34 330	3 375	24 100	502	2 411	2 273	287	5 164	2 689	28 050
北京	2 619	0	18	61	3	4	0	75	28	25	133	15	2	103	1 118	24	398	20	49	28	2	75	34	404
天津	1 841	4	9	6	2	0	0	41	4	18	210	18	3	109	724	22	282	6	36	20	1	55	50	221
河北	8 454	478	34	24	13	8	6	157	30	131	1 662	216	56	1 048	715	172	1 025	21	209	118	9	350	310	1 662
山西	3 580	157	6	24	6	6	5	138	20	35	445	110	22	419	487	73	376	10	43	110	9	96	66	917
内蒙古	5 359	77	28	69	6	10	3	105	63	88	922	126	28	597	844	107	795	15	71	50	6	126	117	1 106
辽宁	5 089	35	34	56	8	14	1	146	40	32	846	54	16	432	1 067	116	617	29	56	152	3	120	90	1 125
吉林	3 739	25	17	9	7	3	0	131	45	42	685	148	34	418	613	80	417	6	45	69	11	139	93	702
黑龙江	5 595	86	11	19	17	5	2	138	34	75	1 410	99	56	546	540	170	682	24	133	142	11	193	121	1 081
上海	2 594	2	13	31	3	0	0	103	10	10	64	5	6	15	1 528	6	403	6	39	21	12	57	14	246
江苏	7 743	10	20	21	4	4	2	334	23	95	812	40	9	412	2 831	167	1 306	46	127	86	4	272	91	1 027
浙江	5 175	13	36	44	6	2	1	117	67	36	408	15	11	178	2 123	56	943	25	70	41	5	181	40	757
安徽	4 552	56	9	10	3	1	1	236	13	52	759	52	14	357	1 107	77	844	5	81	37	8	179	64	587
福建	3 802	36	33	25	5	0	2	135	87	65	340	43	6	245	1 121	47	665	15	46	29	4	149	59	645
江西	4 215	44	5	3	5	0	1	142	9	41	612	59	13	691	882	133	777	6	43	33	7	137	31	541
山东	10 876	80	48	73	4	11	1	305	47	152	2 032	115	24	875	2 405	208	1 728	49	186	221	19	371	154	1 768
河南	13 857	426	20	34	15	4	3	338	39	295	2 107	182	115	1 776	1 540	259	1 403	40	302	292	38	372	258	3 999
湖北	6 985	117	23	10	5	0	1	154	16	138	1 736	101	41	1 139	842	143	1 021	4	103	96	11	318	74	892

续表

地区	合计	中西医结合	生物工程	生物	外语	兽医	数学	公共卫生管理	化学	医学影像学	医疗（西医）	中医	口腔	护理	公共卫生	药学	检验	工程	信息 / 计算机	经济	统计	会计	法律	其他
湖南	7 346	99	7	6	9	0	1	123	7	131	1 273	108	12	744	1 624	176	1 195	9	116	78	10	243	125	1 250
广东	8 013	49	37	23	19	6	2	177	36	94	885	69	12	758	2 303	165	1 191	41	108	93	28	252	93	1 572
广西	6 215	65	11	8	9	0	0	248	10	92	1 080	64	25	884	1 267	220	894	9	62	52	12	254	52	897
海南	762	6	2	1	0	0	0	13	0	7	159	2	1	82	165	10	130	1	7	4	0	14	6	152
重庆	3 367	32	2	24	6	3	1	101	23	59	363	25	3	225	914	39	610	15	41	40	11	124	110	596
四川	11 944	232	16	18	11	5	6	432	26	253	1 929	148	19	1 371	2 326	166	2 214	21	162	113	28	375	208	1 865
贵州	4 727	131	7	4	3	1	3	202	19	117	990	69	9	504	711	141	703	4	29	50	0	95	155	780
云南	7 228	98	5	14	3	3	1	155	22	86	1 601	53	13	699	1 914	79	1 239	14	51	123	11	239	103	702
西藏	783	11	2	0	0	8	1	68	0	3	91	6	1	65	333	19	71	0	3	2	2	5	3	89
陕西	5 341	73	10	10	14	1	1	198	11	107	921	136	19	859	877	149	642	10	70	71	15	133	49	965
甘肃	3 423	138	12	11	5	4	2	156	2	59	747	205	24	615	277	108	403	15	24	46	1	63	41	465
青海	947	39	2	0	0	1	0	39	1	13	201	20	4	178	155	19	150	0	4	3	4	22	9	83
宁夏	653	17	3	1	0	0	0	56	0	9	82	5	2	82	186	10	90	1	6	12	0	20	4	67
新疆	5 337	45	34	38	2	43	1	146	17	125	862	87	30	985	649	195	863	34	88	37	4	133	62	857
新疆生产建设兵团	1 052	9	2	1	0	0	0	35	1	9	355	13	10	391	142	19	23	1	1	4	1	2	3	30

4.9 全国疾病预防控制中心人员专业技术职称构成

表 4-9-1 2022 年全国不同地区（级别）疾病预防控制中心人员专业技术职称构成

地区	总计/人	正高		副高		中级		初级		无	
		人数/人	比例/%	人数/人	比例/%	人数/人	比例/%	人数/人	比例/%	人数/人	比例/%
全国	218 729	8 179	3.74	25 402	11.61	56 570	25.86	74 399	34.02	54 179	24.77
分地区											
东部地区	76 762	4 006	5.22	9 790	12.75	21 541	28.06	23 526	30.65	17 899	23.32
中部地区	65 662	1 881	2.86	6 487	9.88	17 574	26.76	22 903	34.88	16 817	25.61
西部地区	76 305	2 292	3.00	9 125	11.96	17 455	22.88	27 970	36.66	19 463	25.51
分级别											
省级	12 834	1 882	14.66	2 962	23.08	3 726	29.03	2 297	17.90	1 967	15.33
地（市）级	42 682	2 915	6.83	6 927	16.23	12 145	28.45	11 865	27.80	8 830	20.69
县（区）级	163 213	3 382	2.07	15 513	9.50	40 699	24.94	60 237	36.91	43 382	26.58

表 4-9-2　2022 年全国省级疾病预防控制中心人员专业技术职称构成

地区	总计/人	正高		副高		中级		初级		无	
		人数/人	比例/%	人数/人	比例/%	人数/人	比例/%	人数/人	比例/%	人数/人	比例/%
全国	12 834	1 882	14.66	2 962	23.08	3 726	29.03	2 297	17.90	1 967	15.33
北京	775	117	15.10	155	20.00	296	38.19	127	16.39	80	10.32
天津	380	43	11.32	72	18.95	128	33.68	96	25.26	41	10.79
河北	435	118	27.13	94	21.61	95	21.84	43	9.89	85	19.54
山西	246	47	19.11	54	21.95	88	35.77	28	11.38	29	11.79
内蒙古	320	55	17.19	75	23.44	56	17.50	100	31.25	34	10.63
辽宁	409	54	13.20	106	25.92	161	39.36	35	8.56	53	12.96
吉林	224	48	21.43	60	26.79	40	17.86	21	9.38	55	24.55
黑龙江	521	104	19.96	110	21.11	119	22.84	112	21.50	76	14.59
上海	789	100	12.67	131	16.60	275	34.85	176	22.31	107	13.56
江苏	540	80	14.81	153	28.33	178	32.96	87	16.11	42	7.78
浙江	423	73	17.26	123	29.08	130	30.73	49	11.58	48	11.35
安徽	328	24	7.32	67	20.43	73	22.26	119	36.28	45	13.72
福建	369	39	10.57	84	22.76	132	35.77	81	21.95	33	8.94
江西	264	23	8.71	64	24.24	98	37.12	32	12.12	47	17.80
山东	378	78	20.63	121	32.01	96	25.40	71	18.78	12	3.17
河南	427	52	12.18	114	26.70	113	26.46	73	17.10	75	17.56
湖北	472	77	16.31	116	24.58	151	31.99	55	11.65	73	15.47
湖南	339	45	13.27	83	24.48	108	31.86	61	17.99	42	12.39
广东	363	93	25.62	100	27.55	51	14.05	66	18.18	53	14.60
广西	504	88	17.46	122	24.21	126	25.00	76	15.08	92	18.25
海南	233	33	14.16	61	26.18	87	37.34	29	12.45	23	9.87
重庆	333	44	13.21	79	23.72	72	21.62	30	9.01	108	32.43
四川	756	123	16.27	160	21.16	208	27.51	100	13.23	165	21.83
贵州	583	63	10.81	154	26.42	161	27.62	70	12.01	135	23.16
云南	585	65	11.11	104	17.78	172	29.40	92	15.73	152	25.98
西藏	263	4	1.52	32	12.17	78	29.66	113	42.97	36	13.69
陕西	215	27	12.56	67	31.16	71	33.02	27	12.56	23	10.70
甘肃	392	58	14.80	111	28.32	82	20.92	107	27.30	34	8.67
青海	241	20	8.30	59	24.48	78	32.37	44	18.26	40	16.60
宁夏	239	40	16.74	44	18.41	71	29.71	40	16.74	44	18.41
新疆	399	44	11.03	71	17.79	113	28.32	116	29.07	55	13.78
新疆生产建设兵团	89	3	3.37	16	17.98	19	21.35	21	23.60	30	33.71

表 4-9-3　2022 年全国地(市)级疾病预防控制中心人员专业技术职称构成

地区	总计/人	正高		副高		中级		初级		无	
		人数/人	比例/%	人数/人	比例/%	人数/人	比例/%	人数/人	比例/%	人数/人	比例/%
全国	42 682	2 915	6.83	6 927	16.23	12 145	28.45	11 865	27.80	8 830	20.69
北京	—	—	—	—	—	—	—	—	—	—	—
天津	—	—	—	—	—	—	—	—	—	—	—
河北	1 597	151	9.46	283	17.72	451	28.24	344	21.54	368	23.04
山西	992	46	4.64	124	12.50	314	31.65	267	26.92	241	24.29
内蒙古	1 980	161	8.13	302	15.25	417	21.06	590	29.80	510	25.76
辽宁	2 062	197	9.55	376	18.23	685	33.22	462	22.41	342	16.59
吉林	1 020	95	9.31	226	22.16	227	22.25	202	19.80	270	26.47
黑龙江	1 583	275	17.37	311	19.65	403	25.46	346	21.86	248	15.67
上海	—	—	—	—	—	—	—	—	—	—	—
江苏	2 946	311	10.56	539	18.30	803	27.26	828	28.11	465	15.78
浙江	1 421	169	11.89	296	20.83	392	27.59	306	21.53	258	18.16
安徽	1 758	51	2.90	212	12.06	573	32.59	536	30.49	386	21.96
福建	874	66	7.55	143	16.36	259	29.63	243	27.80	163	18.65
江西	957	31	3.24	139	14.52	302	31.56	334	34.90	151	15.78
山东	2 640	208	7.88	548	20.76	849	32.16	646	24.47	389	14.73
河南	2 822	138	4.89	372	13.18	831	29.45	773	27.39	708	25.09
湖北	1 832	97	5.29	313	17.09	568	31.00	633	34.55	221	12.06
湖南	2 008	78	3.88	315	15.69	717	35.71	577	28.74	321	15.99
广东	2 953	264	8.94	485	16.42	896	30.34	710	24.04	598	20.25
广西	2 032	62	3.05	343	16.88	575	28.30	600	29.53	452	22.24
海南	207	4	1.93	20	9.66	58	28.02	68	32.85	57	27.54
重庆	—	—	—	—	—	—	—	—	—	—	—
四川	2 796	193	6.90	423	15.13	713	25.50	679	24.28	788	28.18
贵州	980	29	2.96	138	14.08	296	30.20	279	28.47	238	24.29
云南	1 919	89	4.64	299	15.58	508	26.47	602	31.37	421	21.94
西藏	457	5	1.09	19	4.16	83	18.16	210	45.95	140	30.63
陕西	1 260	56	4.44	174	13.81	349	27.70	325	25.79	356	28.25
甘肃	1 114	33	2.96	213	19.12	322	28.90	353	31.69	193	17.32
青海	285	7	2.46	61	21.40	75	26.32	74	25.96	68	23.86
宁夏	359	29	8.08	70	19.50	71	19.78	122	33.98	67	18.66
新疆	1 506	64	4.25	132	8.76	329	21.85	631	41.90	350	23.24
新疆生产建设兵团	322	6	1.86	51	15.84	79	24.53	125	38.82	61	18.94

注:“—”表示不适用,无须填写。

表 4-9-4　2022 年全国县（区）级疾病预防控制中心人员专业技术职称构成

地区	总计/人	正高		副高		中级		初级		无	
		人数/人	比例/%	人数/人	比例/%	人数/人	比例/%	人数/人	比例/%	人数/人	比例/%
全国	163 213	3 382	2.07	15 513	9.50	40 699	24.94	60 237	36.91	43 382	26.58
北京	2 619	134	5.12	346	13.21	906	34.59	653	24.93	580	22.15
天津	1 841	52	2.82	209	11.35	599	32.54	517	28.08	464	25.20
河北	8 454	59	0.70	466	5.51	1 806	21.36	3 196	37.80	2 927	34.62
山西	3 580	62	1.73	393	10.98	855	23.88	1 230	34.36	1 040	29.05
内蒙古	5 359	200	3.73	771	14.39	1 045	19.50	1 940	36.20	1 403	26.18
辽宁	5 089	146	2.87	366	7.19	1 367	26.86	1 787	35.11	1 423	27.96
吉林	3 739	128	3.42	504	13.48	834	22.31	1 447	38.70	826	22.09
黑龙江	5 595	280	5.00	671	11.99	1 392	24.88	2 007	35.87	1 245	22.25
上海	2 594	72	2.78	239	9.21	984	37.93	844	32.54	455	17.54
江苏	7 743	429	5.54	1 117	14.43	2 241	28.94	2 107	27.21	1 849	23.88
浙江	5 175	341	6.59	755	14.59	1 432	27.67	1 431	27.65	1 216	23.50
安徽	4 552	16	0.35	165	3.62	1 235	27.13	1 977	43.43	1 159	25.46
福建	3 802	119	3.13	430	11.31	1 012	26.62	1 209	31.80	1 032	27.14
江西	4 215	30	0.71	290	6.88	1 451	34.42	1 626	38.58	818	19.41
山东	10 876	196	1.80	1 078	9.91	3 227	29.67	3 647	33.53	2 728	25.08
河南	13 857	35	0.25	526	3.80	2 486	17.94	4 940	35.65	5 870	42.36
湖北	6 985	49	0.70	619	8.86	2 400	34.36	2 773	39.70	1 144	16.38
湖南	7 346	50	0.68	639	8.70	2 196	29.89	2 734	37.22	1 727	23.51
广东	8 013	256	3.19	837	10.45	1 800	22.46	3 314	41.36	1 806	22.54
广西	6 215	60	0.97	765	12.31	1 429	22.99	2 385	38.37	1 576	25.36
海南	762	4	0.52	57	7.48	145	19.03	354	46.46	202	26.51
重庆	3 367	72	2.14	367	10.90	843	25.04	1 082	32.14	1 003	29.79
四川	11 944	179	1.50	1 085	9.08	2 804	23.48	4 929	41.27	2 947	24.67
贵州	4 727	31	0.66	312	6.60	1 119	23.67	2 018	42.69	1 247	26.38
云南	7 228	145	2.01	908	12.56	1 538	21.28	3 204	44.33	1 433	19.83
西藏	783	4	0.51	11	1.40	94	12.01	328	41.89	346	44.19
陕西	5 341	10	0.19	365	6.83	1 240	23.22	2 289	42.86	1 437	26.91
甘肃	3 423	36	1.05	509	14.87	846	24.72	1 255	36.66	777	22.70
青海	947	1	0.11	107	11.30	222	23.44	381	40.23	236	24.92
宁夏	653	34	5.21	114	17.46	139	21.29	214	32.77	152	23.28
新疆	5 337	151	2.83	309	5.79	687	12.87	1 923	36.03	2 267	42.48
新疆生产建设兵团	1 052	1	0.10	183	17.40	325	30.89	496	47.15	47	4.47

4.10　全国疾病预防控制中心不同工作岗位人员数量

表 4-10-1　2022 年全国省级疾病预防控制中心不同工作岗位人员数量 -1

单位：人

地区	合计	行政办公	党务	纪检监察	内部审计	人力资源	科研培训	计划财务	后勤保障	业务管理与质量控制	传染病预防控制	非传染性疾病预防控制	地方病预防控制	寄生虫病预防控制
全国	31 684	879	163	99	55	298	237	352	1 069	1 666	8 806	2 824	271	291
北京	1 169	68	7	1	0	9	0	24	56	15	299	90	3	0
天津	619	11	9	4	1	7	3	13	40	17	85	46	8	3
河北	939	23	6	3	3	4	6	12	52	44	408	20	10	5
山西	628	35	5	3	3	5	8	7	18	12	186	17	6	0
内蒙古	1 603	62	9	3	3	6	0	12	32	79	793	120	25	2
辽宁	923	12	3	3	1	36	3	7	32	86	302	34	12	0
吉林	370	15	4	0	0	3	5	7	16	20	117	8	0	4
黑龙江	848	29	7	8	0	15	27	18	37	44	305	37	16	13
上海	1 742	17	16	6	3	10	22	16	57	62	233	127	0	10
江苏	1 005	16	2	2	0	5	9	14	31	43	93	244	0	0
浙江	1 155	117	7	3	1	9	9	8	31	206	173	103	4	8
安徽	1 059	9	3	3	0	11	11	9	34	51	156	209	9	10
福建	598	16	3	2	2	8	15	12	36	11	121	18	11	16
江西	455	20	3	5	1	7	2	6	10	97	39	9	7	0
山东	1 120	22	0	1	12	9	7	11	30	12	818	17	0	0

续表

地区	合计	行政办公	党务	纪检监察	内部审计	人力资源	科研培训	计划财务	后勤保障	业务管理与质量控制	传染病预防控制	非传染性疾病预防控制	地方病预防控制	寄生虫病预防控制
河南	1 179	42	5	3	5	8	9	16	24	50	567	24	16	15
湖北	2 812	18	7	3	1	18	0	14	19	44	1 054	211	28	40
湖南	835	26	4	3	0	4	6	11	36	56	182	22	3	6
广东	1 582	46	6	5	0	7	13	8	10	85	579	169	6	15
广西	932	22	9	3	3	11	8	18	45	33	198	26	6	17
海南	636	18	4	2	0	10	12	7	13	36	165	30	5	8
重庆	441	41	0	2	0	2	5	9	15	21	24	11	8	0
四川	2 368	35	12	8	0	15	10	21	70	237	543	216	17	55
贵州	832	35	8	4	2	12	16	15	45	22	125	142	14	13
云南	1 646	35	5	6	6	12	7	15	83	125	315	293	0	0
西藏	501	17	1	2	0	10	7	6	35	9	80	136	23	15
陕西	624	13	2	1	0	0	0	3	15	50	150	91	0	11
甘肃	995	21	6	4	6	9	6	9	25	6	239	182	13	9
青海	505	9	4	1	1	2	0	7	31	17	83	65	0	0
宁夏	566	10	2	3	1	10	5	6	27	29	110	95	10	6
新疆	598	19	4	2	0	24	6	9	64	43	84	9	11	10
新疆生产建设兵团	399	0	0	0	0	0	0	2	0	4	180	3	0	0

表 4-10-2　2022 年全国省级疾病预防控制中心不同工作岗位人员数量 -2

单位：人

地区	合计	消毒与病媒生物预防控制	免疫规划	食品安全	职业卫生	放射卫生	环境监测评价	学校卫生预防控制	突发公共卫生事件应急管理	健康教育与健康促进	病原微生物与生物检验	理化检验	毒理检验与评价	信息与网络管理
全国	31 684	383	680	341	519	280	506	219	317	424	6 405	3 776	473	351
北京	1 169	19	45	60	58	21	42	18	14	46	23	204	26	21
天津	619	16	13	7	31	17	15	6	7	22	98	103	25	12
河北	939	0	19	12	2	1	12	6	10	15	131	125	9	1
山西	628	14	10	5	15	2	0	6	7	0	162	91	5	6
内蒙古	1 603	8	15	6	10	9	13	9	3	4	286	81	8	5
辽宁	923	0	24	9	0	0	0	6	0	0	124	216	8	5
吉林	370	9	10	8	0	0	8	2	1	0	45	79	6	3
黑龙江	848	18	19	11	26	13	16	0	12	23	108	10	24	12
上海	1 742	16	21	31	22	22	160	22	11	0	488	296	42	32
江苏	1 005	16	23	22	61	17	20	9	1	17	139	185	23	13
浙江	1 155	18	23	9	21	9	12	7	31	20	182	121	16	7
安徽	1 059	16	18	13	0	0	13	13	19	17	270	136	20	9
福建	598	11	25	8	0	0	13	0	16	17	156	63	14	4
江西	455	7	10	0	0	0	6	5	6	8	153	49	0	5
山东	1 120	19	29	14	0	0	22	0	20	29	0	0	35	13
河南	1 179	8	31	0	0	0	2	2	13	20	249	65	0	5
湖北	2 812	4	2	37	5	6	13	8	6	18	840	325	62	29

续表

地区	合计	消毒与病媒生物预防控制	免疫规划	食品安全	职业卫生	放射卫生	环境监测评价	学校卫生预防控制	突发公共卫生事件应急管理	健康教育与健康促进	病原微生物与生物检验	理化检验	毒理检验与评价	信息与网络管理
湖南	835	14	12	7	0	0	10	5	10	4	264	123	21	6
广东	1 582	15	18	12	0	0	12	0	12	0	343	180	22	19
广西	932	11	20	10	0	14	12	4	4	44	250	132	19	13
海南	636	10	11	4	1	1	1	2	4	1	207	78	6	0
重庆	441	12	15	3	51	7	0	1	12	0	51	135	2	14
四川	2 368	25	38	0	86	50	25	25	0	26	568	211	28	47
贵州	832	21	67	17	22	19	10	7	19	32	79	62	10	14
云南	1 646	12	41	0	48	31	15	14	19	14	301	235	0	14
西藏	501	17	20	2	0	0	16	15	2	10	53	15	1	9
陕西	624	18	20	10	8	8	10	8	11	0	97	85	10	3
甘肃	995	6	24	8	9	11	11	11	6	10	163	187	8	6
青海	505	6	15	4	23	8	8	3	3	21	117	55	16	6
宁夏	566	6	16	6	10	8	7	5	21	1	84	77	4	7
新疆	598	11	19	2	9	6	2	0	13	0	205	33	3	10
新疆生产建设兵团	399	0	7	4	1	0	0	0	4	5	169	19	0	1

表 4-10-3　2022 年全国地（市）级疾病预防控制中心不同工作岗位人员数量 -1

单位：人

地区	合计	行政办公	人力资源	财务	后勤保障	业务管理与质量控制	传染病预防控制（消毒与病媒生物预防控制）	非传染性疾病预防控制	地方病与寄生虫病预防控制	免疫规划	食品安全
全国	93 557	5 145	1 045	1 622	3 084	4 561	24 192	6 474	1 511	2 540	1 502
北京	—	—	—	—	—	—	—	—	—	—	—
天津	—	—	—	—	—	—	—	—	—	—	—
河北	2 626	222	44	58	132	105	554	194	48	93	40
山西	2 010	146	35	39	74	122	409	170	47	63	31
内蒙古	5 476	238	63	79	102	308	1 967	264	83	101	75
辽宁	3 892	242	58	62	93	205	863	185	51	85	55
吉林	2 261	114	19	31	60	153	534	110	45	50	46
黑龙江	3 274	197	35	63	89	176	993	186	47	73	55
上海	—	—	—	—	—	—	—	—	—	—	—
江苏	6 614	256	61	77	168	406	1 742	443	102	132	101
浙江	2 993	162	32	40	140	118	592	172	15	74	55
安徽	3 802	160	35	61	136	106	1 082	174	60	127	58
福建	2 313	99	19	33	81	137	604	112	57	59	51
江西	2 586	131	17	38	71	256	755	129	31	56	26
山东	5 133	346	113	94	150	240	1 408	283	68	156	84
河南	5 910	379	68	109	228	200	1 409	639	81	221	76
湖北	3 400	216	44	82	142	120	633	314	58	95	24

续表

地区	合计	行政办公	人力资源	财务	后勤保障	业务管理与质量控制	传染病预防控制（消毒与病媒生物预防控制）	非传染性疾病预防控制	地方病与寄生虫病预防控制	免疫规划	食品安全
湖南	3 460	213	57	81	163	164	782	192	44	120	77
广东	7 550	394	57	104	281	419	1 617	522	73	154	186
广西	5 049	182	54	144	205	142	1 486	368	42	159	95
海南	571	19	8	9	20	28	133	91	9	13	10
重庆	—	—	—	—	—	—	—	—	—	—	—
四川	6 117	329	70	112	208	367	1 601	359	101	156	113
贵州	2 083	162	25	33	55	39	567	215	34	69	24
云南	4 447	209	33	65	116	159	1 218	422	91	143	94
西藏	969	74	8	22	42	24	263	105	51	22	15
陕西	2 471	175	25	41	80	100	579	149	70	87	19
甘肃	2 948	147	33	53	69	141	860	311	46	72	37
青海	674	36	7	18	32	35	220	49	31	15	12
宁夏	803	31	7	10	33	42	182	50	16	27	12
新疆	3 089	219	13	48	96	166	771	191	94	97	20
新疆生产建设兵团	1 036	47	5	16	18	83	368	75	16	21	11

表 4-10-4 2022 年全国地（市）级疾病预防控制中心不同工作岗位人员数量 -2

单位：人

地区	合计	职业卫生	放射卫生	环境监测评价	学校卫生预防控制	突发公共卫生事件应急管理	健康教育与健康促进	病原微生物与生物检验	理化检验	毒理检验与评价	信息与网络管理
全国	93 557	2 673	1 239	1 607	1 482	1 515	1 641	27 145	3 489	309	781
北京	—	—	—	—	—	—	—	—	—	—	—
天津	—	—	—	—	—	—	—	—	—	—	—
河北	2 626	80	51	36	36	69	60	641	124	5	34
山西	2 010	46	17	13	22	36	28	602	79	2	29
内蒙古	5 476	105	76	76	72	52	53	1 521	202	10	29
辽宁	3 892	118	75	98	31	43	62	1 371	164	2	29
吉林	2 261	50	20	51	21	41	56	736	91	19	14
黑龙江	3 274	92	34	51	37	46	67	852	120	19	42
上海	—	—	—	—	—	—	—	—	—	—	—
江苏	6 614	189	114	117	79	134	133	2 017	249	39	55
浙江	2 993	92	48	77	45	11	71	1 097	117	3	32
安徽	3 802	69	20	46	48	108	54	1 276	152	1	29
福建	2 313	97	52	38	44	56	43	608	96	10	17
江西	2 586	85	32	47	27	20	25	743	73	5	19
山东	5 133	120	54	109	66	77	98	1 394	189	18	66
河南	5 910	208	63	75	108	55	104	1 572	247	14	54
湖北	3 400	133	30	78	78	63	83	1 052	123	2	30

续表

地区	合计	职业卫生	放射卫生	环境监测评价	学校卫生预防控制	突发公共卫生事件应急管理	健康教育与健康促进	病原微生物与生物检验	理化检验	毒理检验与评价	信息与网络管理
湖南	3 460	247	35	62	38	57	78	872	142	11	25
广东	7 550	83	54	169	152	148	101	2 662	241	60	73
广西	5 049	149	60	80	121	60	64	1 492	126	4	16
海南	571	8	15	16	11	4	2	153	17	2	3
重庆	—	—	—	—	—	—	—	—	—	—	—
四川	6 117	208	115	124	96	132	119	1 594	222	24	67
贵州	2 083	64	28	15	20	38	45	540	100	3	7
云南	4 447	133	96	92	125	90	90	1 046	165	16	44
西藏	969	18	17	15	22	28	24	173	36	1	9
陕西	2 471	81	37	45	52	20	71	708	100	17	15
甘肃	2 948	72	43	38	42	46	37	811	78	3	9
青海	674	10	5	4	7	7	12	131	33	3	7
宁夏	803	22	13	13	23	16	8	240	45	8	5
新疆	3 089	80	31	10	42	49	34	974	130	5	19
新疆生产建设兵团	1 036	14	4	12	17	9	19	267	28	3	3

注:“—”表示不适用,无须填写。

表 4-10-5 2022 年全国县(区)级疾病预防控制中心不同工作岗位人员数量

单位:人

地区	合计	行政办公	后勤保障	综合业务管理	传染病预防控制(消毒与病媒生物预防控制)	非传染性疾病预防控制	地方病与寄生虫病预防控制	免疫规划(学校卫生预防控制)	食品安全	职业卫生	放射卫生	环境监测评价	突发公共卫生事件应急管理	健康教育与健康促进	卫生检验(理化检验、病原微生物与生物检验)
全国	197 861	24 002	16 282	15 780	31 815	12 958	8 920	17 633	6 233	8 347	3 440	6 054	9 798	8 878	27 721
北京	2 774	401	192	205	574	113	23	226	115	77	33	113	44	164	494
天津	2 021	247	113	99	426	166	55	157	55	81	48	66	66	90	352
河北	10 262	1 257	882	842	1 373	648	408	1 160	339	414	231	272	694	460	1 282
山西	4 287	687	383	390	645	222	213	372	168	193	41	65	147	237	524
内蒙古	6 405	954	451	497	1 004	393	437	465	129	269	93	170	255	210	1 078
辽宁	5 560	749	380	570	948	393	260	414	119	143	58	212	203	266	845
吉林	4 008	552	396	484	534	216	183	275	121	145	60	169	143	165	565
黑龙江	6 349	850	452	628	1 222	421	239	514	166	224	81	195	224	270	863
上海	2 664	313	111	139	564	313	19	215	57	73	35	109	75	108	533
江苏	9 274	1 164	605	850	1 429	747	310	611	400	515	176	343	378	376	1 370
浙江	6 491	812	608	407	1 036	501	203	382	252	251	143	256	260	336	1 044
安徽	5 771	701	440	456	867	381	384	542	198	201	61	133	367	261	779
福建	5 371	566	477	357	758	302	268	310	201	299	147	205	433	208	840
江西	5 139	791	388	363	931	220	339	466	92	205	59	143	221	182	739
山东	12 052	1 670	1 014	1 089	1 932	686	394	1 070	363	486	214	374	464	464	1 832
河南	15 340	1 738	1 640	1 225	2 416	894	541	2 305	276	692	283	386	559	723	1 662

续表

地区	合计	行政办公	后勤保障	综合业务管理	传染病预防控制（消毒与病媒生物预防控制）	非传染性疾病预防控制	地方病与寄生虫病预防控制	免疫规划（学校卫生预防控制）	食品安全	职业卫生	放射卫生	环境监测评价	突发公共卫生事件应急管理	健康教育与健康促进	卫生检验（理化检验、病原微生物与生物检验）
湖北	8 288	1 098	736	755	1 149	587	333	847	136	501	154	205	391	412	984
湖南	8 687	1 204	915	755	1 248	521	303	760	297	497	156	309	387	318	1 017
广东	10 836	1 233	877	715	1 609	785	572	910	498	582	161	407	750	422	1 315
广西	8 062	797	702	661	1 527	467	340	881	358	324	124	235	478	368	800
海南	994	82	112	68	156	75	62	71	47	49	32	33	53	42	112
重庆	4 625	517	459	299	526	236	189	269	227	278	142	236	371	187	689
四川	15 827	1 686	1 423	1 030	2 536	978	814	1 117	690	716	381	638	988	754	2 076
贵州	5 500	691	415	453	952	543	210	472	98	164	77	100	257	281	787
云南	9 273	946	685	589	1 767	739	484	768	279	281	146	214	632	468	1 275
西藏	1 666	77	51	231	251	109	150	150	59	84	42	57	131	154	120
陕西	6 029	761	562	579	1 071	450	317	708	90	190	83	138	196	252	632
甘肃	4 501	522	342	299	856	303	268	429	145	187	73	116	213	233	515
青海	1 341	122	74	110	198	110	126	117	52	48	18	22	92	71	181
宁夏	817	80	71	58	128	80	68	73	34	26	16	17	35	33	98
新疆	5 969	657	284	275	1 000	164	288	346	66	98	60	61	164	206	2 300
新疆生产建设兵团	1 678	77	42	302	182	195	120	231	106	54	12	55	127	157	18

4.11　全国疾病预防控制中心人员行政级别构成

表 4-11-1　2022 年全国不同地区疾病预防控制中心人员行政级别构成

地区	总计/人	司局级		副厅		正处		副处		正科		副科		科员		其他	
		人数/人	比例/%	人数/人	比例/%	人数/人	比例/%	人数/人	比例/%	人数/人	比例/%	人数/人	比例/%	人数/人	比例/%	人数/人	比例/%
全国	218 729	15	0.01	34	0.02	452	0.20	1 350	0.62	6 406	2.93	9 380	4.29	88 786	40.59	112 306	51.34
分地区																	
东部地区	76 762	11	0.01	13	0.02	150	0.20	556	0.72	2 030	2.64	3 207	4.18	31 515	41.06	39 280	51.17
中部地区	65 662	2	0.00	9	0.01	99	0.15	314	0.48	1 803	2.75	2 930	4.46	29 133	44.37	31 372	47.78
西部地区	76 305	2	0.00	12	0.02	203	0.27	480	0.63	2 573	3.37	3 243	4.25	28 138	36.88	41 654	54.59
分级别																	
省级	12 834	12	0.09	11	0.09	192	1.50	400	3.12	1 068	8.32	881	6.86	6 196	48.28	4 074	31.74
地（市）级	42 682	2	0.00	3	0.01	229	0.54	706	1.65	3 056	7.16	3 577	8.38	20 465	47.95	14 644	34.31
县（区）级	163 213	1	0.00	20	0.01	31	0.02	244	0.15	2 282	1.40	4 922	3.02	62 125	38.06	93 588	57.34

表 4-11-2 2022 年全国省级疾病预防控制中心人员行政级别构成

地区	总计/人	司局级		副厅		正处		副处		正科		副科		科员		其他	
		人数/人	比例/%	人数/人	比例/%	人数/人	比例/%	人数/人	比例/%	人数/人	比例/%	人数/人	比例/%	人数/人	比例/%	人数/人	比例/%
全国	12 834	12	0.09	11	0.09	192	1.50	400	3.12	1 068	8.32	881	6.86	6 196	48.28	4 074	31.74
北京	775	0	0.00	0	0.00	2	0.26	11	1.42	36	4.65	56	7.23	670	86.45	0	0.00
天津	380	2	0.53	0	0.00	7	1.84	19	5.00	5	1.32	8	2.11	71	18.68	268	70.53
河北	435	0	0.00	0	0.00	2	0.46	4	0.92	33	7.59	46	10.57	317	72.87	33	7.59
山西	246	0	0.00	0	0.00	4	1.63	7	2.85	29	11.79	19	7.72	187	76.02	0	0.00
内蒙古	320	1	0.31	0	0.00	9	2.81	8	2.50	39	12.19	40	12.50	223	69.69	0	0.00
辽宁	409	0	0.00	0	0.00	2	0.49	6	1.47	4	0.98	4	0.98	1	0.24	392	95.84
吉林	224	0	0.00	0	0.00	1	0.45	7	3.13	33	14.73	18	8.04	165	73.66	0	0.00
黑龙江	521	0	0.00	0	0.00	3	0.58	11	2.11	34	6.53	65	12.48	408	78.31	0	0.00
上海	789	2	0.25	0	0.00	5	0.63	18	2.28	71	9.00	3	0.38	1	0.13	689	87.33
江苏	540	0	0.00	0	0.00	1	0.19	3	0.56	34	6.30	49	9.07	453	83.89	0	0.00
浙江	423	2	0.47	0	0.00	21	4.96	34	8.04	40	9.46	20	4.73	30	7.09	276	65.25
安徽	328	0	0.00	0	0.00	1	0.30	6	1.83	20	6.10	33	10.06	5	1.52	263	80.18
福建	369	0	0.00	2	0.54	3	0.81	9	2.44	21	5.69	18	4.88	316	85.64	0	0.00
江西	264	0	0.00	0	0.00	2	0.76	3	1.14	13	4.92	29	10.98	195	73.86	22	8.33
山东	378	1	0.26	0	0.00	4	1.06	7	1.85	22	5.82	6	1.59	0	0.00	338	89.42
河南	427	2	0.47	0	0.00	5	1.17	15	3.51	35	8.20	46	10.77	5	1.17	319	74.71
湖北	472	0	0.00	2	0.42	18	3.81	22	4.66	75	15.89	8	1.69	88	18.64	259	54.87

续表

地区	总计/人	司局级		副厅		正处		副处		正科		副科		科员		其他	
		人数/人	比例/%	人数/人	比例/%	人数/人	比例/%	人数/人	比例/%	人数/人	比例/%	人数/人	比例/%	人数/人	比例/%	人数/人	比例/%
湖南	339	0	0.00	0	0.00	3	0.88	9	2.65	41	12.09	22	6.49	254	74.93	10	2.95
广东	363	2	0.55	0	0.00	28	7.71	88	24.24	133	36.64	74	20.39	14	3.86	24	6.61
广西	504	0	0.00	0	0.00	2	0.40	4	0.79	22	4.37	59	11.71	396	78.57	21	4.17
海南	233	0	0.00	1	0.43	11	4.72	10	4.29	3	1.29	2	0.86	189	81.12	17	7.30
重庆	333	0	0.00	1	0.30	17	5.11	26	7.81	4	1.20	4	1.20	11	3.30	270	81.08
四川	756	0	0.00	2	0.26	9	1.19	34	4.50	71	9.39	3	0.40	1	0.13	636	84.13
贵州	583	0	0.00	2	0.34	17	2.92	9	1.54	63	10.81	55	9.43	435	74.61	2	0.34
云南	585	0	0.00	1	0.17	5	0.85	3	0.51	40	6.84	39	6.67	496	84.79	1	0.17
西藏	263	0	0.00	0	0.00	2	0.76	4	1.52	16	6.08	19	7.22	148	56.27	74	28.14
陕西	215	0	0.00	0	0.00	0	0.00	4	1.86	22	10.23	22	10.23	167	77.67	0	0.00
甘肃	392	0	0.00	0	0.00	2	0.51	5	1.28	39	9.95	32	8.16	314	80.10	0	0.00
青海	241	0	0.00	0	0.00	1	0.41	4	1.66	6	2.49	9	3.73	202	83.82	19	7.88
宁夏	239	0	0.00	0	0.00	2	0.84	4	1.67	28	11.72	22	9.21	82	34.31	101	42.26
新疆	399	0	0.00	0	0.00	2	0.50	4	1.00	31	7.77	48	12.03	274	68.67	40	10.03
新疆生产建设兵团	89	0	0.00	0	0.00	1	1.12	2	2.25	5	5.62	3	3.37	78	87.64	0	0.00

表 4-11-3　2022 年全国地（市）级疾病预防控制中心人员行政级别构成

地区	总计/人	司局级		副厅		正处		副处		正科		副科		科员		其他	
		人数/人	比例/%	人数/人	比例/%	人数/人	比例/%	人数/人	比例/%	人数/人	比例/%	人数/人	比例/%	人数/人	比例/%	人数/人	比例/%
全国	42 682	2	0.00	3	0.01	229	0.54	706	1.65	3 056	7.16	3 577	8.38	20 465	47.95	14 644	34.31
北京	—	—	—	—	—	—	—	—	—	—	—	—	—	—	—	—	—
天津	—	—	—	—	—	—	—	—	—	—	—	—	—	—	—	—	—
河北	1 597	0	0.00	0	0.00	3	0.19	7	0.44	48	3.01	78	4.88	1 029	64.43	432	27.05
山西	992	0	0.00	0	0.00	13	1.31	30	3.02	140	14.11	119	12.00	545	54.94	145	14.62
内蒙古	1 980	0	0.00	0	0.00	8	0.40	25	1.26	171	8.64	127	6.41	1 303	65.81	346	17.47
辽宁	2 062	1	0.05	2	0.10	13	0.63	45	2.18	208	10.09	173	8.39	1 313	63.68	307	14.89
吉林	1 020	0	0.00	0	0.00	2	0.20	7	0.69	64	6.27	40	3.92	555	54.41	352	34.51
黑龙江	1 583	0	0.00	0	0.00	18	1.14	33	2.08	201	12.70	183	11.56	1 074	67.85	74	4.67
上海	—	—	—	—	—	—	—	—	—	—	—	—	—	—	—	—	—
江苏	2 946	0	0.00	0	0.00	5	0.17	29	0.98	126	4.28	224	7.60	826	28.04	1 736	58.93
浙江	1 421	0	0.00	0	0.00	5	0.35	13	0.91	59	4.15	69	4.86	715	50.32	560	39.41
安徽	1 758	0	0.00	1	0.06	1	0.06	16	0.91	48	2.73	164	9.33	968	55.06	560	31.85
福建	874	0	0.00	0	0.00	0	0.00	8	0.92	20	2.29	70	8.01	360	41.19	416	47.60
江西	957	0	0.00	0	0.00	0	0.00	17	1.78	41	4.28	94	9.82	697	72.83	108	11.29
山东	2 640	1	0.04	0	0.00	23	0.87	63	2.39	275	10.42	282	10.68	1 185	44.89	811	30.72
河南	2 822	0	0.00	0	0.00	8	0.28	46	1.63	224	7.94	214	7.58	1 125	39.87	1 205	42.70
湖北	1 832	0	0.00	0	0.00	8	0.44	29	1.58	112	6.11	150	8.19	613	33.46	920	50.22

续表

地区	总计/人	司局级		副厅		正处		副处		正科		副科		科员		其他	
		人数/人	比例/%	人数/人	比例/%	人数/人	比例/%	人数/人	比例/%	人数/人	比例/%	人数/人	比例/%	人数/人	比例/%	人数/人	比例/%
湖南	2 008	0	0.00	0	0.00	0	0.00	27	1.34	121	6.03	214	10.66	1 197	59.61	449	22.36
广东	2 953	0	0.00	0	0.00	5	0.17	46	1.56	141	4.77	409	13.85	1 073	36.34	1 279	43.31
广西	2 032	0	0.00	0	0.00	0	0.00	18	0.89	170	8.37	186	9.15	1 260	62.01	398	19.59
海南	207	0	0.00	0	0.00	0	0.00	2	0.97	17	8.21	13	6.28	103	49.76	72	34.78
重庆	—	—	—	—	—	—	—	—	—	—	—	—	—	—	—	—	—
四川	2 796	0	0.00	0	0.00	22	0.79	70	2.50	221	7.90	197	7.05	648	23.18	1 638	58.58
贵州	980	0	0.00	0	0.00	14	1.43	32	3.27	97	9.90	66	6.73	255	26.02	516	52.65
云南	1 919	0	0.00	0	0.00	19	0.99	28	1.46	123	6.41	138	7.19	573	29.86	1 038	54.09
西藏	457	0	0.00	0	0.00	0	0.00	1	0.22	12	2.63	26	5.69	108	23.63	310	67.83
陕西	1 260	0	0.00	0	0.00	17	1.35	35	2.78	134	10.63	107	8.49	580	46.03	387	30.71
甘肃	1 114	0	0.00	0	0.00	13	1.17	31	2.78	131	11.76	112	10.05	684	61.40	143	12.84
青海	285	0	0.00	0	0.00	0	0.00	0	0.00	4	1.40	7	2.46	39	13.68	235	82.46
宁夏	359	0	0.00	0	0.00	1	0.28	1	0.28	10	2.79	8	2.23	242	67.41	97	27.02
新疆	1 506	0	0.00	0	0.00	23	1.53	30	1.99	103	6.84	88	5.84	1 174	77.95	88	5.84
新疆生产建设兵团	322	0	0.00	0	0.00	8	2.48	17	5.28	35	10.87	19	5.90	221	68.63	22	6.83

注："—"表示不适用，无须填写。

表 4-11-4　2022 年全国县（区）级疾病预防控制中心人员行政级别构成

地区	总计 / 人	司局级		副厅		正处		副处		正科		副科		科员		其他	
		人数 / 人	比例 /%	人数 / 人	比例 /%	人数 / 人	比例 /%	人数 / 人	比例 /%	人数 / 人	比例 /%	人数 / 人	比例 /%	人数 / 人	比例 /%	人数 / 人	比例 /%
全国	163 213	1	0.00	20	0.01	31	0.02	244	0.15	2 282	1.40	4 922	3.02	62 125	38.06	93 588	57.34
北京	2 619	0	0.00	0	0.00	0	0.00	23	0.88	124	4.73	186	7.10	1 485	56.70	801	30.58
天津	1 841	0	0.00	1	0.05	0	0.00	9	0.49	29	1.58	35	1.90	285	15.48	1 482	80.50
河北	8 454	0	0.00	0	0.00	0	0.00	0	0.00	17	0.20	78	0.92	3 153	37.30	5 206	61.58
山西	3 580	0	0.00	0	0.00	0	0.00	1	0.03	108	3.02	227	6.34	1 535	42.88	1 709	47.74
内蒙古	5 359	0	0.00	0	0.00	0	0.00	1	0.02	109	2.03	215	4.01	2 474	46.17	2 560	47.77
辽宁	5 089	0	0.00	0	0.00	1	0.02	18	0.35	92	1.81	171	3.36	2 655	52.17	2 152	42.29
吉林	3 739	0	0.00	1	0.03	10	0.27	19	0.51	120	3.21	70	1.87	1 985	53.09	1 534	41.03
黑龙江	5 595	0	0.00	0	0.00	1	0.02	5	0.09	121	2.16	260	4.65	3 779	67.54	1 429	25.54
上海	2 594	0	0.00	0	0.00	2	0.08	32	1.23	43	1.66	81	3.12	1 672	64.46	764	29.45
江苏	7 743	0	0.00	3	0.04	0	0.00	0	0.00	49	0.63	154	1.99	2 426	31.33	5 111	66.01
浙江	5 175	0	0.00	2	0.04	0	0.00	2	0.04	37	0.71	103	1.99	2 179	42.11	2 852	55.11
安徽	4 552	0	0.00	2	0.04	0	0.00	0	0.00	16	0.35	121	2.66	1 841	40.44	2 572	56.50
福建	3 802	0	0.00	0	0.00	0	0.00	0	0.00	7	0.18	119	3.13	1 492	39.24	2 184	57.44
江西	4 215	0	0.00	0	0.00	0	0.00	0	0.00	25	0.59	164	3.89	1 913	45.39	2 113	50.13
山东	10 876	0	0.00	2	0.02	6	0.06	37	0.34	267	2.45	461	4.24	4 581	42.12	5 522	50.77
河南	13 857	0	0.00	2	0.01	1	0.01	1	0.01	76	0.55	245	1.77	4 303	31.05	9 229	66.60
湖北	6 985	0	0.00	0	0.00	0	0.00	1	0.01	52	0.74	168	2.41	1 928	27.60	4 836	69.23

续表

地区	总计/人	司局级		副厅		正处		副处		正科		副科		科员		其他	
		人数/人	比例/%	人数/人	比例/%	人数/人	比例/%	人数/人	比例/%	人数/人	比例/%	人数/人	比例/%	人数/人	比例/%	人数/人	比例/%
湖南	7 346	0	0.00	1	0.01	0	0.00	2	0.03	54	0.74	257	3.50	3 768	51.29	3 264	44.43
广东	8 013	0	0.00	0	0.00	1	0.01	13	0.16	66	0.82	203	2.53	2 613	32.61	5 117	63.86
广西	6 215	0	0.00	0	0.00	0	0.00	0	0.00	46	0.74	168	2.70	2 262	36.40	3 739	60.16
海南	762	0	0.00	0	0.00	0	0.00	0	0.00	3	0.39	12	1.57	308	40.42	439	57.61
重庆	3 367	0	0.00	0	0.00	6	0.18	40	1.19	142	4.22	90	2.67	1 115	33.12	1 974	58.63
四川	11 944	0	0.00	0	0.00	1	0.01	13	0.11	168	1.41	320	2.68	3 396	28.43	8 046	67.36
贵州	4 727	0	0.00	2	0.04	0	0.00	0	0.00	85	1.80	221	4.68	840	17.77	3 579	75.71
云南	7 228	0	0.00	3	0.04	1	0.01	13	0.18	26	0.36	64	0.89	1 107	15.32	6 014	83.20
西藏	783	0	0.00	0	0.00	0	0.00	1	0.13	15	1.92	45	5.75	239	30.52	483	61.69
陕西	5 341	0	0.00	0	0.00	0	0.00	2	0.04	111	2.08	227	4.25	3 060	57.29	1 941	36.34
甘肃	3 423	0	0.00	0	0.00	0	0.00	5	0.15	90	2.63	218	6.37	839	24.51	2 271	66.35
青海	947	0	0.00	0	0.00	0	0.00	6	0.63	9	0.95	19	2.01	266	28.09	647	68.32
宁夏	653	0	0.00	0	0.00	0	0.00	0	0.00	8	1.23	22	3.37	294	45.02	329	50.38
新疆	5 337	0	0.00	1	0.02	0	0.00	0	0.00	142	2.66	151	2.83	1 815	34.01	3 228	60.48
新疆生产建设兵团	1 052	0	0.00	0	0.00	1	0.10	0	0.00	25	2.38	47	4.47	518	49.24	461	43.82

4.12　全国疾病预防控制中心人员配备率

表 4-12-1　2022 年全国东、中、西部地区及分省疾病预防控制中心人员配备率

地区	疾控人员数（人）	常住人口数（万人）	疾控人员配备率（/万人）
全国	218 729	141 059.611 9	1.551
分地区			
东部地区	76 762	60 833.989 8	1.262
中部地区	65 662	41 944.554 0	1.565
西部地区	76 305	38 629.598 4	1.975
分省份			
北京	3 394	2 188.998 6	1.550
天津	2 221	1 373.000 0	1.618
河北	10 486	7 447.997 0	1.408
山西	4 818	3 479.998 3	1.384
内蒙古	7 659	2 399.998 8	3.191
辽宁	7 560	4 229.000 7	1.788
吉林	4 983	2 374.549 3	2.099
黑龙江	7 699	3 125.001 5	2.464
上海	3 383	2 489.001 0	1.359
江苏	11 229	8 504.996 3	1.320
浙江	7 019	6 540.003 5	1.073
安徽	6 638	6 112.998 4	1.086
福建	5 045	4 186.999 1	1.205
江西	5 436	4 517.004 2	1.203
山东	13 894	10 169.997 1	1.366
河南	17 106	9 882.999 9	1.731
湖北	9 289	5 830.004 2	1.593
湖南	9 693	6 621.998 2	1.464
广东	11 329	12 683.996 6	0.893
广西	8 751	5 036.996 0	1.737
海南	1 202	1 019.999 9	1.178
重庆	3 700	3 212.001 5	1.152

续表

地区	疾控人员数(人)	常住人口数(万人)	疾控人员配备率(/万人)
四川	15 496	8 372.068 1	18.510
贵州	6 290	3 852.001 0	1.633
云南	9 732	4 690.001 7	2.075
西藏	1 503	366.001 6	4.107
陕西	6 816	3 953.998 1	1.724
甘肃	4 929	2 490.001 4	1.980
青海	1 473	594.000 3	2.480
宁夏	1 251	725.000 3	1.726
新疆	7 242	2 588.999 3	2.797
新疆生产建设兵团	1 463	348.530 3	4.198

4.13　全国疾病预防控制中心人员构成及编制使用率

表 4-13-1　2022 年全国不同地区（级别）疾病预防控制中心从业人员构成及编制使用率

地区	从业人员													编制数量/个	编制使用率/%
	总计/人	编制内		合同制		临聘		返聘		派遣		其他			
		人数/人	比例/%	人数/人	比例/%	人数/人	比例/%	人数/人	比例/%	人数/人	比例/%	人数/人	比例/%		
全国	218 729	194 688	89.01	9 598	4.39	6 185	2.83	297	0.13	2 766	1.26	5 195	2.38	228 731	85.12
分地区															
东部地区	76 762	69 139	90.07	2 619	3.41	1 753	2.28	130	0.17	1 642	2.14	1 479	1.93	85 675	80.70
中部地区	65 662	57 700	87.87	3 969	6.04	1 665	2.54	58	0.09	560	0.85	1 710	2.60	65 491	88.10
西部地区	76 305	67 849	88.92	3 010	3.94	2 767	3.63	109	0.14	564	0.74	2 006	2.63	77 565	87.47
分级别															
省级	12 834	12 350	96.23	165	1.29	95	0.74	19	0.15	124	0.97	81	0.63	13 741	89.88
地（市）级	42 682	39 956	93.61	1 085	2.54	780	1.83	40	0.09	460	1.08	361	0.85	45 417	87.98
县（区）级	163 213	142 382	87.24	8 348	5.11	5 310	3.25	238	0.15	2 182	1.34	4 753	2.91	169 573	83.97

表 4-13-2　2022 年全国省级疾病预防控制中心从业人员构成及编制使用率

地区	从业人员													编制数量/个	编制使用率/%
	总计/人	编制内		合同制		临聘		返聘		派遣		其他			
		人数/人	比例/%	人数/人	比例/%	人数/人	比例/%	人数/人	比例/%	人数/人	比例/%	人数/人	比例/%		
全国	12 834	12 350	96.23	165	1.29	95	0.74	19	0.15	124	0.97	81	0.63	13 741	89.88
北京	775	775	100.00	0	0.00	0	0.00	0	0.00	0	0.00	0	0.00	1 023	75.76
天津	380	365	96.05	0	0.00	0	0.00	0	0.00	0	0.00	15	3.95	455	80.22
河北	435	435	100.00	0	0.00	0	0.00	0	0.00	0	0.00	0	0.00	558	77.96
山西	246	245	99.59	0	0.00	0	0.00	0	0.00	0	0.00	1	0.41	262	93.51
内蒙古	320	319	99.69	0	0.00	0	0.00	0	0.00	0	0.00	1	0.31	336	94.94
辽宁	409	409	100.00	0	0.00	0	0.00	0	0.00	0	0.00	0	0.00	468	87.39
吉林	224	223	99.55	0	0.00	0	0.00	0	0.00	0	0.00	1	0.45	236	94.49
黑龙江	521	521	100.00	0	0.00	0	0.00	0	0.00	0	0.00	0	0.00	481	108.32
上海	789	728	92.27	0	0.00	0	0.00	0	0.00	30	3.80	31	3.93	903	80.62
江苏	540	540	100.00	0	0.00	0	0.00	0	0.00	0	0.00	0	0.00	695	77.70
浙江	423	419	99.05	0	0.00	0	0.00	4	0.95	0	0.00	0	0.00	426	98.36
安徽	328	315	96.04	0	0.00	0	0.00	0	0.00	0	0.00	13	3.96	373	84.45
福建	369	369	100.00	0	0.00	0	0.00	0	0.00	0	0.00	0	0.00	437	84.44
江西	264	264	100.00	0	0.00	0	0.00	0	0.00	0	0.00	0	0.00	300	88.00
山东	378	378	100.00	0	0.00	0	0.00	0	0.00	0	0.00	0	0.00	395	95.70
河南	427	427	100.00	0	0.00	0	0.00	0	0.00	0	0.00	0	0.00	496	86.09
湖北	472	472	100.00	0	0.00	0	0.00	0	0.00	0	0.00	0	0.00	472	100.00

续表

地区	从业人员													编制数量/个	编制使用率/%
	总计/人	编制内		合同制		临聘		返聘		派遣		其他			
		人数/人	比例/%	人数/人	比例/%	人数/人	比例/%	人数/人	比例/%	人数/人	比例/%	人数/人	比例/%		
湖南	339	339	100.00	0	0.00	0	0.00	0	0.00	0	0.00	0	0.00	336	100.89
广东	363	363	100.00	0	0.00	0	0.00	0	0.00	0	0.00	0	0.00	387	93.80
广西	504	336	66.67	100	19.84	20	3.97	0	0.00	47	9.33	1	0.20	352	95.45
海南	233	233	100.00	0	0.00	0	0.00	0	0.00	0	0.00	0	0.00	–	–
重庆	333	270	81.08	0	0.00	63	18.92	0	0.00	0	0.00	0	0.00	279	96.77
四川	756	727	96.16	0	0.00	9	1.19	5	0.66	8	1.06	7	0.93	950	76.53
贵州	583	579	99.31	0	0.00	0	0.00	0	0.00	0	0.00	4	0.69	635	91.18
云南	585	491	83.93	42	7.18	3	0.51	10	1.71	39	6.67	0	0.00	513	95.71
西藏	263	241	91.63	22	8.37	0	0.00	0	0.00	0	0.00	0	0.00	245	98.37
陕西	215	215	100.00	0	0.00	0	0.00	0	0.00	0	0.00	0	0.00	216	99.54
甘肃	392	392	100.00	0	0.00	0	0.00	0	0.00	0	0.00	0	0.00	436	89.91
青海	241	240	99.59	1	0.41	0	0.00	0	0.00	0	0.00	0	0.00	276	86.96
宁夏	239	232	97.07	0	0.00	0	0.00	0	0.00	0	0.00	7	2.93	237	97.89
新疆	399	399	100.00	0	0.00	0	0.00	0	0.00	0	0.00	0	0.00	455	87.69
新疆生产建设兵团	89	89	100.00	0	0.00	0	0.00	0	0.00	0	0.00	0	0.00	108	82.41

注：“–”指数据不符合逻辑，被剔除。

表 4-13-3　2022 年全国地（市）级疾病预防控制中心从业人员构成及编制使用率

地区	从业人员													编制数量/个	编制使用率/%
	总计/人	编制内		合同制		临聘		返聘		派遣		其他			
		人数/人	比例/%	人数/人	比例/%	人数/人	比例/%	人数/人	比例/%	人数/人	比例/%	人数/人	比例/%		
全国	42 682	39 956	93.61	1 085	2.54	780	1.83	40	0.09	460	1.08	361	0.85	45 417	87.98
北京	—	—	—	—	—	—	—	—	—	—	—	—	—	—	—
天津	—	—	—	—	—	—	—	—	—	—	—	—	—	—	—
河北	1 597	1 561	97.75	0	0.00	16	1.00	1	0.06	18	1.13	1	0.06	2 052	76.07
山西	992	951	95.87	17	1.71	8	0.81	0	0.00	4	0.40	12	1.21	1 065	89.30
内蒙古	1 980	1 953	98.64	0	0.00	19	0.96	0	0.00	0	0.00	8	0.40	2 448	79.78
辽宁	2 062	2 042	99.03	9	0.44	0	0.00	0	0.00	0	0.00	11	0.53	2 471	82.64
吉林	1 020	968	94.90	21	2.06	7	0.69	0	0.00	0	0.00	24	2.35	1 069	90.55
黑龙江	1 583	1 522	96.15	45	2.84	4	0.25	0	0.00	0	0.00	12	0.76	1 654	92.02
上海	—	—	—	—	—	—	—	—	—	—	—	—	—	—	—
江苏	2 946	2 874	97.56	37	1.26	0	0.00	1	0.03	26	0.88	8	0.27	3 597	79.90
浙江	1 421	1 292	90.92	47	3.31	7	0.49	7	0.49	60	4.22	8	0.56	1 502	86.02
安徽	1 758	1 569	89.25	122	6.94	22	1.25	2	0.11	40	2.28	3	0.17	1 862	84.26
福建	874	799	91.42	11	1.26	19	2.17	4	0.46	31	3.55	10	1.14	1 170	68.29
江西	957	918	95.92	23	2.40	11	1.15	3	0.31	0	0.00	2	0.21	1 104	83.15
山东	2 640	2 580	97.73	50	1.89	0	0.00	0	0.00	2	0.08	8	0.30	2 714	95.06
河南	2 822	2 616	92.70	144	5.10	21	0.74	0	0.00	9	0.32	32	1.13	3 202	81.70
湖北	1 832	1 687	92.09	89	4.86	0	0.00	1	0.05	20	1.09	35	1.91	1 758	95.96

续表

地区	从业人员													编制数量/个	编制使用率/%
	总计/人	编制内		合同制		临聘		返聘		派遣		其他			
		人数/人	比例/%	人数/人	比例/%	人数/人	比例/%	人数/人	比例/%	人数/人	比例/%	人数/人	比例/%		
湖南	2 008	1 886	93.92	18	0.90	62	3.09	2	0.10	34	1.69	6	0.30	1 986	94.96
广东	2 953	2 677	90.65	58	1.96	139	4.71	0	0.00	71	2.40	8	0.27	2 902	92.25
广西	2 032	1 588	78.15	274	13.48	105	5.17	10	0.49	27	1.33	28	1.38	1 789	88.76
海南	207	160	77.29	2	0.97	28	13.53	1	0.48	16	7.73	0	0.00	–	–
重庆	—	—	—	—	—	—	—	—	—	—	—	—	—	—	—
四川	2 796	2 441	87.30	49	1.75	209	7.47	7	0.25	47	1.68	43	1.54	2 668	91.49
贵州	980	962	98.16	1	0.10	6	0.61	0	0.00	0	0.00	11	1.12	1 018	94.50
云南	1 919	1 822	94.95	19	0.99	8	0.42	0	0.00	19	0.99	51	2.66	1 846	98.70
西藏	457	440	96.28	9	1.97	6	1.31	0	0.00	0	0.00	2	0.44	430	102.33
陕西	1 260	1 206	95.71	1	0.08	8	0.63	0	0.00	32	2.54	13	1.03	1 346	89.60
甘肃	1 114	1 089	97.76	7	0.63	13	1.17	0	0.00	0	0.00	5	0.45	1 113	97.84
青海	285	279	97.89	1	0.35	5	1.75	0	0.00	0	0.00	0	0.00	325	85.85
宁夏	359	306	85.24	2	0.56	41	11.42	0	0.00	2	0.56	8	2.23	321	95.33
新疆	1 506	1 459	96.88	21	1.39	15	1.00	0	0.00	1	0.07	10	0.66	1 660	87.89
新疆生产建设兵团	322	309	95.96	8	2.48	1	0.31	1	0.31	1	0.31	2	0.62	345	89.57

注:“—”表示不适用,无须填写;“–”指数据不符合逻辑,被剔除。

表 4-13-4　2022 年全国县（区）级疾病预防控制中心从业人员构成及编制使用率

地区	从业人员													编制数量/个	编制使用率/%
	总计/人	编制内		合同制		临聘		返聘		派遣		其他			
		人数/人	比例/%	人数/人	比例/%	人数/人	比例/%	人数/人	比例/%	人数/人	比例/%	人数/人	比例/%		
全国	163 213	142 382	87.24	8 348	5.11	5 310	3.25	238	0.15	2 182	1.34	4 753	2.91	169 573	83.97
北京	2 619	2 419	92.36	39	1.49	44	1.68	5	0.19	99	3.78	13	0.50	3 881	62.33
天津	1 841	1 829	99.35	8	0.43	0	0.00	0	0.00	2	0.11	2	0.11	2 491	73.42
河北	8 454	6 530	77.24	673	7.96	439	5.19	19	0.22	262	3.10	531	6.28	9 013	72.45
山西	3 580	3 422	95.59	52	1.45	28	0.78	3	0.08	41	1.15	34	0.95	3 555	96.26
内蒙古	5 359	4 757	88.77	350	6.53	86	1.60	5	0.09	4	0.07	157	2.93	5 418	87.80
辽宁	5 089	4 746	93.26	123	2.42	24	0.47	8	0.16	124	2.44	64	1.26	6 117	77.59
吉林	3 739	3 359	89.84	200	5.35	73	1.95	5	0.13	27	0.72	75	2.01	3 922	85.65
黑龙江	5 595	5 227	93.42	162	2.90	62	1.11	4	0.07	38	0.68	102	1.82	6 093	85.79
上海	2 594	2 478	95.53	0	0.00	3	0.12	0	0.00	112	4.32	1	0.04	3 196	77.53
江苏	7 743	6 993	90.31	324	4.18	74	0.96	29	0.37	117	1.51	206	2.66	9 170	76.26
浙江	5 175	4 437	85.74	287	5.55	192	3.71	9	0.17	162	3.13	88	1.70	5 511	80.51
安徽	4 552	3 792	83.30	456	10.02	109	2.39	4	0.09	36	0.79	155	3.41	4 893	77.50
福建	3 802	3 322	87.38	123	3.24	117	3.08	14	0.37	180	4.73	46	1.21	4 528	73.37
江西	4 215	3 707	87.95	250	5.93	135	3.20	10	0.24	16	0.38	97	2.30	4 511	82.18
山东	10 876	10 000	91.95	409	3.76	58	0.53	6	0.06	142	1.31	261	2.40	11 261	88.80
河南	13 857	11 196	80.80	1 513	10.92	231	1.67	7	0.05	186	1.34	724	5.22	12 153	92.13
湖北	6 985	5 568	79.71	635	9.09	512	7.33	11	0.16	63	0.90	196	2.81	6 754	82.44

续表

地区	从业人员													编制数量/个	编制使用率/%
	总计/人	编制内		合同制		临聘		返聘		派遣		其他			
		人数/人	比例/%	人数/人	比例/%	人数/人	比例/%	人数/人	比例/%	人数/人	比例/%	人数/人	比例/%		
湖南	7 346	6 506	88.57	222	3.02	380	5.17	6	0.08	46	0.63	186	2.53	6 954	93.56
广东	8 013	6 789	84.72	360	4.49	538	6.71	21	0.26	166	2.07	139	1.73	8 049	84.35
广西	6 215	5 019	80.76	668	10.75	385	6.19	16	0.26	30	0.48	97	1.56	5 603	89.58
海南	762	597	78.35	59	7.74	55	7.22	1	0.13	22	2.89	28	3.67	303	197.03
重庆	3 367	2 950	87.62	43	1.28	219	6.50	7	0.21	119	3.53	29	0.86	4 702	62.74
四川	11 944	10 274	86.02	512	4.29	822	6.88	31	0.26	73	0.61	232	1.94	11 277	91.11
贵州	4 727	4 522	95.66	59	1.25	77	1.63	0	0.00	14	0.30	55	1.16	6 534	69.21
云南	7 228	6 729	93.10	249	3.44	107	1.48	3	0.04	92	1.27	48	0.66	7 108	94.67
西藏	783	697	89.02	29	3.70	5	0.64	0	0.00	0	0.00	52	6.64	676	103.11
陕西	5 341	4 679	87.61	183	3.43	153	2.86	7	0.13	5	0.09	314	5.88	5 068	92.32
甘肃	3 423	2 980	87.06	35	1.02	74	2.16	1	0.03	0	0.00	333	9.73	3 113	95.73
青海	947	768	81.10	21	2.22	103	10.88	2	0.21	0	0.00	53	5.60	785	97.83
宁夏	653	552	84.53	15	2.30	59	9.04	1	0.15	0	0.00	26	3.98	587	94.04
新疆	5 337	4 578	85.78	234	4.38	136	2.55	0	0.00	4	0.07	385	7.21	5 308	86.25
新疆生产建设兵团	1 052	960	91.25	55	5.23	10	0.95	3	0.29	0	0.00	24	2.28	1 039	92.40

4.14　全国疾病预防控制中心人员参加半年以上继续教育或培训构成

表 4-14-1　2022 年全国不同地区（级别）疾病预防控制中心人员参加半年以上继续教育或培训情况

地区	总计/人	继续教育或培训形式																参加人数/人	参加率/%
		公卫医师规范化培训		现场流行病学调查培训		实验室检验检测		信息化建设		出国培训		单位派遣上级单位/医学院校		其他		未参加培训			
		人数/人	比例/%	人数/人	比例/%	人数/人	比例/%	人数/人	比例/%	人数/人	比例/%	人数/人	比例/%	人数/人	比例/%	人数/人	比例/%		
全国	220 098	3 492	1.59	2 694	1.22	1 691	0.77	209	0.09	12	0.01	1 568	0.71	193 809	88.06	16 623	7.55	26 289	11.94
分地区																			
东部地区	77 306	1 166	1.51	1 206	1.56	789	1.02	44	0.06	10	0.01	325	0.42	67 683	87.55	6 083	7.87	9 623	12.45
中部地区	65 922	880	1.33	700	1.06	377	0.57	71	0.11	1	0.00	537	0.81	59 025	89.54	4 331	6.57	6 897	10.46
西部地区	76 870	1 446	1.88	788	1.03	525	0.68	94	0.12	1	0.00	706	0.92	67 101	87.29	6 209	8.08	9 769	12.71
分级别																			
省级	12 834	221	1.72	24	0.19	6	0.05	0	0.00	7	0.05	38	0.30	12 524	97.58	14	0.11	310	2.42
地（市）级	42 760	755	1.77	240	0.56	293	0.69	28	0.07	5	0.01	271	0.63	37 432	87.54	3 736	8.74	5 328	12.46
县（区）级	164 504	2 516	1.53	2 430	1.48	1 392	0.85	181	0.11	0	0.00	1 259	0.77	143 853	87.45	12 873	7.83	20 651	12.55

表 4-14-2　2022 年全国省级疾病预防控制中心人员参加半年以上继续教育或培训情况

地区	总计/人	继续教育或培训形式																参加人数/人	参加率/%
		公卫医师规范化培训		现场流行病学调查培训		实验室检验检测		信息化建设		出国培训		单位派遣上级单位/医学院校		其他		未参加培训			
		人数/人	比例/%	人数/人	比例/%	人数/人	比例/%	人数/人	比例/%	人数/人	比例/%	人数/人	比例/%	人数/人	比例/%	人数/人	比例/%		
全国	12 834	221	1.72	24	0.19	6	0.05	0	0.00	7	0.05	38	0.30	12 524	97.58	14	0.11	310	2.42
北京	775	0	0.00	0	0.00	0	0.00	0	0.00	0	0.00	0	0.00	775	100.00	0	0.00	0	0.00
天津	380	0	0.00	0	0.00	0	0.00	0	0.00	0	0.00	0	0.00	380	100.00	0	0.00	0	0.00
河北	435	0	0.00	4	0.92	0	0.00	0	0.00	0	0.00	0	0.00	431	99.08	0	0.00	4	0.92
山西	246	0	0.00	0	0.00	0	0.00	0	0.00	0	0.00	0	0.00	246	100.00	0	0.00	0	0.00
内蒙古	320	34	10.63	13	4.06	5	1.56	0	0.00	0	0.00	0	0.00	265	82.81	3	0.94	55	17.19
辽宁	409	0	0.00	0	0.00	0	0.00	0	0.00	0	0.00	0	0.00	409	100.00	0	0.00	0	0.00
吉林	224	0	0.00	0	0.00	0	0.00	0	0.00	0	0.00	0	0.00	224	100.00	0	0.00	0	0.00
黑龙江	521	0	0.00	0	0.00	0	0.00	0	0.00	0	0.00	0	0.00	521	100.00	0	0.00	0	0.00
上海	789	19	2.41	0	0.00	0	0.00	0	0.00	2	0.25	0	0.00	768	97.34	0	0.00	21	2.66
江苏	540	18	3.33	0	0.00	0	0.00	0	0.00	0	0.00	0	0.00	522	96.67	0	0.00	18	3.33
浙江	423	0	0.00	0	0.00	0	0.00	0	0.00	4	0.95	0	0.00	419	99.05	0	0.00	4	0.95
安徽	328	0	0.00	0	0.00	0	0.00	0	0.00	0	0.00	0	0.00	328	100.00	0	0.00	0	0.00
福建	369	0	0.00	0	0.00	0	0.00	0	0.00	0	0.00	4	1.08	365	98.92	0	0.00	4	1.08
江西	264	0	0.00	0	0.00	0	0.00	0	0.00	0	0.00	4	1.52	260	98.48	0	0.00	4	1.52
山东	378	0	0.00	0	0.00	0	0.00	0	0.00	0	0.00	0	0.00	378	100.00	0	0.00	0	0.00
河南	427	0	0.00	0	0.00	0	0.00	0	0.00	0	0.00	0	0.00	427	100.00	0	0.00	0	0.00

续表

地区	总计/人	继续教育或培训形式																参加人数/人	参加率/%
		公卫医师规范化培训		现场流行病学调查培训		实验室检验检测		信息化建设		出国培训		单位派遣上级单位/医学院校		其他		未参加培训			
		人数/人	比例/%	人数/人	比例/%	人数/人	比例/%	人数/人	比例/%	人数/人	比例/%	人数/人	比例/%	人数/人	比例/%	人数/人	比例/%		
湖北	472	0	0.00	0	0.00	0	0.00	0	0.00	0	0.00	2	0.42	470	99.58	0	0.00	2	0.42
湖南	339	0	0.00	0	0.00	0	0.00	0	0.00	0	0.00	0	0.00	339	100.00	0	0.00	0	0.00
广东	363	0	0.00	0	0.00	0	0.00	0	0.00	0	0.00	0	0.00	363	100.00	0	0.00	0	0.00
广西	504	0	0.00	0	0.00	0	0.00	0	0.00	0	0.00	11	2.18	493	97.82	0	0.00	11	2.18
海南	233	0	0.00	0	0.00	0	0.00	0	0.00	0	0.00	0	0.00	233	100.00	0	0.00	0	0.00
重庆	333	0	0.00	0	0.00	0	0.00	0	0.00	0	0.00	0	0.00	333	100.00	0	0.00	0	0.00
四川	756	0	0.00	0	0.00	0	0.00	0	0.00	0	0.00	9	1.19	747	98.81	0	0.00	9	1.19
贵州	583	0	0.00	0	0.00	0	0.00	0	0.00	0	0.00	0	0.00	583	100.00	0	0.00	0	0.00
云南	585	0	0.00	0	0.00	0	0.00	0	0.00	0	0.00	7	1.20	578	98.80	0	0.00	7	1.20
西藏	263	0	0.00	4	1.52	1	0.38	0	0.00	0	0.00	1	0.38	253	96.20	4	1.52	10	3.80
陕西	215	0	0.00	0	0.00	0	0.00	0	0.00	1	0.47	0	0.00	213	99.07	1	0.47	2	0.93
甘肃	392	0	0.00	0	0.00	0	0.00	0	0.00	0	0.00	0	0.00	392	100.00	0	0.00	0	0.00
青海	241	0	0.00	0	0.00	0	0.00	0	0.00	0	0.00	0	0.00	241	100.00	0	0.00	0	0.00
宁夏	239	0	0.00	2	0.84	0	0.00	0	0.00	0	0.00	0	0.00	236	98.74	1	0.42	3	1.26
新疆	399	61	15.29	1	0.25	0	0.00	0	0.00	0	0.00	0	0.00	332	83.21	5	1.25	67	16.79
新疆生产建设兵团	89	89	100.00	0	0.00	0	0.00	0	0.00	0	0.00	0	0.00	0	0.00	0	0.00	89	100.00

表 4-14-3　2022 年全国地（市）级疾病预防控制中心人员参加半年以上继续教育或培训情况

地区	总计/人	继续教育或培训形式																参加人数/人	参加率/%
		公卫医师规范化培训		现场流行病学调查培训		实验室检验检测		信息化建设		出国培训		单位派遣上级单位/医学院校		其他		未参加培训			
		人数/人	比例/%	人数/人	比例/%	人数/人	比例/%	人数/人	比例/%	人数/人	比例/%	人数/人	比例/%	人数/人	比例/%	人数/人	比例/%		
全国	42 760	755	1.77	240	0.56	293	0.69	28	0.07	5	0.01	271	0.63	37 432	87.54	3 736	8.74	5 328	12.46
北京	—	—	—	—	—	—	—	—	—	—	—	—	—	—	—	—	—	—	—
天津	—	—	—	—	—	—	—	—	—	—	—	—	—	—	—	—	—	—	—
河北	1 611	180	11.17	72	4.47	107	6.64	14	0.87	0	0.00	8	0.50	1 037	64.37	193	11.98	574	35.63
山西	992	0	0.00	4	0.40	0	0.00	1	0.10	0	0.00	39	3.93	771	77.72	177	17.84	221	22.28
内蒙古	1 980	2	0.10	0	0.00	2	0.10	0	0.00	0	0.00	0	0.00	967	48.84	1 009	50.96	1 013	51.16
辽宁	2 062	0	0.00	0	0.00	0	0.00	0	0.00	1	0.05	1	0.05	1 963	95.20	97	4.70	99	4.80
吉林	1 020	2	0.20	2	0.20	3	0.29	0	0.00	0	0.00	0	0.00	770	75.49	243	23.82	250	24.51
黑龙江	1 583	6	0.38	2	0.13	5	0.32	0	0.00	0	0.00	0	0.00	1 383	87.37	187	11.81	200	12.63
上海	—	—	—	—	—	—	—	—	—	—	—	—	—	—	—	—	—	—	—
江苏	2 946	7	0.24	44	1.49	49	1.66	4	0.14	0	0.00	7	0.24	2 681	91.00	154	5.23	265	9.00
浙江	1 421	81	5.70	0	0.00	0	0.00	0	0.00	0	0.00	1	0.07	1 339	94.23	0	0.00	82	5.77
安徽	1 760	29	1.65	12	0.68	13	0.74	1	0.06	0	0.00	0	0.00	1 532	87.05	173	9.83	228	12.95
福建	875	130	14.86	1	0.11	0	0.00	1	0.11	0	0.00	69	7.89	640	73.14	34	3.89	235	26.86
江西	957	0	0.00	2	0.21	5	0.52	0	0.00	1	0.10	1	0.10	802	83.80	146	15.26	155	16.20
山东	2 640	3	0.11	0	0.00	0	0.00	0	0.00	1	0.04	2	0.08	2 407	91.17	227	8.60	233	8.83
河南	2 856	34	1.19	18	0.63	25	0.88	3	0.11	0	0.00	3	0.11	2 330	81.58	443	15.51	526	18.42

续表

地区	总计/人	继续教育或培训形式																参加人数/人	参加率/%
		公卫医师规范化培训		现场流行病学调查培训		实验室检验检测		信息化建设		出国培训		单位派遣上级单位/医学院校		其他		未参加培训			
		人数/人	比例/%	人数/人	比例/%	人数/人	比例/%	人数/人	比例/%	人数/人	比例/%	人数/人	比例/%	人数/人	比例/%	人数/人	比例/%		
湖北	1 833	7	0.38	4	0.22	0	0.00	0	0.00	0	0.00	63	3.44	1 594	86.96	165	9.00	239	13.04
湖南	2 008	7	0.35	6	0.30	0	0.00	0	0.00	0	0.00	3	0.15	1 992	99.20	0	0.00	16	0.80
广东	2 953	4	0.14	0	0.00	2	0.07	0	0.00	2	0.07	4	0.14	2 828	95.77	113	3.83	125	4.23
广西	2 032	1	0.05	1	0.05	0	0.00	0	0.00	0	0.00	6	0.30	2 021	99.46	3	0.15	11	0.54
海南	207	0	0.00	0	0.00	0	0.00	0	0.00	0	0.00	1	0.48	206	99.52	0	0.00	1	0.48
重庆	—	—	—	—	—	—	—	—	—	—	—	—	—	—	—	—	—	—	—
四川	2 797	4	0.14	10	0.36	0	0.00	0	0.00	0	0.00	29	1.04	2 607	93.21	147	5.26	190	6.79
贵州	981	1	0.10	3	0.31	2	0.20	0	0.00	0	0.00	3	0.31	918	93.58	54	5.50	63	6.42
云南	1 919	170	8.86	0	0.00	54	2.81	0	0.00	0	0.00	8	0.42	1 641	85.51	46	2.40	278	14.49
西藏	460	2	0.43	2	0.43	1	0.22	0	0.00	0	0.00	2	0.43	441	95.87	12	2.61	19	4.13
陕西	1 260	0	0.00	0	0.00	1	0.08	0	0.00	0	0.00	1	0.08	1 243	98.65	15	1.19	17	1.35
甘肃	1 114	61	5.48	3	0.27	0	0.00	0	0.00	0	0.00	0	0.00	1 050	94.25	0	0.00	64	5.75
青海	285	1	0.35	0	0.00	1	0.35	0	0.00	0	0.00	1	0.35	281	98.60	1	0.35	4	1.40
宁夏	359	0	0.00	0	0.00	0	0.00	0	0.00	0	0.00	3	0.84	356	99.16	0	0.00	3	0.84
新疆	1 507	0	0.00	22	1.46	10	0.66	0	0.00	0	0.00	16	1.06	1 385	91.90	74	4.91	122	8.10
新疆生产建设兵团	342	23	6.73	32	9.36	13	3.80	4	1.17	0	0.00	0	0.00	247	72.22	23	6.73	95	27.78

注:“—”表示不适用,无须填写。

表 4-14-4　2022 年全国县(区)级疾病预防控制中心人员参加半年以上继续教育或培训情况

地区	总计/人	继续教育或培训形式																参加人数/人	参加率/%
		公卫医师规范化培训		现场流行病学调查培训		实验室检验检测		信息化建设		出国培训		单位派遣上级单位/医学院校		其他		未参加培训			
		人数/人	比例/%	人数/人	比例/%	人数/人	比例/%	人数/人	比例/%	人数/人	比例/%	人数/人	比例/%	人数/人	比例/%	人数/人	比例/%		
全国	164 504	2 516	1.53	2 430	1.48	1 392	0.85	181	0.11	0	0.00	1 259	0.77	143 853	87.45	12 873	7.83	20 651	12.55
北京	3 020	58	1.92	291	9.64	232	7.68	0	0.00	0	0.00	1	0.03	1 594	52.78	844	27.95	1 426	47.22
天津	1 841	0	0.00	101	5.49	36	1.96	4	0.22	0	0.00	0	0.00	1 566	85.06	134	7.28	275	14.94
河北	8 512	180	2.11	168	1.97	98	1.15	5	0.06	0	0.00	16	0.19	7 251	85.19	794	9.33	1 261	14.81
山西	3 625	93	2.57	106	2.92	44	1.21	35	0.97	0	0.00	204	5.63	2 820	77.79	323	8.91	805	22.21
内蒙古	5 523	319	5.78	174	3.15	143	2.59	9	0.16	0	0.00	17	0.31	3 750	67.90	1 111	20.12	1 773	32.10
辽宁	5 108	222	4.35	69	1.35	52	1.02	1	0.02	0	0.00	14	0.27	4 523	88.55	227	4.44	585	11.45
吉林	3 799	211	5.55	150	3.95	52	1.37	2	0.05	0	0.00	2	0.05	2 975	78.31	407	10.71	824	21.69
黑龙江	5 607	72	1.28	118	2.10	51	0.91	2	0.04	0	0.00	15	0.27	5 120	91.31	229	4.08	487	8.69
上海	2 594	17	0.66	1	0.04	0	0.00	0	0.00	0	0.00	6	0.23	2 453	94.56	117	4.51	141	5.44
江苏	7 747	46	0.59	127	1.64	35	0.45	1	0.01	0	0.00	21	0.27	7 217	93.16	300	3.87	530	6.84
浙江	5 175	19	0.37	61	1.18	25	0.48	0	0.00	0	0.00	8	0.15	4 898	94.65	164	3.17	277	5.35
安徽	4 586	120	2.62	53	1.16	48	1.05	11	0.24	0	0.00	55	1.20	3 917	85.41	382	8.33	669	14.59
福建	3 806	7	0.18	4	0.11	11	0.29	0	0.00	0	0.00	36	0.95	3 304	86.81	444	11.67	502	13.19
江西	4 218	117	2.77	57	1.35	44	1.04	12	0.28	0	0.00	15	0.36	3 649	86.51	324	7.68	569	13.49
山东	10 887	129	1.18	147	1.35	80	0.73	7	0.06	0	0.00	88	0.81	8 826	81.07	1 610	14.79	2 061	18.93
河南	13 918	92	0.66	76	0.55	33	0.24	4	0.03	0	0.00	65	0.47	13 049	93.76	599	4.30	869	6.24

续表

地区	总计/人	继续教育或培训形式																参加人数/人	参加率/%
		公卫医师规范化培训		现场流行病学调查培训		实验室检验检测		信息化建设		出国培训		单位派遣上级单位/医学院校		其他		未参加培训			
		人数/人	比例/%	人数/人	比例/%	人数/人	比例/%	人数/人	比例/%	人数/人	比例/%	人数/人	比例/%	人数/人	比例/%	人数/人	比例/%		
湖北	6 987	10	0.14	52	0.74	23	0.33	0	0.00	0	0.00	27	0.39	6 622	94.78	253	3.62	365	5.22
湖南	7 352	80	1.09	38	0.52	31	0.42	0	0.00	0	0.00	39	0.53	6 884	93.63	280	3.81	468	6.37
广东	8 044	45	0.56	112	1.39	62	0.77	7	0.09	0	0.00	35	0.44	7 251	90.14	532	6.61	793	9.86
广西	6 319	64	1.01	139	2.20	50	0.79	31	0.49	0	0.00	127	2.01	5 624	89.00	284	4.49	695	11.00
海南	763	1	0.13	4	0.52	0	0.00	0	0.00	0	0.00	3	0.39	656	85.98	99	12.98	107	14.02
重庆	3 367	23	0.68	26	0.77	11	0.33	0	0.00	0	0.00	12	0.36	2 952	87.67	343	10.19	415	12.33
四川	12 073	139	1.15	97	0.80	74	0.61	25	0.21	0	0.00	135	1.12	10 589	87.71	1 014	8.40	1 484	12.29
贵州	4 754	29	0.61	32	0.67	8	0.17	3	0.06	0	0.00	14	0.29	4 520	95.08	148	3.11	234	4.92
云南	7 259	227	3.13	98	1.35	61	0.84	6	0.08	0	0.00	138	1.90	5 759	79.34	970	13.36	1 500	20.66
西藏	784	7	0.89	6	0.77	4	0.51	0	0.00	0	0.00	5	0.64	762	97.19	0	0.00	22	2.81
陕西	5 343	59	1.10	14	0.26	20	0.37	2	0.04	0	0.00	53	0.99	4 740	88.71	455	8.52	603	11.29
甘肃	3 477	46	1.32	60	1.73	36	1.04	9	0.26	0	0.00	39	1.12	3 006	86.45	281	8.08	471	13.55
青海	947	6	0.63	5	0.53	0	0.00	0	0.00	0	0.00	26	2.75	885	93.45	25	2.64	62	6.55
宁夏	654	2	0.31	7	1.07	0	0.00	1	0.15	0	0.00	7	1.07	630	96.33	7	1.07	24	3.67
新疆	5 337	6	0.11	10	0.19	27	0.51	0	0.00	0	0.00	14	0.26	5 208	97.58	72	1.35	129	2.42
新疆生产建设兵团	1 078	70	6.49	27	2.50	1	0.09	4	0.37	0	0.00	22	2.04	853	79.13	101	9.37	225	20.87

表 4-14-5　2022 年全国公共卫生医师规范化培训基地

地区	公共卫生医师规范化培训基地 / 个			覆盖率 /%		
	省级	地（市）级	县（区）级	省级	地（市）级	县（区）级
全国	19	55	224	59.38	15.67	7.42
北京	1	—	8	100.00	—	50.00
天津	0	—	0	0.00	—	0.00
河北	0	1	3	0.00	9.09	1.73
山西	1	2	5	100.00	18.18	4.27
内蒙古	1	1	7	100.00	8.33	6.73
辽宁	0	0	4	0.00	0.00	3.85
吉林	0	2	2	0.00	20.00	3.39
黑龙江	1	2	1	100.00	15.38	0.79
上海	1	—	5	100.00	—	31.25
江苏	1	2	4	100.00	15.38	4.04
浙江	1	1	15	100.00	9.09	16.48
安徽	0	6	4	0.00	37.50	3.81
福建	1	1	19	100.00	11.11	21.35
江西	1	2	17	100.00	18.18	16.04
山东	1	1	13	100.00	6.25	9.09
河南	0	7	10	0.00	38.89	6.13
湖北	1	2	16	100.00	15.38	16.67
湖南	1	1	15	100.00	7.14	11.72
广东	1	5	13	100.00	23.81	11.61
广西	0	4	13	0.00	28.57	12.15
海南	0	0	0	0.00	0.00	0.00
重庆	1	—	3	100.00	—	7.50
四川	1	3	4	100.00	14.29	2.12
贵州	0	0	11	0.00	0.00	12.22
云南	1	3	6	100.00	18.75	4.65
西藏	0	2	3	0.00	28.57	4.00
陕西	0	2	6	0.00	20.00	5.36
甘肃	1	0	8	100.00	0.00	9.30
青海	1	0	1	100.00	0.00	2.22
宁夏	0	0	0	0.00	0.00	0.00
新疆	1	4	7	100.00	28.57	7.29
新疆生产建设兵团	0	1	1	0.00	7.14	0.68

注："—" 表示不适用，无须填写。

第 5 章　经费收支

5.1　全国疾病预防控制中心收入情况

表 5-1-1　2022 年全国地方疾病预防控制中心收入构成情况

单位：万元

项目	省级				地（市）级				县（区）级			
	东部	中部	西部	合计	东部	中部	西部	合计	东部	中部	西部	合计
总收入	1 074 275.02	349 629.16	603 027.67	2 026 931.85	1 115 852.28	672 016.10	715 586.35	2 503 454.73	4 233 315.26	2 764 269.68	2 726 390.36	9 723 975.30
财政补助收入	618 833.89	300 021.39	429 788.41	1 348 643.69	962 413.87	585 810.24	653 818.44	2 202 042.55	3 055 997.32	1 820 969.82	1 912 500.39	6 789 467.53
事业收入	271 763.16	29 494.91	82 533.16	383 791.23	68 770.70	58 314.82	38 255.82	165 341.34	864 905.29	780 158.42	639 246.94	2 284 310.65
经营收入	4 322.68	11 709.51	114.59	16 146.78	192.69	10.07	634.39	837.15	13 045.20	14 304.47	2 364.43	29 714.10

表 5-1-2　2022 年全国地方疾病预防控制中心各项收入占总收入情况

项目	省级		地（市）级		县（区）级	
	金额 / 万元	各项收入所占比 /%	金额 / 万元	各项收入所占比 /%	金额 / 万元	各项收入所占比 /%
总收入	2 026 931.85	—	2 503 454.73	—	9 742 609.47	—
财政补助收入	1 348 643.69	66.54	2 202 042.55	87.96	6 800 854.65	69.81
事业收入	383 791.23	18.93	165 341.34	6.60	2 290 073.64	23.51
经营收入	16 146.78	0.80	837.15	0.03	31 181.22	0.32
合计	1 748 581.70	86.27	2 368 221.04	94.60	9 122 109.51	93.63

注："—"表示不适用，无须填写。

5.2　全国疾病预防控制中心支出情况

表 5-2-1　2022 年全国地方疾病预防控制中心支出构成情况

单位：万元

项目	省级				地(市)级				县(区)级			
	东部	中部	西部	合计	东部	中部	西部	合计	东部	中部	西部	合计
总支出	876 397.89	313 351.44	557 859.26	1 747 608.59	1 104 076.28	711 710.09	708 767.94	2 524 554.31	4 025 632.29	2 472 692.95	2 562 489.06	9 060 814.30
人员支出	146 243.84	60 306.76	99 257.69	305 808.29	334 072.36	197 296.62	281 480.91	812 849.89	931 466.18	528 840.94	737 688.72	2 197 995.84

表 5-2-2　2022 年全国地方疾病预防控制中心人员支出所占比及人均支出

项目	省级				地(市)级				县(区)级			
	金额 / 万元	人员支出占比 /%	从业人员 / 人	在岗人员年人均支出 / 万元	金额 / 万元	人员支出占比 /%	从业人员 / 人	在岗人员年人均支出 / 万元	金额 / 万元	人员支出占比 /%	从业人员 / 人	在岗人员年人均支出 / 万元
总支出	1 747 608.59	—	—	—	2 524 554.31	—	—	—	9 080 630.41	—	—	—
其中：人员支出	305 808.29	17.50	12 834	23.83	812 849.89	32.20	42 682	19.04	2 203 751.59	24.27	163 213	13.50

注："—"指无须填写。

5.3　全国疾病预防控制中心各项收入占总支出情况

表 5-3-1　2022 年全国省级疾病预防控制中心财政补助收入占总支出情况

地区	总收入/万元	财政补助收入/万元	事业收入/万元	经营收入/万元	总支出/万元	人员支出/万元	基本工资/万元	绩效工资/万元	社会保障费/万元	离退休费/万元	财政补助收入占总支出比例/%
全国	2 026 931.85	1 348 643.69	383 791.23	16 146.78	1 747 608.59	305 808.29	64 498.07	110 275.96	65 502.16	25 671.11	77.17
北京	340 938.14	118 508.13	220 592.91	193.73	323 770.61	29 503.99	3 802.11	16 014.35	4 046.02	1 188.76	36.60
天津	24 744.04	22 025.90	2 505.61	0.00	25 195.55	10 101.04	1 780.11	4 182.43	3 901.03	237.47	87.42
河北	38 428.68	37 351.58	0.00	0.00	41 529.11	8 601.00	2 346.11	1 558.59	1 826.59	3 979.35	89.94
山西	47 500.74	45 221.75	2 278.99	0.00	44 440.44	7 391.09	1 453.57	2 866.94	700.37	609.75	101.76
内蒙古	22 886.46	22 205.17	681.29	0.00	22 838.81	4 605.39	1 759.17	1 457.87	1 410.58	794.79	97.23
辽宁	–	–	–	–	–	–	–	–	–	–	–
吉林	27 292.69	14 977.78	12 286.04	0.00	26 527.89	4 096.03	1 133.72	973.30	689.85	385.83	56.46
黑龙江	49 717.03	49 005.97	458.38	0.00	49 785.64	9 652.06	2 623.77	0.00	897.11	1 320.07	98.43
上海	101 727.18	94 180.92	2 246.46	4 128.95	119 358.07	23 774.76	2 179.37	13 962.22	4 543.83	462.01	78.91
江苏	112 725.73	88 793.22	15 101.13	0.00	87 873.44	16 675.38	2 644.17	7 910.70	1 935.01	1 645.39	101.05
浙江	239 147.11	49 624.01	23 361.00	0.00	78 026.41	19 720.14	2 217.15	7 132.14	10 370.85	191.61	63.60
安徽	25 916.78	23 636.42	1 973.20	0.00	26 072.11	5 382.11	1 406.42	1 131.68	3 660.51	1 276.26	90.66
福建	45 938.01	44 289.32	1 644.50	0.00	32 464.18	7 188.67	1 790.45	3 296.20	2 843.75	1 753.82	136.43
江西	33 600.37	33 600.37	0.00	0.00	32 363.64	5 185.35	1 318.31	2 727.36	940.31	761.95	103.82
山东	56 618.58	51 163.99	5 276.80	0.00	55 334.30	13 161.07	1 785.28	2 503.85	3 313.32	1 228.97	92.46

续表

地区	总收入/万元	财政补助收入/万元	事业收入/万元	经营收入/万元	总支出/万元	人员支出/万元	基本工资/万元	绩效工资/万元	社会保障费/万元	离退休费/万元	财政补助收入占总支出比例/%
河南	60 249.00	53 310.00	1 102.00	0.00	56 677.00	9 272.00	2 248.00	1 283.00	1 532.00	1 375.00	94.06
湖北	60 342.65	47 651.60	0.00	11 709.51	55 145.62	11 123.42	5 240.90	4 282.42	1 241.00	283.21	86.41
湖南	45 009.90	32 617.50	11 396.30	0.00	22 339.10	8 204.70	2 525.70	4 196.40	944.20	451.80	146.01
广东	64 032.74	62 922.01	1 034.75	0.00	62 945.53	12 922.28	1 667.92	0.00	1 590.64	1 864.06	99.96
广西	107 002.30	45 333.20	18 815.67	0.00	92 018.12	10 269.56	2 431.42	3 776.99	2 680.96	346.66	49.27
海南	49 974.81	49 974.81	0.00	0.00	49 900.69	4 595.51	1 286.99	1 940.12	870.30	0.00	100.15
重庆	41 189.95	23 410.76	1 739.72	0.00	51 388.78	7 864.45	1 274.35	4 343.27	1 114.75	552.65	45.56
四川	128 627.42	112 037.95	16 426.62	114.59	122 564.26	14 422.55	3 780.76	5 770.48	3 702.87	1 465.27	91.41
贵州	37 911.99	32 598.86	1 541.16	0.00	38 795.61	8 091.57	2 590.14	1 513.17	853.89	1 008.02	84.03
云南	37 757.99	25 783.48	4 223.66	0.00	41 408.82	13 677.88	2 391.69	8 322.15	2 265.54	154.26	62.27
西藏	21 724.33	21 644.56	0.00	0.00	20 856.13	6 854.83	1 008.16	0.00	562.00	0.00	103.78
陕西	91 457.60	34 228.45	37 891.30	0.00	71 373.61	5 433.19	1 148.69	1 908.71	917.29	64.83	47.96
甘肃	27 426.45	26 945.24	481.21	0.00	33 572.88	7 398.84	1 967.25	3 586.69	651.74	86.49	80.26
青海	23 384.45	23 025.52	334.65	0.00	17 389.23	6 630.77	2 962.26	0.00	2 188.65	594.58	132.41
宁夏	22 464.08	22 423.02	41.06	0.00	13 884.91	3 981.23	1 223.97	1 365.36	1 177.83	385.34	161.49
新疆	24 456.51	23 961.70	356.82	0.00	19 089.59	8 476.87	2 053.69	1 799.98	1 763.96	1 092.82	125.52
新疆生产建设兵团	16 738.14	16 190.50	0.00	0.00	12 678.51	1 550.56	456.47	469.59	365.41	110.09	127.70

注:“–”指数据不符合逻辑,被剔除。

表 5-3-2　2022 年全国地（市）级疾病预防控制中心财政补助收入占总支出情况

地区	总收入/万元	财政补助收入/万元	事业收入/万元	经营收入/万元	总支出/万元	人员支出/万元	基本工资/万元	绩效工资/万元	社会保障费/万元	离退休费/万元	财政补助收入占总支出比例/%
全国	2 503 454.73	2 202 042.55	165 341.34	837.15	2 524 554.31	812 849.89	230 797.04	197 679.32	139 822.35	69 710.40	87.23
北京	—	—	—	—	—	—	—	—	—	—	—
天津	—	—	—	—	—	—	—	—	—	—	—
河北	57 248.58	56 761.56	0.00	0.00	61 730.53	28 490.53	8 284.74	9 688.13	6 267.54	5 581.02	91.95
山西	27 996.66	27 229.19	13.90	0.00	28 310.18	8 650.46	3 006.09	2 258.35	2 515.50	906.98	96.18
内蒙古	57 612.55	55 426.11	1 188.65	0.00	56 211.83	30 053.44	10 831.70	5 312.71	4 956.51	3 928.56	98.60
辽宁	80 600.07	79 175.91	197.34	0.00	82 402.62	33 859.07	12 754.81	6 855.87	6 304.54	1 796.39	96.08
吉林	44 346.24	36 227.39	1 470.46	0.00	43 486.15	12 943.22	4 983.99	2 583.90	2 137.78	173.08	83.31
黑龙江	81 938.52	81 196.85	86.46	0.00	83 353.57	23 245.43	9 028.73	552.05	4 327.68	2 710.59	97.41
上海	—	—	—	—	—	—	—	—	—	—	—
江苏	206 807.08	198 124.93	6 551.25	0.00	206 228.87	71 305.12	14 263.56	18 157.06	11 261.91	5 503.62	96.07
浙江	102 667.51	96 277.77	4 716.64	192.69	103 838.39	34 335.55	8 254.22	11 708.97	6 342.42	1 068.67	92.72
安徽	98 299.47	81 805.79	7 576.39	0.00	141 960.65	30 580.74	7 900.29	5 967.79	6 362.29	3 606.47	57.63
福建	65 573.16	57 930.91	1 206.55	0.00	52 653.25	20 378.58	3 956.65	8 581.74	2 335.91	2 108.60	110.02
江西	50 986.07	49 597.81	9.00	0.00	45 102.80	17 774.92	4 643.57	3 354.44	2 463.16	1 053.93	109.97
山东	203 925.46	200 263.72	1 069.29	0.00	203 852.21	59 698.65	17 438.46	18 155.76	9 644.51	4 639.03	98.24
河南	104 567.58	86 133.94	13 728.08	0.00	105 635.08	40 895.97	12 985.64	6 301.27	6 624.78	4 814.31	81.54
湖北	167 643.90	134 309.60	31 613.19	0.00	172 227.40	30 198.91	7 583.95	12 264.47	7 392.46	8 599.42	77.98

续表

地区	总收入/万元	财政补助收入/万元	事业收入/万元	经营收入/万元	总支出/万元	人员支出/万元	基本工资/万元	绩效工资/万元	社会保障费/万元	离退休费/万元	财政补助收入占总支出比例/%
湖南	96 237.66	89 309.67	3 817.34	10.07	91 634.26	33 006.97	8 587.20	11 063.60	5 610.74	3 909.75	97.46
广东	399 030.42	273 879.07	55 029.63	0.00	393 370.41	86 004.86	19 530.33	17 967.76	12 688.99	9 949.13	69.62
广西	92 191.48	62 927.15	26 407.55	0.00	91 307.65	27 645.29	8 563.95	9 057.03	7 129.80	1 289.34	68.92
海南	/	/	/	/	/	/	/	/	/	/	/
重庆	—	—	—	—	—	—	—	—	—	—	—
四川	112 555.10	99 568.56	5 098.84	0.00	114 130.16	44 264.55	11 321.04	14 420.75	7 381.60	2 013.71	87.24
贵州	33 763.87	29 927.82	583.99	0.00	37 589.41	12 452.45	3 644.82	2 229.95	2 102.00	1 484.59	79.62
云南	72 659.73	70 178.45	1 323.09	589.78	72 956.61	35 388.44	8 642.08	13 963.89	6 810.34	946.12	96.19
西藏	67 568.46	67 568.46	0.00	0.00	71 522.70	45 996.83	17 453.49	0.00	4 738.79	156.98	94.47
陕西	88 113.71	85 395.55	60.00	0.00	85 076.49	22 836.41	5 351.87	8 219.09	3 312.77	282.69	100.38
甘肃	39 417.37	37 616.91	1 200.00	44.61	37 182.30	20 991.84	8 766.80	3 067.42	2 415.51	375.56	101.17
青海	24 882.73	24 340.87	0.00	0.00	27 239.08	9 399.80	3 537.43	1 002.14	1 365.95	1 617.90	89.36
宁夏	19 225.50	16 852.43	1 615.65	0.00	20 828.95	6 242.06	1 393.16	592.05	1 356.01	193.52	80.91
新疆	61 740.96	59 443.12	33.52	0.00	56 569.98	21 943.93	6 684.99	3 166.61	5 020.04	702.52	105.08
新疆生产建设兵团	45 854.89	44 573.01	744.53	0.00	38 152.78	4 265.87	1 403.48	1 186.52	952.82	297.92	116.83

注:“—”表示不适用,无须填写;“/”指未填报。

表 5-3-3　2022 年全国县（区）级疾病预防控制中心财政补助收入占总支出情况

地区	总收入 / 万元	财政补助收入 / 万元	事业收入 / 万元	经营收入 / 万元	总支出 / 万元	人员支出 / 万元	基本工资 / 万元	绩效工资 / 万元	社会保障费 / 万元	离退休费 / 万元	财政补助收入占总支出比例 /%
全国	9 742 609.47	6 800 854.65	2 290 073.64	31 181.22	9 080 630.41	2 203 751.59	738 096.06	571 150.32	432 087.58	108 070.95	74.89
北京	339 084.35	153 831.35	163 565.99	0.00	342 018.05	70 863.41	11 150.42	32 432.91	14 635.44	2 500.65	44.98
天津	71 336.53	70 273.99	236.16	0.00	72 748.60	30 290.05	6 157.84	9 435.27	9 350.57	827.10	96.60
河北	272 578.45	185 401.36	69 641.47	4 769.53	249 092.33	70 697.15	30 691.23	17 667.07	17 408.41	6 313.21	74.43
山西	118 118.01	111 731.70	2 810.16	0.00	111 761.68	38 860.63	16 797.77	8 807.10	7 227.73	1 039.57	99.97
内蒙古	212 991.51	168 093.16	34 000.81	1 348.50	211 059.47	74 007.39	34 731.92	14 725.75	16 671.34	3 880.92	79.64
辽宁	148 822.43	125 963.73	13 473.02	3 088.24	142 903.73	60 448.92	23 433.57	11 186.70	12 252.00	1 827.67	88.15
吉林	260 797.74	226 919.72	25 326.31	0.00	210 633.27	41 056.39	19 102.77	7 695.10	7 010.17	1 331.76	107.73
黑龙江	208 060.26	183 834.52	14 726.17	0.00	190 064.50	58 533.27	36 014.94	3 441.24	12 307.04	6 608.06	96.72
上海	364 110.24	310 054.46	41 944.00	0.00	281 938.91	88 030.14	11 430.76	47 130.44	17 424.98	1 231.37	109.97
江苏	673 416.74	530 778.81	100 504.85	2 195.64	648 548.51	153 373.40	38 348.15	37 335.01	23 914.36	9 850.11	81.84
浙江	630 100.99	449 954.90	132 480.27	15.04	624 502.73	111 639.13	20 374.13	32 303.25	18 371.49	2 857.28	72.05
安徽	466 903.25	266 957.27	160 976.02	496.64	406 137.02	56 329.09	20 323.37	7 897.03	10 370.24	4 416.71	65.73
福建	293 760.04	161 827.06	88 570.75	4 357.53	284 058.82	61 409.03	16 533.70	16 234.89	10 832.93	3 811.18	56.97
江西	291 051.70	173 913.56	95 885.88	0.00	266 374.52	58 218.71	19 357.04	12 920.83	12 694.18	2 133.87	65.29
山东	562 779.62	419 096.96	107 337.67	40.00	559 236.71	137 285.77	43 664.36	28 435.40	28 084.01	7 494.25	74.94
河南	501 384.45	254 786.84	203 533.00	7 892.80	432 974.29	94 862.19	53 238.96	15 009.05	23 668.57	4 125.75	58.85
湖北	427 190.43	307 695.56	111 272.11	0.00	391 342.67	89 826.55	31 525.48	28 638.10	20 181.90	4 258.67	78.63

续表

地区	总收入/万元	财政补助收入/万元	事业收入/万元	经营收入/万元	总支出/万元	人员支出/万元	基本工资/万元	绩效工资/万元	社会保障费/万元	离退休费/万元	财政补助收入占总支出比例/%
湖南	500 465.26	300 403.07	170 017.67	5 955.03	473 024.22	93 395.70	33 647.90	24 561.92	17 405.59	5 976.09	63.51
广东	874 228.97	645 929.21	147 151.11	6.34	819 399.70	146 609.86	33 785.92	35 189.32	18 981.16	13 766.81	78.83
广西	259 010.73	149 314.73	93 841.64	13.50	242 434.72	62 410.98	26 239.87	17 666.29	15 822.93	1 642.86	61.59
海南	6 323.19	4 673.30	0.00	0.00	4 323.55	1 999.10	536.78	672.81	262.91	0.00	108.09
重庆	317 017.29	157 507.05	157 085.42	0.00	283 373.98	53 978.75	13 235.73	24 590.22	11 247.43	2 732.07	55.58
四川	628 797.97	460 527.22	144 555.07	0.42	601 728.05	158 071.67	45 579.83	49 169.09	26 283.87	4 771.71	76.53
贵州	159 448.38	103 995.72	24 670.87	79.34	132 715.94	55 744.97	20 199.91	10 776.87	9 413.26	5 413.97	78.36
云南	295 829.83	187 918.26	93 360.80	905.26	279 187.91	98 688.94	31 034.87	36 503.29	16 350.11	3 383.34	67.31
西藏	73 573.63	42 362.47	63.35	0.00	39 650.08	14 607.37	11 196.88	79.03	3 270.66	42.02	106.84
陕西	229 033.81	166 866.67	43 743.73	4.85	274 198.46	51 930.60	23 741.01	13 821.46	16 274.09	1 170.11	60.86
甘肃	112 552.15	95 276.54	9 895.85	0.00	102 585.98	41 418.32	21 455.28	5 954.79	8 361.46	963.46	92.87
青海	43 491.27	34 216.53	5 173.32	0.00	39 761.42	14 752.67	6 345.22	1 459.63	5 465.40	1 212.48	86.05
宁夏	34 262.37	21 060.90	12 114.61	0.00	33 495.54	9 801.98	3 857.44	1 209.85	2 560.02	222.83	62.88
新疆	324 953.86	298 128.39	14 905.83	0.00	289 119.77	81 291.11	25 078.80	11 565.40	12 260.30	1 671.59	103.12
新疆生产建设兵团	41 134.02	31 559.64	7 209.73	12.56	40 235.28	23 318.35	9 284.21	6 635.21	5 723.03	593.48	78.44

第 6 章　实验室管理

6.1　全国疾病预防控制中心特殊用途实验室

表 6-1-1　2022 年全国省级疾病预防控制中心特殊用途实验室建设情况 -1

地区	百级洁净室		ICP/MS 室		空气检测室		冷房		暖房		模拟现场测试室	
	总数量/个	平均面积/m^2	总数量/个	平均面积/m^2	总数量/个	平均面积/m^2	总数量/个	平均面积/m^2	总数量/个	平均面积/m^2	总数量/个	平均面积/m^2
标准	—	40.00~60.00	—	60.00~80.00	—	50.00~80.00	—	20.00~40.00	—	20.00~40.00	—	60.00~80.00
全国	25	41.35	33	49.64	7	44.67	17	88.35	1	20.00	16	38.75
东部	9	45.22	12	46.76	3	46.67	14	87.01	1	20.00	8	40.63
中部	6	34.64	8	51.78	1	51.20	3	94.60	0	0.00	4	50.00
西部	10	41.90	13	51.00	3	40.50	0	0.00	0	0.00	4	23.75
北京	2	25.00	2	59.00	0	0.00	0	0.00	0	0.00	0	0.00
天津	1	20.00	1	60.00	0	0.00	0	0.00	0	0.00	1	10.00
河北	1	38.52	0	0.00	0	0.00	0	0.00	0	0.00	1	40.00

续表

地区	百级洁净室		ICP/MS 室		空气检测室		冷房		暖房		模拟现场测试室	
	总数量/个	平均面积/m^2	总数量/个	平均面积/m^2	总数量/个	平均面积/m^2	总数量/个	平均面积/m^2	总数量/个	平均面积/m^2	总数量/个	平均面积/m^2
山西	0	0.00	0	0.00	0	0.00	0	0.00	0	0.00	0	0.00
内蒙古	0	0.00	0	0.00	0	0.00	0	0.00	0	0.00	0	0.00
辽宁	1	35.00	1	60.00	0	0.00	0	0.00	0	0.00	0	0.00
吉林	1	40.00	2	35.00	0	0.00	0	0.00	0	0.00	1	60.00
黑龙江	1	35.84	1	115.20	1	51.20	1	108.80	0	0.00	0	0.00
上海	1	150.00	2	27.50	1	50.00	1	28.00	1	20.00	2	35.00
江苏	0	0.00	1	30.00	1	40.00	1	31.00	0	0.00	1	36.00
浙江	0	0.00	1	104.52	0	0.00	0	0.00	0	0.00	1	42.00
安徽	1	40.00	2	47.50	0	0.00	0	0.00	0	0.00	0	0.00
福建	0	0.00	2	42.78	0	0.00	10	96.61	0	0.00	1	67.00
江西	1	30.00	1	40.00	0	0.00	0	0.00	0	0.00	1	40.00
山东	3	37.83	2	24.00	1	50.00	0	0.00	0	0.00	1	60.00
河南	0	0.00	0	0.00	0	0.00	0	0.00	0	0.00	0	0.00
湖北	1	32.00	1	64.00	0	0.00	2	87.50	0	0.00	1	70.00
湖南	1	30.00	1	30.00	0	0.00	0	0.00	0	0.00	1	30.00
广东	0	0.00	0	0.00	0	0.00	2	96.50	0	0.00	0	0.00

续表

地区	百级洁净室		ICP/MS室		空气检测室		冷房		暖房		模拟现场测试室	
	总数量/个	平均面积/m^2	总数量/个	平均面积/m^2	总数量/个	平均面积/m^2	总数量/个	平均面积/m^2	总数量/个	平均面积/m^2	总数量/个	平均面积/m^2
广西	1	15.00	1	48.20	1	21.50	0	0.00	0	0.00	1	5.00
海南	0	0.00	0	0.00	0	0.00	0	0.00	0	0.00	0	0.00
重庆	2	42.50	3	26.67	1	60.00	0	0.00	0	0.00	1	60.00
四川	2	100.00	2	25.00	0	0.00	0	0.00	0	0.00	1	20.00
贵州	0	0.00	0	0.00	0	0.00	0	0.00	0	0.00	0	0.00
云南	1	30.00	1	70.00	0	0.00	0	0.00	0	0.00	0	0.00
西藏	0	0.00	0	0.00	0	0.00	0	0.00	0	0.00	0	0.00
陕西	1	6.00	1	60.00	1	40.00	0	0.00	0	0.00	1	10.00
甘肃	1	36.00	2	10.00	0	0.00	0	0.00	0	0.00	0	0.00
青海	0	0.00	0	0.00	0	0.00	0	0.00	0	0.00	0	0.00
宁夏	1	22.00	0	0.00	0	0.00	0	0.00	0	0.00	0	0.00
新疆	0	0.00	2	150.00	0	0.00	0	0.00	0	0.00	0	0.00
新疆生产建设兵团	1	25.00	1	34.75	0	0.00	0	0.00	0	0.00	0	0.00

注：“—”表示不适用，无须填写。

表 6-1-2　2022 年全国省级疾病预防控制中心特殊用途实验室建设情况 -2

地区	全自动微生物仪室		γ 谱仪实验室		实验动物设施屏障环境		实验室药效测试室		消毒产品消毒效果检测室		BSL-1	
	总数量/个	平均面积/m^2	总数量/个	平均面积/m^2	总数量/个	平均面积/m^2	总数量/个	平均面积/m^2	总数量/个	平均面积/m^2	总数量/个	平均面积/m^2
标准	—	40.00~60.00	—	80.00	—	—	—	100.00~130.00	—	90.00~140.00	—	—
全国	13	38.91	4	161.75	22	669.67	19	120.89	28	95.79	59	75.57
东部	3	31.67	2	33.50	8	794.86	9	201.33	7	208.86	26	96.50
中部	1	96.00	2	290.00	5	1 011.76	7	53.57	11	89.63	6	73.74
西部	9	34.98	0	0.00	9	368.33	3	36.67	10	23.42	27	55.81
北京	0	0.00	1	36.00	1	700.00	0	0.00	0	0.00	11	34.78
天津	0	0.00	0	0.00	1	700.00	1	70.00	1	100.00	1	900.00
河北	1	20.00	0	0.00	0	0.00	1	26.00	1	108.00	0	0.00
山西	0	0.00	0	0.00	0	0.00	0	0.00	0	0.00	0	0.00
内蒙古	5	46.96	0	0.00	3	500.00	0	0.00	1	20.00	2	61.48
辽宁	0	0.00	0	0.00	0	0.00	0	0.00	0	0.00	1	21.00
吉林	0	0.00	0	0.00	0	0.00	2	40.00	1	35.00	2	40.00
黑龙江	1	96.00	1	80.00	1	567.78	0	0.00	6	138.50	2	116.22
上海	1	25.00	0	0.00	1	1 500.00	2	115.00	1	100.00	1	290.00
江苏	0	0.00	1	31.00	1	1 300.00	1	45.00	1	24.00	0	0.00
浙江	0	0.00	0	0.00	0	0.00	1	20.00	1	60.00	0	0.00
安徽	0	0.00	0	0.00	2	145.00	2	80.00	2	40.00	0	0.00
福建	1	50.00	0	0.00	1	552.00	1	41.00	1	70.00	10	80.35
江西	0	0.00	0	0.00	1	201.00	1	40.00	1	20.00	0	0.00
山东	0	0.00	0	0.00	1	240.00	1	60.00	0	0.00	0	0.00

续表

地区	全自动微生物仪室		γ谱仪实验室		实验动物设施屏障环境		实验室药效测试室		消毒产品消毒效果检测室		BSL-1	
	总数量/个	平均面积/m^2	总数量/个	平均面积/m^2	总数量/个	平均面积/m^2	总数量/个	平均面积/m^2	总数量/个	平均面积/m^2	总数量/个	平均面积/m^2
河南	0	0.00	0	0.00	0	0.00	0	0.00	0	0.00	0	0.00
湖北	0	0.00	1	500.00	1	4 000.00	1	70.00	0	0.00	1	30.00
湖南	0	0.00	0	0.00	0	0.00	1	25.00	1	20.00	1	100.00
广东	0	0.00	0	0.00	1	1 200.00	1	1 320.00	1	1 000.00	2	56.00
广西	0	0.00	0	0.00	1	600.00	1	20.00	2	35.60	0	0.00
海南	0	0.00	0	0.00	1	166.90	0	0.00	0	0.00	0	0.00
重庆	0	0.00	0	0.00	1	45.00	1	60.00	0	0.00	0	0.00
四川	1	20.00	0	0.00	1	390.00	0	0.00	1	20.00	0	0.00
贵州	0	0.00	0	0.00	0	0.00	0	0.00	0	0.00	5	44.00
云南	1	20.00	0	0.00	1	220.00	0	0.00	1	40.00	0	0.00
西藏	0	0.00	0	0.00	0	0.00	0	0.00	0	0.00	0	0.00
陕西	1	20.00	0	0.00	1	500.00	1	30.00	3	6.00	3	53.33
甘肃	1	20.00	0	0.00	1	60.00	0	0.00	1	25.00	0	0.00
青海	0	0.00	0	0.00	0	0.00	0	0.00	0	0.00	5	17.80
宁夏	0	0.00	0	0.00	0	0.00	0	0.00	0	0.00	5	38.76
新疆	0	0.00	0	0.00	0	0.00	0	0.00	1	40.00	7	103.03
新疆生产建设兵团	0	0.00	0	0.00	0	0.00	0	0.00	0	0.00	0	0.00

注:"—"表示不适用,无须填写。

表 6-1-3 2022 年全国省级疾病预防控制中心特殊用途实验室建设情况 -3

地区	BSL-1						BSL-2					
	实验室数量 / 个	核心间数量 / 个	面积 /m^2	平均压力 零压力的实验室数量 / 个	平均压力 非零压力的实验室数量 / 个	备案数量 / 个	实验室数量 / 个	核心间数量 / 个	面积 /m^2	平均压力 零压力的实验室数量 / 个	平均压力 非零压力的实验室数量 / 个	备案数量 / 个
标准	—	—	—	—	—	—	—	—	—	—	—	—
全国	59	79	4 458.44	58	1	45	390	796	48 836.36	359	0	381
东部	26	29	2 509.05	26	0	24	171	252	23 795.66	152	0	170
中部	6	7	442.44	6	0	5	92	180	10 172.97	90	0	88
西部	27	43	1 506.95	26	1	16	127	364	14 867.73	117	0	123
北京	11	0	382.55	11	0	11	32	0	1 371.23	32	0	32
天津	1	5	900.00	1	0	1	3	38	8 820.63	0	0	3
河北	0	0	0.00	0	0	0	10	21	3 416.52	10	0	10
山西	0	0	0.00	0	0	0	0	0	0.00	0	0	0
内蒙古	2	2	122.95	1	1	0	5	9	278.78	4	0	3
辽宁	1	1	21.00	1	0	0	13	16	678.48	12	0	12
吉林	2	2	80.00	2	0	2	12	12	291.00	11	0	12
黑龙江	2	2	232.44	2	0	2	14	16	981.00	13	0	14
上海	1	11	290.00	1	0	0	3	42	1 668.00	3	0	3
江苏	0	0	0.00	0	0	0	18	27	934.82	8	0	18
浙江	0	0	0.00	0	0	0	21	42	2 337.00	17	0	21
安徽	0	0	0.00	0	0	0	14	17	1 150.00	14	0	10
福建	10	10	803.50	10	0	10	26	26	1 454.98	26	0	26
江西	0	0	0.00	0	0	0	24	29	1 069.29	24	0	24

续表

地区	BSL-1						BSL-2					
	实验室数量/个	核心间数量/个	面积/m²	平均压力		备案数量/个	实验室数量/个	核心间数量/个	面积/m²	平均压力		备案数量/个
				零压力的实验室数量/个	非零压力的实验室数量/个					零压力的实验室数量/个	非零压力的实验室数量/个	
山东	0	0	0.00	0	0	0	20	13	1 515.00	20	0	20
河南	0	0	0.00	0	0	0	6	46	1 663.32	6	0	6
湖北	1	1	30.00	1	0	1	17	38	1 645.36	17	0	17
湖南	1	2	100.00	1	0	0	5	22	3 373.00	5	0	5
广东	2	2	112.00	2	0	2	24	23	1 302.00	24	0	24
广西	0	0	0.00	0	0	0	17	145	5 058.45	17	0	17
海南	0	0	0.00	0	0	0	1	4	297.00	0	0	1
重庆	0	0	0.00	0	0	0	2	5	620.00	2	0	2
四川	0	0	0.00	0	0	0	12	23	620.00	12	0	12
贵州	5	11	220.00	5	0	5	27	63	1 055.00	27	0	27
云南	0	0	0.00	0	0	0	4	19	2 069.00	4	0	4
西藏	0	0	0.00	0	0	0	3	9	771.00	2	0	1
陕西	3	4	160.00	3	0	0	13	21	598.00	13	0	13
甘肃	0	0	0.00	0	0	0	13	41	2 203.00	10	0	13
青海	5	0	89.00	5	0	5	14	0	661.00	14	0	14
宁夏	5	8	193.80	5	0	5	6	6	190.80	4	0	6
新疆	7	18	721.20	7	0	1	9	20	657.70	6	0	9
新疆生产建设兵团	0	0	0.00	0	0	0	2	3	85.00	2	0	2

注:“—”表示不适用,无须填写。

表 6-1-4　2022 年全国省级疾病预防控制中心特殊用途实验室建设情况 -4

地区	ABSL-2						增强型 BSL-2					
	实验室数量 / 个	核心间数量 / 个	面积 /m²	平均压力		备案数量 / 个	实验室数量 / 个	核心间数量 / 个	面积 /m²	平均压力		备案数量 / 个
				零压力的实验室数量 / 个	非零压力的实验室数量 / 个					零压力的实验室数量 / 个	非零压力的实验室数量 / 个	
标准	—	—	—	—	—	—	—	—	—	—	—	—
全国	0	0	0.00	0	0	0	68	101	4 604.20	5	63	65
东部	0	0	0.00	0	0	0	29	47	2 495.64	4	25	29
中部	0	0	0.00	0	0	0	18	19	820.53	1	17	16
西部	0	0	0.00	0	0	0	21	35	1 288.03	0	21	20
北京	0	0	0.00	0	0	0	3	0	64.08	3	0	3
天津	0	0	0.00	0	0	0	1	4	600.00	0	1	1
河北	0	0	0.00	0	0	0	0	0	0.00	0	0	0
山西	0	0	0.00	0	0	0	0	0	0.00	0	0	0
内蒙古	0	0	0.00	0	0	0	7	12	499.73	0	7	6
辽宁	0	0	0.00	0	0	0	2	5	90.31	0	2	2
吉林	0	0	0.00	0	0	0	5	6	170.00	0	5	3
黑龙江	0	0	0.00	0	0	0	12	12	595.53	0	12	12
上海	0	0	0.00	0	0	0	1	2	120.00	1	0	1
江苏	0	0	0.00	0	0	0	0	0	0.00	0	0	0
浙江	0	0	0.00	0	0	0	0	0	0.00	0	0	0
安徽	0	0	0.00	0	0	0	0	0	0.00	0	0	0
福建	0	0	0.00	0	0	0	1	15	466.00	0	1	1
江西	0	0	0.00	0	0	0	1	1	55.00	1	0	1

续表

地区	ABSL-2						增强型 BSL-2					
	实验室数量/个	核心间数量/个	面积/m^2	平均压力		备案数量/个	实验室数量/个	核心间数量/个	面积/m^2	平均压力		备案数量/个
				零压力的实验室数量/个	非零压力的实验室数量/个					零压力的实验室数量/个	非零压力的实验室数量/个	
山东	0	0	0.00	0	0	0	20	19	955.25	0	20	20
河南	0	0	0.00	0	0	0	0	0	0.00	0	0	0
湖北	0	0	0.00	0	0	0	0	0	0.00	0	0	0
湖南	0	0	0.00	0	0	0	0	0	0.00	0	0	0
广东	0	0	0.00	0	0	0	0	0	0.00	0	0	0
广西	0	0	0.00	0	0	0	0	0	0.00	0	0	0
海南	0	0	0.00	0	0	0	1	2	200.00	0	1	1
重庆	0	0	0.00	0	0	0	0	0	0.00	0	0	0
四川	0	0	0.00	0	0	0	1	2	170.00	0	1	1
贵州	0	0	0.00	0	0	0	0	0	0.00	0	0	0
云南	0	0	0.00	0	0	0	0	0	0.00	0	0	0
西藏	0	0	0.00	0	0	0	0	0	0.00	0	0	0
陕西	0	0	0.00	0	0	0	3	3	55.00	0	3	3
甘肃	0	0	0.00	0	0	0	2	4	168.00	0	2	2
青海	0	0	0.00	0	0	0	1	2	50.00	0	1	1
宁夏	0	0	0.00	0	0	0	1	5	48.80	0	1	1
新疆	0	0	0.00	0	0	0	6	7	296.50	0	6	6
新疆生产建设兵团	0	0	0.00	0	0	0	0	0	0.00	0	0	0

注:“—”表示不适用,无须填写。

表 6-1-5　2022 年全国地（市）级疾病预防控制中心特殊用途实验室建设情况 -1

地区	百级洁净室		ICP/MS 室		空气检测室		冷房		暖房		模拟现场测试室	
	总数量 / 个	平均面积 /m²	总数量 / 个	平均面积 /m²	总数量 / 个	平均面积 /m²	总数量 / 个	平均面积 /m²	总数量 / 个	平均面积 /m²	总数量 / 个	平均面积 /m²
标准	—	40.00~60.00	—	60.00~80.00	—	50.00~80.00	—	20.00~40.00	—	20.00~40.00	—	60.00~80.00
全国	100	42.91	133	39.48	4	31.73	2	35.00	3	20.00	5	27.06
东部	48	47.73	55	31.14	4	31.73	1	20.00	1	10.00	1	13.37
中部	29	34.07	30	32.07	0	0.00	0	0.00	1	20.00	3	35.61
西部	23	44.01	48	53.66	0	0.00	1	50.00	1	30.00	1	15.12
北京	—	—	—	—	—	—	—	—	—	—	—	—
天津	—	—	—	—	—	—	—	—	—	—	—	—
河北	5	54.10	9	28.36	0	0.00	0	0.00	0	0.00	0	0.00
山西	0	0.00	1	19.20	0	0.00	0	0.00	0	0.00	0	0.00
内蒙古	2	39.44	10	128.76	0	0.00	0	0.00	0	0.00	0	0.00
辽宁	8	36.88	6	25.83	4	31.73	0	0.00	1	10.00	0	0.00
吉林	8	42.50	2	40.00	0	0.00	0	0.00	0	0.00	0	0.00
黑龙江	1	25.00	1	46.07	0	0.00	0	0.00	0	0.00	1	30.00
上海	—	—	—	—	—	—	—	—	—	—	—	—
江苏	5	99.00	16	32.99	0	0.00	0	0.00	0	0.00	0	0.00
浙江	7	73.60	6	37.43	0	0.00	0	0.00	0	0.00	0	0.00
安徽	5	34.00	5	28.20	0	0.00	0	0.00	0	0.00	0	0.00
福建	1	10.00	2	19.40	0	0.00	0	0.00	0	0.00	0	0.00
江西	2	26.00	3	25.33	0	0.00	0	0.00	0	0.00	1	64.83
山东	12	37.43	9	32.47	0	0.00	0	0.00	0	0.00	0	0.00

续表

地区	百级洁净室		ICP/MS 室		空气检测室		冷房		暖房		模拟现场测试室	
	总数量/个	平均面积/m²	总数量/个	平均面积/m²	总数量/个	平均面积/m²	总数量/个	平均面积/m²	总数量/个	平均面积/m²	总数量/个	平均面积/m²
河南	7	24.46	8	36.60	0	0.00	0	0.00	1	20.00	0	0.00
湖北	2	24.93	3	21.02	0	0.00	0	0.00	0	0.00	0	0.00
湖南	4	45.00	7	34.86	0	0.00	0	0.00	0	0.00	1	12.00
广东	10	25.64	6	33.83	0	0.00	1	20.00	0	0.00	0	0.00
广西	1	6.00	0	0.00	0	0.00	0	0.00	0	0.00	0	0.00
海南	0	0.00	1	16.00	0	0.00	0	0.00	0	0.00	1	13.37
重庆	—	—	—	—	—	—	—	—	—	—	—	—
四川	10	34.69	15	30.00	0	0.00	0	0.00	1	30.00	1	15.12
贵州	1	70.00	7	34.29	0	0.00	1	50.00	0	0.00	0	0.00
云南	2	50.76	2	40.00	0	0.00	0	0.00	0	0.00	0	0.00
西藏	0	0.00	0	0.00	0	0.00	0	0.00	0	0.00	0	0.00
陕西	1	78.00	3	23.33	0	0.00	0	0.00	0	0.00	0	0.00
甘肃	4	42.23	5	43.55	0	0.00	0	0.00	0	0.00	0	0.00
青海	0	0.00	1	25.00	0	0.00	0	0.00	0	0.00	0	0.00
宁夏	0	0.00	3	35.00	0	0.00	0	0.00	0	0.00	0	0.00
新疆	2	81.00	2	50.00	0	0.00	0	0.00	0	0.00	0	0.00
新疆生产建设兵团	0	0.00	0	0.00	0	0.00	0	0.00	0	0.00	0	0.00

注:“—”表示不适用,无须填写。

表 6-1-6　2022 年全国地（市）级疾病预防控制中心特殊用途实验室建设情况 -2

地区	全自动微生物仪室		γ 谱仪实验室		实验动物设施屏障环境		实验室药效测试室		消毒产品消毒效果检测室		BSL-1	
	总数量/个	平均面积/m^2	总数量/个	平均面积/m^2	总数量/个	平均面积/m^2	总数量/个	平均面积/m^2	总数量/个	平均面积/m^2	总数量/个	平均面积/m^2
标准	—	—	—	—	—	—	—	—	—	—	—	—
全国	30	36.62	5	27.50	4	241.20	11	47.43	16	35.23	86	78.33
东部	8	30.63	1	40.00	3	246.67	2	24.19	8	39.88	28	90.61
中部	11	28.09	2	35.00	1	224.78	4	61.70	4	32.14	27	69.76
西部	11	49.50	3	18.33	0	0.00	5	45.32	4	29.00	31	74.71
北京	—	—	—	—	—	—	—	—	—	—	—	—
天津	—	—	—	—	—	—	—	—	—	—	—	—
河北	0	0.00	0	0.00	1	20.00	1	35.00	2	48.00	2	38.00
山西	2	17.50	0	0.00	0	0.00	0	0.00	0	0.00	3	60.00
内蒙古	1	110.00	0	0.00	0	0.00	0	0.00	0	0.00	5	64.18
辽宁	1	20.00	0	0.00	0	0.00	0	0.00	0	0.00	2	37.50
吉林	3	40.00	1	40.00	0	0.00	0	0.00	0	0.00	1	40.00
黑龙江	0	0.00	0	0.00	1	224.78	1	45.00	1	10.00	7	51.43
上海	—	—	—	—	—	—	—	—	—	—	—	—
江苏	4	42.75	0	0.00	0	0.00	0	0.00	5	42.21	0	0.00
浙江	1	10.00	1	40.00	1	50.00	0	0.00	1	12.00	3	53.33
安徽	0	0.00	0	0.00	0	0.00	0	0.00	0	0.00	0	0.00
福建	0	0.00	0	0.00	0	0.00	0	0.00	0	0.00	0	0.00
江西	1	42.00	0	0.00	0	0.00	1	39.90	0	0.00	7	44.71

续表

地区	全自动微生物仪室		γ谱仪实验室		实验动物设施屏障环境		实验室药效测试室		消毒产品消毒效果检测室		BSL-1	
	总数量/个	平均面积/m^2	总数量/个	平均面积/m^2	总数量/个	平均面积/m^2	总数量/个	平均面积/m^2	总数量/个	平均面积/m^2	总数量/个	平均面积/m^2
山东	0	0.00	0	0.00	0	0.00	0	0.00	0	0.00	18	50.00
河南	3	24.00	0	0.00	0	0.00	0	0.00	1	25.00	2	250.00
湖北	0	0.00	0	0.00	0	0.00	1	11.90	2	46.78	7	70.09
湖南	2	20.00	1	30.00	0	0.00	1	150.00	0	0.00	0	0.00
广东	2	22.00	0	0.00	1	670.00	0	0.00	0	0.00	3	442.00
广西	0	0.00	0	0.00	0	0.00	0	0.00	0	0.00	1	30.00
海南	0	0.00	0	0.00	0	0.00	1	13.37	0	0.00	0	0.00
重庆	—	—	—	—	—	—	—	—	—	—	—	—
四川	6	33.86	1	15.00	0	0.00	2	20.00	1	25.00	6	70.00
贵州	0	0.00	0	0.00	0	0.00	0	0.00	0	0.00	2	45.00
云南	0	0.00	1	30.00	0	0.00	1	100.00	0	0.00	2	167.50
西藏	0	0.00	0	0.00	0	0.00	0	0.00	0	0.00	0	0.00
陕西	0	0.00	0	0.00	0	0.00	0	0.00	0	0.00	3	29.67
甘肃	3	22.20	1	10.00	0	0.00	1	26.60	0	0.00	3	86.67
青海	0	0.00	0	0.00	0	0.00	0	0.00	0	0.00	7	33.57
宁夏	0	0.00	0	0.00	0	0.00	1	60.00	0	0.00	1	36.00
新疆	1	164.70	0	0.00	0	0.00	0	0.00	3	30.33	1	500.00
新疆生产建设兵团	0	0.00	0	0.00	0	0.00	0	0.00	0	0.00	0	0.00

注:“—”表示不适用,无须填写。

表 6-1-7 2022 年全国地（市）级疾病预防控制中心特殊用途实验室建设情况 -3

地区	BSL-1						BSL-2					
	实验室数量 / 个	核心间数量 / 个	面积 /m²	平均压力		备案数量 / 个	实验室数量 / 个	核心间数量 / 个	面积 /m²	平均压力		备案数量 / 个
				零压力的实验室数量 / 个	非零压力的实验室数量 / 个					零压力的实验室数量 / 个	非零压力的实验室数量 / 个	
标准	—	—	—	—	—	—	—	—	—	—	—	—
全国	86	156	6 736.57	75	11	72	1 399	3 390	150 887.75	913.00	0	1 347
东部	28	50	2 537.00	28	0	24	486	958	54 128.97	346.00	0	476
中部	27	48	1 883.65	17	10	27	401	843	33 121.46	257.00	0	387
西部	31	58	2 315.92	30	1	21	512	1 589	63 637.32	310.00	0	484
北京	—	—	—	—	—	—	—	—	—	—	—	—
天津	—	—	—	—	—	—	—	—	—	—	—	—
河北	2	2	76.00	2	0	0	53	118	5 546.26	25.00	0	53
山西	3	9	180.00	0	3	3	30	102	3 493.38	20.00	0	21
内蒙古	5	11	320.92	5	0	5	32	79	2 841.67	18.00	0	29
辽宁	2	4	75.00	2	0	2	29	55	2 717.52	20.00	0	29
吉林	1	1	40.00	1	0	1	32	41	1 457.15	22.00	0	30
黑龙江	7	9	360.00	7	0	7	32	70	1 881.39	27.00	0	32
上海	—	—	—	—	—	—	—	—	—	—	—	—
江苏	0	0	0.00	0	0	0	52	82	8 855.19	33.00	0	47
浙江	3	3	160.00	3	0	3	69	104	3 407.08	63.00	0	69
安徽	0	0	0.00	0	0	0	93	150	6 994.00	63.00	0	91
福建	0	0	0.00	0	0	0	42	77	2 755.20	31.00	0	40
江西	7	15	313.00	3	4	7	61	158	3 096.10	25.00	0	61

续表

地区	BSL-1						BSL-2					
	实验室数量/个	核心间数量/个	面积/m^2	平均压力		备案数量/个	实验室数量/个	核心间数量/个	面积/m^2	平均压力		备案数量/个
				零压力的实验室数量/个	非零压力的实验室数量/个					零压力的实验室数量/个	非零压力的实验室数量/个	
山东	18	21	900.00	18	0	18	138	228	12 184.24	93.00	0	137
河南	2	5	500.00	2	0	2	46	108	6 478.62	38.00	0	46
湖北	7	9	490.65	4	3	7	78	129	5 067.82	43.00	0	78
湖南	0	0	0.00	0	0	0	29	85	4 653.00	19.00	0	28
广东	3	20	1 326.00	3	0	1	93	277	16 120.48	73.00	0	91
广西	1	1	30.00	1	0	1	41	246	12 069.51	35.00	0	41
海南	0	0	0.00	0	0	0	10	17	2 543.00	8.00	0	10
重庆	—	—	—	—	—	—	—	—	—	—	—	—
四川	6	8	420.00	6	0	1	124	260	10 324.54	91.00	0	119
贵州	2	3	90.00	1	1	1	46	157	5 219.00	18.00	0	46
云南	2	7	335.00	2	0	2	48	204	11 904.97	25.00	0	47
西藏	0	0	0.00	0	0	0	5	6	608.86	0.00	0	3
陕西	3	5	89.00	3	0	3	41	78	2 832.60	36.00	0	41
甘肃	3	7	260.00	3	0	2	51	241	5 226.42	32.00	0	40
青海	7	7	235.00	7	0	4	26	66	3 454.49	12.00	0	25
宁夏	1	1	36.00	1	0	1	32	71	2 652.94	16.00	0	32
新疆	1	8	500.00	1	0	1	62	175	6 269.32	24.00	0	61
新疆生产建设兵团	0	0	0.00	0	0	0	4	6	233.00	3.00	0	0

注："—"表示不适用，无须填写。

表 6-1-8　2022 年全国地（市）级疾病预防控制中心特殊用途实验室建设情况 -4

地区	ABSL-2						增强型 BSL-2					
	实验室数量 / 个	核心间数量 / 个	面积 /m²	平均压力		备案数量 / 个	实验室数量 / 个	核心间数量 / 个	面积 /m²	平均压力		备案数量 / 个
				零压力的实验室数量 / 个	非零压力的实验室数量 / 个					零压力的实验室数量 / 个	非零压力的实验室数量 / 个	
标准	—	—	—	—	—	—	—	—	—	—	—	—
全国	0	0	0.00	0	0	0	174	401	17 327.26	8	166	169
东部	0	0	0.00	0	0	0	69	144	6 919.63	1	68	68
中部	0	0	0.00	0	0	0	36	79	2 801.75	1	35	35
西部	0	0	0.00	0	0	0	69	178	7 605.88	6	63	66
北京	—	—	—	—	—	—	—	—	—	—	—	—
天津	—	—	—	—	—	—	—	—	—	—	—	—
河北	0	0	0.00	0	0	0	2	6	270.00	0	2	2
山西	0	0	0.00	0	0	0	0	0	0.00	0	0	0
内蒙古	0	0	0.00	0	0	0	5	20	929.69	1	4	5
辽宁	0	0	0.00	0	0	0	10	33	1 730.84	0	10	10
吉林	0	0	0.00	0	0	0	11	19	596.29	0	11	10
黑龙江	0	0	0.00	0	0	0	1	5	403.40	0	1	1
上海	—	—	—	—	—	—	—	—	—	—	—	—
江苏	0	0	0.00	0	0	0	17	31	2 311.27	0	17	17
浙江	0	0	0.00	0	0	0	11	14	611.16	0	11	11
安徽	0	0	0.00	0	0	0	6	14	544.00	0	6	6
福建	0	0	0.00	0	0	0	2	7	160.00	0	2	2
江西	0	0	0.00	0	0	0	0	0	0.00	0	0	0

续表

地区	ABSL-2 实验室数量/个	ABSL-2 核心间数量/个	ABSL-2 面积/m²	ABSL-2 平均压力 零压力的实验室数量/个	ABSL-2 平均压力 非零压力的实验室数量/个	ABSL-2 备案数量/个	增强型 BSL-2 实验室数量/个	增强型 BSL-2 核心间数量/个	增强型 BSL-2 面积/m²	增强型 BSL-2 平均压力 零压力的实验室数量/个	增强型 BSL-2 平均压力 非零压力的实验室数量/个	增强型 BSL-2 备案数量/个
山东	0	0	0.00	0	0	0	18	31	936.36	0	18	17
河南	0	0	0.00	0	0	0	9	23	726.20	1	8	9
湖北	0	0	0.00	0	0	0	8	16	491.86	0	8	8
湖南	0	0	0.00	0	0	0	1	2	40.00	0	1	1
广东	0	0	0.00	0	0	0	5	10	320.00	1	4	5
广西	0	0	0.00	0	0	0	2	3	450.00	1	1	2
海南	0	0	0.00	0	0	0	4	12	580.00	0	4	4
重庆	—	—	—	—	—	—	—	—	—	—	—	—
四川	0	0	0.00	0	0	0	20	30	1 066.98	2	18	20
贵州	0	0	0.00	0	0	0	2	4	150.00	0	2	2
云南	0	0	0.00	0	0	0	10	50	1 949.65	0	10	8
西藏	0	0	0.00	0	0	0	0	0	0.00	0	0	0
陕西	0	0	0.00	0	0	0	15	28	838.80	2	13	15
甘肃	0	0	0.00	0	0	0	6	14	936.80	0	6	6
青海	0	0	0.00	0	0	0	3	6	337.00	0	3	3
宁夏	0	0	0.00	0	0	0	0	0	0.00	0	0	0
新疆	0	0	0.00	0	0	0	2	10	462.96	0	2	1
新疆生产建设兵团	0	0	0.00	0	0	0	4	13	484.00	0	4	4

注："—"表示不适用，无须填写。

表 6-1-9 2022 年全国县(区)级疾病预防控制中心特殊用途实验室建设情况 -1

地区	百级洁净室		ICP/MS 室		空气检测室		冷房		暖房		模拟现场测试室	
	总数量/个	平均面积/m²	总数量/个	平均面积/m²	总数量/个	平均面积/m²	总数量/个	平均面积/m²	总数量/个	平均面积/m²	总数量/个	平均面积/m²
标准	—	—	—	—	—	—	—	—	—	—	—	—
全国	232	38.42	126	42.14	5	131.96	8	17.38	9	46.89	1	22.85
东部	100	45.23	60	31.67	1	27.20	3	11.33	3	14.33	0	0.00
中部	69	33.11	12	34.20	3	94.20	0	0.00	6	63.17	1	22.85
西部	63	33.42	54	55.54	1	350.00	5	21.00	0	0.00	0	0.00
北京	3	58.47	6	32.48	0	0.00	1	6.00	2	11.50	0	0.00
天津	3	40.90	2	19.30	0	0.00	0	0.00	0	0.00	0	0.00
河北	7	35.66	1	49.61	0	0.00	0	0.00	0	0.00	0	0.00
山西	0	0.00	0	0.00	0	0.00	0	0.00	0	0.00	0	0.00
内蒙古	8	23.87	2	176.00	0	0.00	1	45.00	0	0.00	0	0.00
辽宁	16	70.45	2	22.25	1	27.20	0	0.00	0	0.00	0	0.00
吉林	23	34.06	1	20.00	0	0.00	0	0.00	0	0.00	0	0.00
黑龙江	7	35.76	1	44.17	1	202.60	0	0.00	6	63.17	1	22.85
上海	7	51.40	13	30.17	0	0.00	1	21.00	1	20.00	0	0.00
江苏	14	37.32	6	29.67	0	0.00	0	0.00	0	0.00	0	0.00
浙江	25	39.77	4	46.85	0	0.00	0	0.00	0	0.00	0	0.00
安徽	7	36.29	1	10.00	0	0.00	0	0.00	0	0.00	0	0.00
福建	7	75.29	2	32.50	0	0.00	0	0.00	0	0.00	0	0.00
江西	1	32.00	0	0.00	0	0.00	0	0.00	0	0.00	0	0.00
山东	4	30.50	8	33.25	0	0.00	0	0.00	0	0.00	0	0.00

续表

地区	百级洁净室		ICP/MS 室		空气检测室		冷房		暖房		模拟现场测试室	
	总数量/个	平均面积/m^2	总数量/个	平均面积/m^2	总数量/个	平均面积/m^2	总数量/个	平均面积/m^2	总数量/个	平均面积/m^2	总数量/个	平均面积/m^2
河南	17	29.05	2	23.10	0	0.00	0	0.00	0	0.00	0	0.00
湖北	3	18.79	4	55.00	1	40.00	0	0.00	0	0.00	0	0.00
湖南	11	37.69	3	23.33	1	40.00	0	0.00	0	0.00	0	0.00
广东	14	23.02	16	30.26	0	0.00	1	7.00	0	0.00	0	0.00
广西	6	25.89	0	0.00	0	0.00	0	0.00	0	0.00	0	0.00
海南	0	0.00	0	0.00	0	0.00	0	0.00	0	0.00	0	0.00
重庆	7	46.06	8	33.20	0	0.00	0	0.00	0	0.00	0	0.00
四川	33	33.30	22	22.42	1	350.00	0	0.00	0	0.00	0	0.00
贵州	3	19.28	16	88.76	0	0.00	0	0.00	0	0.00	0	0.00
云南	4	62.46	4	96.25	0	0.00	0	0.00	0	0.00	0	0.00
西藏	0	0.00	0	0.00	0	0.00	4	15.00	0	0.00	0	0.00
陕西	1	10.00	0	0.00	0	0.00	0	0.00	0	0.00	0	0.00
甘肃	0	0.00	0	0.00	0	0.00	0	0.00	0	0.00	0	0.00
青海	0	0.00	1	23.40	0	0.00	0	0.00	0	0.00	0	0.00
宁夏	0	0.00	0	0.00	0	0.00	0	0.00	0	0.00	0	0.00
新疆	1	20.00	1	60.00	0	0.00	0	0.00	0	0.00	0	0.00
新疆生产建设兵团	0	0.00	0	0.00	0	0.00	0	0.00	0	0.00	0	0.00

注:“—”表示不适用,无须填写。

表 6-1-10 2022 年全国县（区）级疾病预防控制中心特殊用途实验室建设情况 -2

地区	全自动微生物仪室		γ谱仪实验室		实验动物设施屏障环境		实验室药效测试室		消毒产品消毒效果检测室		BSL-1	
	总数量/个	平均面积/m²	总数量/个	平均面积/m²	总数量/个	平均面积/m²	总数量/个	平均面积/m²	总数量/个	平均面积/m²	总数量/个	平均面积/m²
标准	—	—	—	—	—	—	—	—	—	—	—	—
全国	56	28.57	9	24.76	0	0.00	1	40.00	39	63.59	388	67.04
东部	29	28.76	5	22.80	0	0.00	0	0.00	18	65.06	122	60.53
中部	8	39.13	1	18.50	0	0.00	0	0.00	12	74.59	107	61.02
西部	19	23.83	3	30.10	0	0.00	1	40.00	9	46.00	159	76.08
北京	2	15.00	1	20.00	0	0.00	0	0.00	3	28.33	12	98.64
天津	2	16.00	0	0.00	0	0.00	0	0.00	1	20.00	3	26.43
河北	0	0.00	0	0.00	0	0.00	0	0.00	0	0.00	36	46.15
山西	0	0.00	0	0.00	0	0.00	0	0.00	0	0.00	4	38.75
内蒙古	0	0.00	0	0.00	0	0.00	0	0.00	0	0.00	17	77.53
辽宁	0	0.00	0	0.00	0	0.00	0	0.00	1	54.40	6	71.70
吉林	0	0.00	1	18.50	0	0.00	0	0.00	1	40.00	7	37.57
黑龙江	0	0.00	0	0.00	0	0.00	0	0.00	4	145.53	8	74.67
上海	4	27.75	2	36.00	0	0.00	0	0.00	3	29.87	5	21.96
江苏	9	38.07	1	14.00	0	0.00	0	0.00	5	29.20	3	91.67
浙江	6	34.03	0	0.00	0	0.00	0	0.00	0	0.00	11	41.18
安徽	2	26.54	0	0.00	0	0.00	0	0.00	0	0.00	2	473.20
福建	0	0.00	0	0.00	0	0.00	0	0.00	0	0.00	11	39.95
江西	0	0.00	0	0.00	0	0.00	0	0.00	0	0.00	36	42.58
山东	1	30.00	0	0.00	0	0.00	0	0.00	0	0.00	21	63.54

续表

地区	全自动微生物仪室		γ谱仪实验室		实验动物设施屏障环境		实验室药效测试室		消毒产品消毒效果检测室		BSL-1	
	总数量/个	平均面积/m^2	总数量/个	平均面积/m^2	总数量/个	平均面积/m^2	总数量/个	平均面积/m^2	总数量/个	平均面积/m^2	总数量/个	平均面积/m^2
河南	0	0.00	0	0.00	0	0.00	0	0.00	1	30.00	8	109.63
湖北	4	46.24	0	0.00	0	0.00	0	0.00	4	39.74	31	56.42
湖南	2	37.50	0	0.00	0	0.00	0	0.00	2	42.00	11	37.18
广东	5	16.86	1	8.00	0	0.00	0	0.00	5	155.20	8	140.95
广西	0	0.00	1	30.30	0	0.00	0	0.00	1	40.00	2	237.50
海南	0	0.00	0	0.00	0	0.00	0	0.00	0	0.00	6	48.43
重庆	7	22.59	0	0.00	0	0.00	1	40.00	1	45.00	1	75.00
四川	6	19.83	0	0.00	0	0.00	0	0.00	3	25.00	24	41.76
贵州	3	40.83	2	30.00	0	0.00	0	0.00	1	200.00	33	47.88
云南	1	14.15	0	0.00	0	0.00	0	0.00	0	0.00	13	92.55
西藏	1	39.00	0	0.00	0	0.00	0	0.00	0	0.00	0	0.00
陕西	0	0.00	0	0.00	0	0.00	0	0.00	1	36.00	18	124.31
甘肃	1	0.00	0	0.00	0	0.00	0	0.00	0	0.00	16	134.64
青海	0	0.00	0	0.00	0	0.00	0	0.00	0	0.00	12	71.56
宁夏	0	0.00	0	0.00	0	0.00	0	0.00	0	0.00	1	25.00
新疆	0	0.00	0	0.00	0	0.00	0	0.00	0	0.00	19	44.61
新疆生产建设兵团	0	0.00	0	0.00	0	0.00	0	0.00	2	9.00	3	106.67

注:“—”表示不适用,无须填写。

表 6-1-11　2022 年全国县（区）级疾病预防控制中心特殊用途实验室建设情况 -3

地区	BSL-1						BSL-2					
	实验室数量 / 个	核心间数量 / 个	面积 /m^2	平均压力		备案数量 / 个	实验室数量 / 个	核心间数量 / 个	面积 /m^2	平均压力		备案数量 / 个
				零压力的实验室数量 / 个	非零压力的实验室数量 / 个					零压力的实验室数量 / 个	非零压力的实验室数量 / 个	
标准	—	—	—	—	—	—	—	—	—	—	—	—
全国	388	2 773	26 010.34	301	87	244	4 551	10 873	484 242.08	2 647	3	4 064
东部	122	225	7 384.40	89	33	80	1 457	3 234	191 818.46	840	1	1 310
中部	107	219	6 529.56	84	23	90	1 313	3 090	107 275.34	806	1	1 218
西部	159	2 329	12 096.38	128	31	74	1 781	4 549	185 148.28	1 001	1	1 536
北京	12	54	1 183.69	2	10	12	66	198	12 135.76	52	0	66
天津	3	4	79.30	2	1	0	30	104	21 297.20	6	0	30
河北	36	74	1 661.38	35	1	9	246	576	15 810.06	127	0	162
山西	4	6	155.00	3	1	3	73	197	6 218.95	34	0	64
内蒙古	17	44	1 318.00	10	7	12	235	738	23 758.60	115	0	214
辽宁	6	7	430.20	5	1	3	111	254	14 507.37	67	0	94
吉林	7	9	263.00	6	1	6	76	132	6 745.81	34	0	74
黑龙江	8	19	597.34	7	1	6	127	264	10 159.57	83	0	118
上海	5	6	109.81	4	1	5	36	144	14 439.19	23	0	28
江苏	3	8	275.00	0	3	1	158	295	31 823.93	85	0	147
浙江	11	10	453.00	11	0	8	226	337	16 232.24	171	0	218
安徽	2	4	946.40	2	0	1	152	388	12 276.79	83	1	145
福建	11	14	439.50	9	2	9	155	268	10 945.46	101	1	153
江西	36	80	1 532.88	31	5	36	221	613	14 293.80	170	0	219

续表

地区	BSL-1						BSL-2					
	实验室数量/个	核心间数量/个	面积/m²	平均压力		备案数量/个	实验室数量/个	核心间数量/个	面积/m²	平均压力		备案数量/个
				零压力的实验室数量/个	非零压力的实验室数量/个					零压力的实验室数量/个	非零压力的实验室数量/个	
山东	21	26	1 334.32	13	8	21	233	401	16 411.35	109	0	223
河南	8	26	877.00	6	2	4	216	501	18 317.13	131	0	168
湖北	31	62	1 748.94	24	7	30	241	502	20 134.38	127	0	237
湖南	11	13	409.00	5	6	4	207	493	19 128.91	144	0	193
广东	8	13	1 127.60	3	5	6	183	627	36 187.70	91	0	177
广西	2	13	475.00	0	2	2	123	407	15 210.16	68	0	115
海南	6	9	290.60	5	1	6	13	30	2 028.20	8	0	12
重庆	1	3	75.00	1	0	0	71	204	15 028.71	56	0	70
四川	24	34	1 002.24	18	6	3	466	870	30 359.99	268	0	415
贵州	33	2 074	1 580.00	27	6	22	173	542	15 340.26	104	0	153
云南	13	29	1 203.14	12	1	9	209	710	36 320.09	140	1	180
西藏	0	0	0.00	0	0	0	9	12	1 675.81	0	0	5
陕西	18	39	2 237.60	15	3	7	147	363	10 559.39	84	0	130
甘肃	16	37	2 154.20	13	3	7	88	214	7 564.56	40	0	56
青海	12	27	858.70	12	0	4	40	55	3 274.12	27	0	27
宁夏	1	2	25.00	1	0	1	29	67	2 125.67	15	0	22
新疆	19	22	847.50	17	2	6	159	294	21 912.92	57	0	140
新疆生产建设兵团	3	5	320.00	2	1	1	32	73	2 018.00	27	0	9

注:“—”表示不适用,无须填写。

表 6-1-12　2022 年全国县（区）级疾病预防控制中心特殊用途实验室建设情况 -4

地区	ABSL-2						增强型 BSL-2					
	实验室数量 / 个	核心间数量 / 个	面积 /m²	平均压力		备案数量 / 个	实验室数量 / 个	核心间数量 / 个	面积 /m²	平均压力		备案数量 / 个
				零压力的实验室数量 / 个	非零压力的实验室数量 / 个					零压力的实验室数量 / 个	非零压力的实验室数量 / 个	
标准	—	—	—	—	—	—	—	—	—	—	—	—
全国	6	17	1 237.21	3	3	6	213	533	26 278.14	9	204	194
东部	1	1	140.21	0	1	1	91	201	11 279.95	2	89	82
中部	3	8	287.00	2	1	3	45	132	4 582.54	4	41	42
西部	2	8	810.00	1	1	2	77	200	10 415.65	3	74	70
北京	0	0	0.00	0	0	0	2	17	3 237.00	0	2	2
天津	0	0	0.00	0	0	0	8	14	949.70	0	8	8
河北	0	0	0.00	0	0	0	12	33	1 182.60	0	12	9
山西	1	4	100.00	1	0	1	1	3	82.00	0	1	1
内蒙古	0	0	0.00	0	0	0	6	28	3 058.00	0	6	6
辽宁	0	0	0.00	0	0	0	2	4	150.00	0	2	2
吉林	0	0	0.00	0	0	0	5	13	452.00	0	5	3
黑龙江	0	0	0.00	0	0	0	2	4	209.11	1	1	2
上海	0	0	0.00	0	0	0	1	2	90.00	0	1	1
江苏	0	0	0.00	0	0	0	15	25	1 681.65	0	15	14
浙江	0	0	0.00	0	0	0	15	23	1 002.90	1	14	12
安徽	1	3	127.00	0	1	1	5	18	381.00	1	4	5
福建	1	1	140.21	0	1	1	6	13	540.00	0	6	6
江西	0	0	0.00	0	0	0	2	6	168.83	1	1	2

续表

地区	ABSL-2						增强型 BSL-2					
	实验室数量/个	核心间数量/个	面积/m²	平均压力		备案数量/个	实验室数量/个	核心间数量/个	面积/m²	平均压力		备案数量/个
				零压力的实验室数量/个	非零压力的实验室数量/个					零压力的实验室数量/个	非零压力的实验室数量/个	
山东	0	0	0.00	0	0	0	18	50	1 654.70	0	18	16
河南	0	0	0.00	0	0	0	13	40	1 704.00	1	12	13
湖北	1	1	60.00	1	0	1	13	36	1 231.60	0	13	12
湖南	0	0	0.00	0	0	0	4	12	354.00	0	4	4
广东	0	0	0.00	0	0	0	10	18	556.40	1	9	10
广西	0	0	0.00	0	0	0	2	8	250.00	0	2	2
海南	0	0	0.00	0	0	0	2	2	235.00	0	2	2
重庆	0	0	0.00	0	0	0	2	5	240.00	0	2	2
四川	0	0	0.00	0	0	0	34	64	2 279.05	1	33	31
贵州	0	0	0.00	0	0	0	5	19	520.00	0	5	5
云南	2	8	810.00	1	1	2	7	15	851.60	1	6	5
西藏	0	0	0.00	0	0	0	0	0	0.00	0	0	0
陕西	0	0	0.00	0	0	0	6	20	645.00	0	6	6
甘肃	0	0	0.00	0	0	0	5	17	536.00	0	5	4
青海	0	0	0.00	0	0	0	5	10	555.00	0	5	4
宁夏	0	0	0.00	0	0	0	0	0	0.00	0	0	0
新疆	0	0	0.00	0	0	0	5	14	1 481.00	1	4	5
新疆生产建设兵团	0	0	0.00	0	0	0	0	0	0.00	0	0	0

注:“—”表示不适用,无须填写。

6.2　全国疾病预防控制中心生物安全实验室备案情况

表 6-2-1　全国省级疾病预防控制中心生物安全实验室备案情况

地区	BSL-1实验室/个	BSL-2实验室/个	ABSL-2实验室/个	加强型BSL-2实验室/个	备案机构数/个	备案率/%		有备案号的单位数/个	不同备案周期的单位数/个		不同备案方式的单位数/个	
						机构	实验室		一次性备案	周期性备案	纸质	网络
全国	16	31	0	17	31	96.88	58.94	28	11	21	26	8
东部	6	11	0	7	11	100.00	63.71	10	6	5	8	5
中部	4	7	0	3	7	87.50	54.77	7	1	6	6	2
西部	6	13	0	7	13	100.00	55.99	11	4	10	12	1
北京	1	1	0	1	1	100.00	79.31	1	1	0	0	1
天津	1	1	0	1	1	100.00	31.25	0	1	0	1	0
河北	0	1	0	0	1	100.00	58.82	1	0	1	1	1
山西	0	0	0	0	0	0.00	0.00	0	0	0	0	0
内蒙古	1	1	0	1	1	100.00	25.71	1	0	1	1	0
辽宁	1	1	0	1	1	100.00	70.00	1	0	1	1	0
吉林	1	1	0	1	1	100.00	58.62	1	0	1	1	0
黑龙江	1	1	0	1	1	100.00	56.00	1	1	0	1	1
上海	1	1	0	1	1	100.00	20.00	1	1	0	1	0
江苏	0	1	0	0	1	100.00	47.37	1	0	1	0	1
浙江	0	1	0	0	1	100.00	58.33	1	1	0	0	1
安徽	0	1	0	0	1	100.00	40.00	1	0	1	1	0
福建	1	1	0	1	1	100.00	67.27	1	0	1	1	0
江西	0	1	0	1	1	100.00	59.52	1	0	1	1	0

续表

地区	BSL-1 实验室 / 个	BSL-2 实验室 / 个	ABSL-2 实验室 / 个	加强型 BSL-2 实验室 / 个	备案机构数 / 个	备案率 /%		有备案号的单位数 / 个	不同备案周期的单位数 / 个		不同备案方式的单位数 / 个	
						机构	实验室		一次性备案	周期性备案	纸质	网络
山东	0	1	0	1	1	100.00	76.92	1	0	1	1	1
河南	0	1	0	0	1	100.00	100.00	1	0	1	1	0
湖北	1	1	0	0	1	100.00	56.25	1	0	1	0	1
湖南	1	1	0	0	1	100.00	38.46	1	0	1	1	0
广东	1	1	0	0	1	100.00	76.47	1	1	0	1	0
广西	0	1	0	0	1	100.00	53.13	1	1	0	1	0
海南	0	1	0	1	1	100.00	50.00	1	1	0	1	0
重庆	0	1	0	0	1	100.00	16.67	1	0	1	1	0
四川	0	1	0	1	1	100.00	48.15	1	0	1	1	0
贵州	1	1	0	0	1	100.00	100.00	1	0	1	1	0
云南	0	1	0	0	1	100.00	26.67	1	1	0	1	0
西藏	0	1	0	0	1	100.00	33.33	0	1	0	1	0
陕西	1	1	0	1	1	100.00	47.06	1	0	1	1	0
甘肃	0	1	0	1	1	100.00	60.00	1	0	1	1	0
青海	1	1	0	1	1	100.00	95.24	1	1	1	1	0
宁夏	1	1	0	1	1	100.00	85.71	1	0	1	1	0
新疆	1	1	0	1	1	100.00	53.33	1	0	1	0	1
新疆生产建设兵团	0	1	0	0	1	100.00	50.00	0	0	1	1	0

表 6-2-2　全国地（市）级疾病预防控制中心生物安全实验室备案情况

地区	BSL-1 实验室 / 个	BSL-2 实验室 / 个	ABSL-2 实验室 / 个	加强型 BSL-2 实验室 / 个	备案机构数 / 个	备案率 /%		有备案号的单位数 / 个	不同备案周期的单位数 / 个		不同备案方式的单位数 / 个	
						机构	实验室		一次性备案	周期性备案	纸质	网络
全国	54	301	0	90	303	97.74	70.45	271	98	227	252	69
东部	14	93	0	31	95	100.00	71.36	81	34	70	60	44
中部	18	90	0	21	92	98.92	69.83	86	26	70	82	13
西部	22	118	0	38	116	95.08	70.06	104	38	87	110	12
北京	—	—	—	—	—	—	—	—	—	—	—	—
天津	—	—	—	—	—	—	—	—	—	—	—	—
河北	2	11	0	2	11	100.00	62.50	11	0	11	9	6
山西	1	6	0	0	6	100.00	61.54	6	1	5	6	0
内蒙古	2	11	0	4	10	90.91	54.17	9	2	10	9	1
辽宁	1	11	0	5	13	100.00	56.16	11	3	10	13	0
吉林	1	8	0	5	8	100.00	58.57	7	1	7	8	0
黑龙江	5	12	0	1	12	100.00	64.52	11	12	0	12	1
上海	—	—	—	—	—	—	—	—	—	—	—	—
江苏	0	13	0	6	13	100.00	54.70	13	2	13	4	11
浙江	2	11	0	6	11	100.00	75.45	2	9	3	0	11
安徽	0	16	0	5	15	93.75	80.17	15	2	14	15	1
福建	0	9	0	2	9	100.00	80.77	8	2	8	9	0
江西	4	10	0	0	10	100.00	77.27	9	3	9	10	0
山东	7	16	0	7	16	100.00	86.87	16	2	16	13	5

续表

地区	BSL-1实验室/个	BSL-2实验室/个	ABSL-2实验室/个	加强型BSL-2实验室/个	备案机构数/个	备案率/%		有备案号的单位数/个	不同备案周期的单位数/个		不同备案方式的单位数/个	
						机构	实验室		一次性备案	周期性备案	纸质	网络
河南	2	15	0	5	18	100.00	60.64	15	2	16	18	0
湖北	5	13	0	4	13	100.00	86.92	13	1	13	3	10
湖南	0	10	0	1	10	100.00	46.77	10	4	6	10	1
广东	2	19	0	1	19	100.00	70.29	18	15	6	9	10
广西	1	14	0	2	14	100.00	86.27	14	4	11	14	2
海南	0	3	0	2	3	100.00	70.00	2	1	3	3	1
重庆	—	—	—	—	—	—	—	—	—	—	—	—
四川	4	21	0	10	21	100.00	63.35	21	1	20	21	0
贵州	2	9	0	2	9	100.00	81.67	8	0	9	9	1
云南	2	13	0	5	13	100.00	79.17	12	8	6	13	1
西藏	0	4	0	0	3	75.00	33.33	2	3	0	3	0
陕西	3	8	0	6	8	100.00	86.76	8	3	7	8	0
甘肃	3	12	0	4	12	92.31	55.81	6	6	6	11	1
青海	3	6	0	2	7	100.00	80.00	7	6	1	7	0
宁夏	1	5	0	0	5	100.00	86.84	4	2	4	5	0
新疆	1	13	0	1	12	92.31	73.26	11	2	11	8	6
新疆生产建设兵团	0	2	0	2	2	50.00	33.33	2	1	2	2	0

注："—"表示不适用，无须填写。

表 6-2-3 全国县（区）级疾病预防控制中心生物安全实验室备案情况

地区	BSL-1实验室/个	BSL-2实验室/个	ABSL-2实验室/个	加强型BSL-2实验室/个	备案机构数/个	备案率/%		有备案号的单位数/个	不同备案周期的单位数/个		不同备案方式的单位数/个	
						机构	实验室		一次性备案	周期性备案	纸质	网络
全国	280	2 035	6	161	1 906	90.25	64.93	1 762	788	1 231	1 524	465
东部	84	645	1	63	617	91.41	64.16	551	282	367	372	280
中部	85	608	3	39	577	93.52	71.21	549	174	439	502	109
西部	111	782	2	59	712	86.83	61.23	662	332	425	650	76
北京	5	14	0	2	15	100.00	72.07	15	14	2	1	14
天津	2	15	0	5	16	100.00	63.33	9	15	1	16	0
河北	24	137	0	7	112	75.17	49.72	101	39	84	71	54
山西	4	48	1	1	42	85.71	63.30	40	18	27	41	4
内蒙古	14	82	0	4	76	89.41	70.95	72	15	64	73	5
辽宁	4	66	0	2	61	89.71	55.00	58	29	36	60	2
吉林	5	40	0	5	41	97.62	55.70	32	16	26	41	0
黑龙江	6	67	0	2	64	94.12	57.53	60	58	10	54	15
上海	2	15	0	1	13	86.67	39.08	13	10	3	13	0
江苏	3	78	0	10	76	91.57	62.55	73	7	71	35	44
浙江	8	78	0	11	77	97.47	70.00	45	69	11	1	77
安徽	2	81	1	5	78	96.30	78.35	77	7	73	74	15
福建	8	57	1	5	59	101.72	72.84	56	9	51	53	7
江西	28	79	0	2	79	100.00	87.71	78	11	72	76	6

续表

地区	BSL-1实验室/个	BSL-2实验室/个	ABSL-2实验室/个	加强型BSL-2实验室/个	备案机构数/个	备案率/%		有备案号的单位数/个	不同备案周期的单位数/个		不同备案方式的单位数/个	
						机构	实验室		一次性备案	周期性备案	纸质	网络
山东	15	85	0	13	85	96.59	75.14	84	6	84	59	32
河南	8	115	0	11	95	81.20	60.26	90	31	74	93	2
湖北	23	83	1	10	84	100.00	83.58	83	13	78	30	66
湖南	9	95	0	3	94	96.91	68.37	89	20	79	93	1
广东	8	91	0	5	93	100.00	64.98	88	76	22	53	50
广西	2	60	0	2	60	98.36	67.61	58	21	39	57	4
海南	5	9	0	2	10	90.91	90.91	9	8	2	10	0
重庆	1	36	0	2	35	97.22	60.00	35	32	5	34	1
四川	14	170	0	25	160	92.49	61.34	155	38	128	155	7
贵州	26	80	0	3	73	86.90	67.42	69	23	56	71	3
云南	9	99	2	5	95	93.14	67.12	92	67	35	92	4
西藏	0	9	0	0	5	55.56	8.06	2	5	0	5	0
陕西	11	81	0	6	76	90.48	67.14	71	46	40	73	5
甘肃	13	50	0	4	38	67.86	44.97	27	24	18	35	4
青海	7	16	0	5	16	72.73	55.56	15	10	7	16	0
宁夏	1	19	0	0	15	78.95	67.65	12	8	8	14	1
新疆	10	59	0	3	57	87.69	59.68	49	39	23	19	42
新疆生产建设兵团	3	21	0	0	6	25.00	16.95	5	4	2	6	0

6.3 全国疾病预防控制中心核酸扩增实验室建设情况

表 6-3-1　全国各级疾病预防控制中心集中建设的核酸扩增实验室建设情况

单位：个

地区	省级			地(市)级			县(区)级		
	集中建设的实验室的单位数	集中建设的核酸扩增实验室数	核酸扩增实验室设有缓冲间的单位数	集中建设的实验室的单位数	集中建设的核酸扩增实验室数	核酸扩增实验室设有缓冲间的单位数	集中建设的实验室的单位数	集中建设的核酸扩增实验室数	核酸扩增实验室设有缓冲间的单位数
全国	23	125	21	181	331	171	1 101	2 142	1 087
东部	8	49	7	52	97	47	352	491	348
中部	6	34	5	66	112	64	277	529	276
西部	9	42	9	63	122	60	472	1 122	463
北京	1	5	1	—	—	—	11	27	9
天津	1	18	1	—	—	—	11	14	11
河北	1	2	1	6	13	5	57	60	57
山西	0	/	0	3	3	3	26	32	26
内蒙古	1	8	1	9	14	8	45	54	45
辽宁	1	1	0	8	14	7	36	45	36
吉林	1	5	1	6	11	6	32	34	32
黑龙江	1	13	1	10	16	9	45	56	45
上海	1	4	1	—	—	—	11	31	10
江苏	1	7	1	9	23	9	45	60	44
浙江	0	/	0	8	14	8	44	58	43
安徽	1	1	0	7	16	7	21	221	21
福建	1	9	1	3	8	3	43	62	43

续表

地区	省级			地(市)级			县(区)级		
	集中建设的实验室的单位数	集中建设的核酸扩增实验室数	核酸扩增实验室设有缓冲间的单位数	集中建设的实验室的单位数	集中建设的核酸扩增实验室数	核酸扩增实验室设有缓冲间的单位数	集中建设的实验室的单位数	集中建设的核酸扩增实验室数	核酸扩增实验室设有缓冲间的单位数
江西	1	9	1	8	10	8	31	37	31
山东	0	/	0	3	4	2	51	67	52
河南	0	/	0	15	24	15	45	53	45
湖北	1	4	1	5	10	5	28	33	28
湖南	1	2	1	12	22	11	49	63	48
广东	1	3	1	13	18	11	42	66	42
广西	1	9	1	5	11	5	39	136	39
海南	0	/	0	2	3	2	1	1	1
重庆	0	/	0	—	—	—	22	124	20
四川	1	5	1	15	38	15	109	137	109
贵州	0	/	0	1	1	0	26	26	25
云南	1	5	1	4	6	3	43	138	43
西藏	0	/	0	4	6	4	45	52	42
陕西	1	3	1	3	5	3	38	44	38
甘肃	1	2	1	9	15	9	34	43	32
青海	1	2	1	2	4	2	5	5	5
宁夏	1	3	1	1	1	1	4	4	3
新疆	1	5	1	7	13	7	50	340	50
新疆生产建设兵团	0	/	0	3	8	3	12	19	12

注:“—”表示不适用,无须填写;“/”表示无数据。

6.4　全国疾病预防控制中心实验室资质与能力基本情况

表 6-4-1　2022 年全国省级疾病预防控制中心实验室资质与能力基本情况

地区	国家级资质认定		认可	
	通过单位数量 / 个	百分比 /%	通过单位数量 / 个	百分比 /%
全国	31	96.88	23	71.88
东部	11	100.00	8	72.73
中部	8	100.00	5	62.50
西部	12	92.31	10	76.92
北京	1	100.00	1	100.00
天津	1	100.00	1	100.00
河北	1	100.00	0	0.00
山西	1	100.00	0	0.00
内蒙古	1	100.00	0	0.00
辽宁	1	100.00	1	100.00
吉林	1	100.00	1	100.00
黑龙江	1	100.00	0	0.00
上海	1	100.00	1	100.00
江苏	1	100.00	0	0.00
浙江	1	100.00	1	100.00
安徽	1	100.00	1	100.00
福建	1	100.00	1	100.00
江西	1	100.00	0	0.00
山东	1	100.00	1	100.00
河南	1	100.00	1	100.00
湖北	1	100.00	1	100.00
湖南	1	100.00	1	100.00
广东	1	100.00	0	0.00
广西	1	100.00	1	100.00
海南	1	100.00	1	100.00
重庆	1	100.00	1	100.00

续表

地区	国家级资质认定		认可	
	通过单位数量 / 个	百分比 /%	通过单位数量 / 个	百分比 /%
四川	1	100.00	1	100.00
贵州	1	100.00	1	100.00
云南	1	100.00	1	100.00
西藏	1	100.00	1	100.00
陕西	1	100.00	1	100.00
甘肃	1	100.00	0	0.00
青海	1	100.00	1	100.00
宁夏	1	100.00	1	100.00
新疆	1	100.00	1	100.00
新疆生产建设兵团	0	0.00	0	0.00

表 6-4-2　2022 年全国省级疾病预防控制中心实验室资质情况

单位:个

地区	参比实验室		网络实验室		重点实验室		其他	
	数量	平均数	数量	平均数	数量	平均数	数量	平均数
全国	33	1	102	3	114	4	54	2
东部	14	1	33	3	35	3	23	2
中部	8	1	27	3	33	4	24	3
西部	11	1	42	3	46	4	7	1
北京	1	1	0	0	0	0	6	6
天津	1	1	3	3	11	11	0	0
河北	0	0	4	4	1	1	0	0
山西	0	0	0	0	0	0	0	0
内蒙古	1	1	2	2	5	5	0	0
辽宁	0	0	6	6	0	0	2	2
吉林	3	3	3	3	6	6	1	1
黑龙江	0	0	2	2	5	5	0	0
上海	3	3	3	3	2	2	10	10
江苏	2	2	4	4	6	6	1	1
浙江	2	2	3	3	5	5	0	0
安徽	0	0	2	2	0	0	0	0
福建	1	1	5	5	4	4	2	2
江西	1	1	5	5	6	6	0	0
山东	0	0	2	2	3	3	1	1
河南	3	3	4	4	5	5	2	2
湖北	1	1	7	7	6	6	15	15
湖南	0	0	4	4	5	5	6	6
广东	4	4	3	3	3	3	1	1
广西	4	4	5	5	6	6	1	1
海南	0	0	0	0	0	0	0	0
重庆	0	0	3	3	1	1	0	0
四川	3	3	8	8	3	3	1	1
贵州	0	0	4	4	2	2	0	0
云南	0	0	1	1	4	4	0	0
西藏	0	0	0	0	0	0	0	0
陕西	0	0	3	3	2	2	1	1
甘肃	1	1	3	3	6	6	4	4
青海	1	1	4	4	7	7	0	0
宁夏	0	0	6	6	6	6	0	0
新疆	1	1	3	3	3	3	0	0
新疆生产建设兵团	0	0	0	0	1	1	0	0

表 6-4-3　2022 年全国地(市)级疾病预防控制中心实验室资质与能力基本情况

地区	省级资质认定		认可	
	通过单位数量 / 个	百分比 /%	通过单位数量 / 个	百分比 /%
全国	296	84.33	27	7.69
东部	84	84.85	14	14.14
中部	92	86.79	4	3.77
西部	120	82.19	9	6.16
北京	—	—	—	—
天津	—	—	—	—
河北	11	100.00	0	0.00
山西	8	72.73	0	0.00
内蒙古	12	100.00	0	0.00
辽宁	13	92.86	2	14.29
吉林	9	90.00	0	0.00
黑龙江	11	84.62	0	0.00
上海	—	—	—	—
江苏	10	76.92	6	46.15
浙江	10	90.91	1	9.09
安徽	14	87.50	2	12.50
福建	6	66.67	1	11.11
江西	9	81.82	0	0.00
山东	11	68.75	2	12.50
河南	17	94.44	0	0.00
湖北	12	92.31	0	0.00
湖南	12	85.71	2	14.29
广东	20	95.24	2	9.52
广西	13	92.86	2	14.29
海南	3	75.00	0	0.00
重庆	—	—	—	—
四川	17	80.95	1	4.76
贵州	9	90.00	0	0.00
云南	16	100.00	1	6.25
西藏	5	71.43	1	14.29
陕西	7	70.00	1	10.00
甘肃	10	66.67	0	0.00
青海	5	62.50	0	0.00
宁夏	5	100.00	0	0.00
新疆	12	85.71	1	7.14
新疆生产建设兵团	9	64.29	2	14.29

注:“—”表示不适用,无须填写。

表 6-4-4　2022 年全国地(市)级疾病预防控制中心实验室资质基本情况

单位:个

地区	参比实验室		网络实验室		重点实验室		其他	
	数量	平均数	数量	平均数	数量	平均数	数量	平均数
全国	29	0	21	0	276	1	149	0
东部	14	0	6	0	63	1	45	0
中部	4	0	8	0	86	1	45	0
西部	11	0	7	0	127	1	59	0
北京	—	—	—	—	—	—	—	—
天津	—	—	—	—	—	—	—	—
河北	0	0	0	0	5	0	13	1
山西	0	0	0	0	5	0	4	0
内蒙古	0	0	0	0	1	0	0	0
辽宁	0	0	0	0	7	1	5	0
吉林	0	0	0	0	10	1	0	0
黑龙江	0	0	0	0	10	1	0	0
上海	—	—	—	—	—	—	—	—
江苏	11	1	2	0	21	2	7	1
浙江	3	0	1	0	3	0	3	0
安徽	0	0	2	0	26	2	11	1
福建	0	0	1	0	1	0	2	0
江西	1	0	5	0	15	1	5	0
山东	0	0	2	0	19	1	12	1
河南	0	0	0	0	3	0	4	0
湖北	2	0	0	0	10	1	2	0
湖南	1	0	1	0	7	1	19	1
广东	0	0	0	0	7	0	3	0
广西	0	0	0	0	18	1	6	0
海南	0	0	0	0	0	0	0	0
重庆	—	—	—	—	—	—	—	—
四川	9	0	5	0	60	3	16	1
贵州	0	0	0	0	0	0	0	0
云南	0	0	0	0	6	0	2	0
西藏	0	0	0	0	0	0	11	2
陕西	0	0	0	0	14	1	9	1
甘肃	1	0	0	0	22	1	5	0
青海	0	0	0	0	0	0	1	0
宁夏	0	0	0	0	0	0	0	0
新疆	1	0	2	0	6	0	6	0
新疆生产建设兵团	0	0	0	0	0	0	3	0

注:“—”表示不适用,无须填写。

表 6-4-5　2022 年全国县(区)级疾病预防控制中心实验室资质与能力基本情况

地区	省级资质认定		认可	
	通过的单位数量 / 个	百分比 /%	通过的单位数量 / 个	百分比 /%
全国	1 859	61.56	111	3.68
东部	619	70.18	27	3.06
中部	572	63.56	29	3.22
西部	668	53.96	55	4.44
北京	15	93.75	0	0.00
天津	13	81.25	0	0.00
河北	88	50.87	5	2.89
山西	26	22.22	6	5.13
内蒙古	78	75.00	3	2.88
辽宁	67	64.42	1	0.96
吉林	49	83.05	0	0.00
黑龙江	81	64.29	2	1.59
上海	14	87.50	11	68.75
江苏	91	91.92	3	3.03
浙江	81	89.01	0	0.00
安徽	50	47.62	8	7.62
福建	52	58.43	1	1.12
江西	61	57.55	5	4.72
山东	94	65.73	1	0.70
河南	121	74.23	2	1.23
湖北	82	85.42	1	1.04
湖南	102	79.69	5	3.91
广东	93	83.04	5	4.46
广西	52	48.60	2	1.87
海南	11	47.83	0	0.00
重庆	37	92.50	0	0.00
四川	122	64.55	2	1.06
贵州	75	83.33	1	1.11
云南	116	89.92	1	0.78
西藏	6	8.00	6	8.00
陕西	49	43.75	6	5.36
甘肃	60	69.77	6	6.98
青海	6	13.33	1	2.22
宁夏	11	57.89	0	0.00
新疆	39	40.63	16	16.67
新疆生产建设兵团	17	11.64	11	7.53

表 6-4-6　2022 年全国县(区)级疾病预防控制中心实验室资质基本情况

单位:个

地区	参比实验室		网络实验室		重点实验室		其他	
	数量	平均数	数量	平均数	数量	平均数	数量	平均数
全国	25	0	57	0	182	0	1 386	0
东部	3	0	5	0	41	0	364	0
中部	4	0	14	0	49	0	338	0
西部	18	0	38	0	92	0	684	1
北京	0	0	0	0	0	0	3	0
天津	0	0	0	0	0	0	1	0
河北	1	0	0	0	8	0	142	1
山西	0	0	6	0	4	0	82	1
内蒙古	2	0	2	0	0	0	58	1
辽宁	0	0	1	0	3	0	31	0
吉林	0	0	0	0	2	0	4	0
黑龙江	0	0	3	0	6	0	38	0
上海	1	0	1	0	18	1	4	0
江苏	1	0	1	0	4	0	12	0
浙江	0	0	0	0	0	0	9	0
安徽	0	0	2	0	7	0	60	1
福建	0	0	2	0	0	0	71	1
江西	1	0	1	0	17	0	77	1
山东	0	0	0	0	4	0	74	1
河南	3	0	1	0	4	0	31	0
湖北	0	0	1	0	6	0	23	0
湖南	0	0	0	0	3	0	23	0
广东	0	0	0	0	3	0	12	0
广西	1	0	0	0	1	0	52	0
海南	0	0	0	0	1	0	5	0
重庆	0	0	0	0	11	0	9	0
四川	1	0	5	0	42	0	150	1
贵州	3	0	4	0	5	0	25	0
云南	0	0	0	0	1	0	22	0
西藏	1	0	2	0	1	0	29	0
陕西	5	0	0	0	12	0	76	1
甘肃	1	0	0	0	9	0	56	1
青海	0	0	8	0	1	0	57	1
宁夏	0	0	0	0	4	0	9	0
新疆	4	0	17	0	4	0	104	1
新疆生产建设兵团	0	0	0	0	1	0	37	0

第 7 章　仪器设备分析

表 7-0-1　全国省级疾病预防控制中心仪器设备配备情况

地区	实验室仪器设备/台件	A 类/台件	A 类达标率/%	A 类台件差	A 类类别差	B 类/台件	B 类配备百分比/%	B 类类别差	其他设备及器材/台件
标准	—	333	100.00	—	—	—	—	—	—
全国	1 276	278	72.51	65	41	917	56.04	139	79
东部	1 889	303	80.71	40	26	1 452	64.15	113	131
中部	1 083	280	75.43	53	36	751	56.09	139	49
西部	876	255	63.76	94	56	567	49.15	161	53
北京	1 848	331	98.84	2	2	921	64.87	111	596
天津	1 238	278	72.83	55	42	927	59.49	128	33
河北	1 001	250	59.54	79	51	719	52.53	150	30
山西	1 188	299	80.92	38	26	809	59.49	128	69
内蒙古	999	334	100.00	0	0	599	71.20	91	64
辽宁	1 154	409	73.99	60	31	745	69.94	95	0
吉林	788	248	65.32	82	50	520	59.18	129	15
黑龙江	1 363	322	94.80	11	7	1 019	63.61	115	19
上海	4 096	330	96.53	6	6	3 369	78.16	69	397
江苏	1 668	333	99.42	1	1	1 307	65.19	110	28
浙江	3 062	314	90.75	20	13	2 682	79.11	66	66
安徽	792	330	98.27	3	3	437	65.51	109	25
福建	929	205	51.45	109	56	671	49.05	161	40
江西	826	210	46.82	121	77	524	39.24	192	92
山东	2 565	332	99.42	1	1	2 173	77.53	71	60
河南	872	264	67.05	71	52	608	43.35	179	0
湖北	2 053	331	96.53	7	6	1 585	73.10	85	137

续表

地区	实验室仪器设备/台件	A 类/台件	A 类达标率/%	A 类台件差	A 类类别差	B 类/台件	B 类配备百分比/%	B 类类别差	其他设备及器材/台件
湖南	781	238	53.76	93	67	509	45.25	173	33
广东	2 248	289	78.61	42	34	1 762	59.49	128	182
广西	1 144	284	75.72	49	38	849	58.54	131	11
海南	973	266	66.47	69	52	699	50.32	157	8
重庆	1 155	306	83.82	27	17	722	75.63	77	121
四川	1 149	323	95.95	10	4	711	67.09	104	115
贵州	1 561	320	91.91	14	13	1 226	67.41	103	15
云南	878	492	80.92	39	27	367	57.91	133	19
西藏	183	121	21.97	221	116	58	22.78	244	4
陕西	1 232	290	78.03	43	34	918	56.33	138	24
甘肃	828	245	59.54	89	59	552	50.32	157	31
青海	61	37	8.67	296	154	24	6.65	295	0
宁夏	831	258	65.32	75	46	564	55.38	141	9
新疆	940	200	45.66	133	91	707	30.70	219	33
新疆生产建设兵团	424	107	21.39	223	123	71	18.99	256	246

注:“—”表示不适用,无须填写。

表 7-0-2　全国地（市）级疾病预防控制中心仪器设备配备情况

地区	实验室仪器设备/台件	A 类/台件	A 类达标率/%	A 类台件差	A 类类别差	B 类/台件	B 类配备百分比/%	B 类类别差	其他设备及器材/台件
标准	—	192	100.00	—	—	—	—	—	—
全国	250	95	43.38	97	53	142	33.33	151	13
东部	375	114	53.22	78	43	240	40.65	135	20
中部	206	95	43.29	98	54	102	32.35	154	10
西部	197	83	36.66	110	60	104	29.08	161	10
北京	—	—	—	—	—	—	—	—	—
天津	—	—	—	—	—	—	—	—	—
河北	305	116	51.54	78	43	162	41.13	134	27
山西	136	65	27.60	127	71	62	22.47	176	9
内蒙古	264	104	45.46	87	47	135	36.49	144	26
辽宁	251	101	46.68	90	47	143	36.75	144	7
吉林	203	107	47.95	86	47	94	35.99	145	3
黑龙江	191	95	40.59	98	52	88	32.77	153	9
上海	—	—	—	—	—	—	—	—	—
江苏	525	139	66.76	54	28	366	49.41	115	20
浙江	477	139	64.12	57	34	319	48.18	118	19
安徽	199	91	46.49	105	60	93	29.32	160	16
福建	211	88	38.29	104	56	107	31.42	156	15
江西	197	93	41.31	99	54	101	31.32	156	3
山东	462	114	53.52	78	42	323	41.16	134	24
河南	185	87	39.24	105	56	89	31.82	155	9
湖北	297	115	52.27	77	43	163	39.17	138	19
湖南	237	107	50.06	87	47	123	35.75	146	7
广东	376	110	50.64	82	46	238	38.98	139	28
广西	289	103	44.01	87	49	172	35.93	145	14
海南	247	90	52.38	103	59	147	31.28	156	11
重庆市	—	—	—	—	—	—	—	—	—
四川	400	138	62.29	58	31	243	48.69	116	19
贵州	177	77	37.20	116	60	92	29.56	160	8
云南	226	104	45.48	89	49	117	34.14	150	5
西藏	83	52	17.86	142	80	25	17.68	187	5
陕西	88	55	25.30	137	74	28	20.40	181	5
甘肃	104	63	26.37	130	68	38	23.17	174	3
青海	87	48	19.87	144	79	38	17.62	187	1
宁夏	133	73	31.25	118	63	48	28.02	163	12
新疆	205	83	35.84	109	63	112	26.37	167	10
新疆生产建设兵团	38	24	9.08	169	96	13	8.21	208	2

注：“—”表示不适用，无须填写。

表 7-0-3　全国县(区)级疾病预防控制中心仪器设备配备情况

地区	实验室仪器设备/台件	A类/台件	A类达标率/%	A类台件差	A类类别差	B类/台件	B类配备百分比/%	B类类别差	其他设备及器材/台件
标准	—	86	100.00	—	—	—	—	—	—
全国	72	32	37.79	54	36	37	28.04	90	3
东部	97	39	45.30	47	31	54	34.78	82	4
中部	60	31	35.83	55	36	26	26.64	92	2
西部	64	28	33.49	59	40	34	24.26	95	2
北京	294	65	71.37	23	14	206	62.25	47	22
天津	138	54	58.97	33	20	79	52.45	59	5
河北	55	31	33.72	55	36	22	25.96	93	1
山西	29	19	20.92	67	46	10	16.26	105	0
内蒙古	65	33	36.97	53	35	30	29.14	89	2
辽宁	50	26	28.23	60	41	23	22.13	97	1
吉林	60	33	38.41	54	36	25	26.52	92	1
黑龙江	47	27	31.02	59	39	18	22.70	97	2
上海	331	65	72.98	22	14	243	64.75	44	23
江苏	139	50	56.80	37	23	84	41.51	73	5
浙江	153	55	65.03	32	21	93	49.38	63	4
安徽	52	30	32.60	57	38	21	25.37	93	1
福建	76	34	39.71	52	35	36	28.96	89	5
江西	79	39	45.33	47	31	37	33.35	83	3
山东	87	39	45.15	47	29	45	37.62	78	3
河南	56	31	35.34	55	36	23	26.62	92	2
湖北	86	38	45.14	48	32	44	32.88	84	4
湖南	76	36	41.58	50	33	35	30.89	86	5
广东	99	41	50.06	45	29	52	35.87	80	5
广西	56	27	32.92	59	41	28	23.21	96	1
海南	42	22	31.59	65	45	20	18.85	101	1
重庆	151	51	59.84	35	21	90	47.98	65	10
四川	130	48	51.14	41	26	78	41.37	73	5
贵州	66	32	35.92	54	36	33	29.86	88	2
云南	75	35	37.73	52	35	38	29.43	88	2
西藏	9	5	6.02	80	57	4	5.69	118	0
陕西	42	27	29.38	59	39	14	22.68	97	0
甘肃	42	24	25.65	62	41	18	21.41	98	1
青海	24	14	15.72	71	50	10	11.96	110	1
宁夏	49	29	30.90	57	38	20	23.37	96	0
新疆	83	25	27.82	61	41	55	22.15	97	3
新疆生产建设兵团	5	3	4.72	83	59	1	2.58	122	1

注:“—”表示不适用,无须填写。

第 8 章　检验能力

表 8-0-1　2022 年全国各级疾病预防控制中心平均 A 类检验项目情况

地区	省级				地(市)级				县(区)级			
	A 类检验检测项目 / 项	达到国家标准 /%	差额 / 项	机构数 / 个	A 类检验检测项目 / 项	达到国家标准 /%	差额 / 项	机构数 / 个	A 类检验检测项目 / 项	达到国家标准 /%	差额 / 项	机构数 / 个
标准	389	100.00	—	—	228	100.00	—	—	120	100.00	—	—
全国	276	80.35	113	32	128	64.81	100	351	45	45.78	75	3 020
东部	310	92.21	79	11	155	79.00	73	99	54	55.46	66	882
中部	255	80.41	134	8	134	66.30	94	106	49	47.12	71	900
西部	260	70.28	129	13	105	54.11	123	146	36	37.92	84	1 238
北京	331	100.00	58	1	—	—	—	—	79	83.35	41	16
天津	356	98.34	33	1	—	—	—	—	86	95.64	34	16
河北	269	98.90	120	1	136	87.63	92	11	37	48.01	83	173
山西	203	55.01	186	1	67	33.89	161	11	14	14.36	106	117
内蒙古	324	99.69	65	1	140	84.31	88	12	45	62.16	75	104

续表

地区	省级				地(市)级				县(区)级			
	A 类检验检测项目 / 项	达到国家标准 /%	差额 / 项	机构数 / 个	A 类检验检测项目 / 项	达到国家标准 /%	差额 / 项	机构数 / 个	A 类检验检测项目 / 项	达到国家标准 /%	差额 / 项	机构数 / 个
辽宁	344	92.72	45	1	167	78.64	61	14	32	37.06	88	104
吉林	252	87.80	137	1	141	67.38	87	10	56	52.87	64	59
黑龙江	268	70.71	121	1	118	65.38	110	13	31	35.06	89	126
上海	344	99.71	45	1	—	—	—	—	104	97.93	16	16
江苏	357	98.62	32	1	178	89.55	50	13	76	77.48	44	99
浙江	353	100.00	36	1	199	96.33	29	11	90	80.59	30	91
安徽	216	71.76	173	1	131	65.95	97	16	36	35.98	84	105
福建	243	83.79	146	1	111	51.38	117	9	37	34.46	83	89
江西	212	78.52	177	1	149	75.15	79	11	73	63.22	47	106
山东	334	100.00	55	1	165	77.12	63	16	47	43.44	73	143
河南	256	80.50	133	1	159	74.07	69	18	60	54.56	60	163
湖北	358	99.72	31	1	154	78.04	74	13	70	72.56	50	96
湖南	272	99.27	117	1	138	64.41	90	14	60	53.52	60	128
广东	236	76.62	153	1	148	82.02	80	21	65	67.75	55	112
广西	299	81.25	90	1	128	61.54	100	14	32	30.55	88	107
海南	246	65.60	143	1	63	28.28	166	4	24	19.88	96	23

续表

地区	省级				地(市)级				县(区)级			
	A 类检验检测项目 / 项	达到国家标准 /%	差额 / 项	机构数 / 个	A 类检验检测项目 / 项	达到国家标准 /%	差额 / 项	机构数 / 个	A 类检验检测项目 / 项	达到国家标准 /%	差额 / 项	机构数 / 个
重庆	322	83.42	67	1	—	—	—	—	72	65.07	48	40
四川	355	96.21	34	1	192	90.75	36	21	69	68.15	51	189
贵州	380	98.19	9	1	94	41.93	134	10	42	37.02	78	90
云南	327	89.84	62	1	139	62.31	89	16	54	47.06	66	129
西藏	55	14.14	334	1	42	30.90	186	7	1	1.00	119	75
陕西	272	73.71	117	1	103	47.12	125	10	30	34.06	90	112
甘肃	265	68.83	124	1	71	56.15	157	15	25	45.93	95	86
青海	158	44.38	231	1	44	19.60	184	8	14	15.89	106	45
宁夏	237	62.70	152	1	83	43.58	145	5	37	53.05	83	19
新疆	242	62.37	147	1	87	49.97	141	14	25	26.13	95	96
新疆生产建设兵团	147	38.89	242	1	17	7.24	212	14	2	1.71	118	146

注:“—”表示不适用,无须填写。

第 9 章 基本建设分析

表 9-0-1 2022 年全国疾病预防控制中心房屋建筑与使用平均面积

单位：m²

地区	省级				地(市)级				县(区)级			
	建筑面积	实验室面积	业务面积	行政面积	建筑面积	实验室面积	业务面积	行政面积	建筑面积	实验室面积	业务面积	行政面积
全国	39 456.05	16 700.25	11 056.01	3 275.21	9 713.18	3 823.89	3 260.87	1 043.63	3 523.20	1 167.48	1 413.02	435.34
北京	50 876.26	22 894.31	15 262.87	2 543.81	—	—	—	—	12 045.01	3 770.54	4 211.77	1 194.39
天津	41 052.30	17 614.80	11 576.60	2 432.50	—	—	—	—	6 457.56	2 432.93	2 461.44	846.99
河北	30 725.00	12 477.00	10 858.74	1 555.26	10 082.05	4 179.95	2 920.78	1 214.85	2 714.05	874.32	1 065.07	289.14
山西	18 393.06	7 794.20	2 743.50	2 084.00	7 701.81	3 156.63	1 777.60	631.57	1 862.35	502.00	795.71	278.20
内蒙古	47 378.00	25 833.50	11 389.10	3 057.30	8 413.97	3 128.13	2 898.82	866.05	2 886.73	1 059.44	1 044.82	340.80
辽宁	31 898.43	9 257.90	12 332.40	5 104.70	9 585.43	3 461.48	2 801.48	1 227.35	2 825.88	809.57	1 187.61	390.26
吉林	18 515.20	8 051.40	2 683.00	5 367.00	6 722.27	2 822.09	2 327.46	672.31	3 256.69	984.37	1 393.80	412.36
黑龙江	19 854.59	7 103.40	7 381.15	2 804.02	8 864.66	3 549.18	2 625.12	1 120.75	1 996.52	725.16	776.48	232.68
上海	29 243.90	13 930.10	5 662.00	2 749.10	—	—	—	—	6 718.24	2 321.01	2 488.40	865.18

续表

地区	省级				地(市)级				县(区)级			
	建筑面积	实验室面积	业务面积	行政面积	建筑面积	实验室面积	业务面积	行政面积	建筑面积	实验室面积	业务面积	行政面积
江苏	46 034.25	11 015.60	9 812.37	3 668.06	19 201.97	7 701.12	6 058.98	2 000.06	5 803.78	2 208.15	1 780.30	712.44
浙江	57 916.46	28 887.52	14 221.19	2 674.00	11 242.07	4 555.16	3 286.22	1 019.63	4 745.89	1 872.99	1 562.63	567.68
安徽	40 502.47	17 258.35	12 936.67	1 602.55	9 358.67	3 761.58	3 652.29	1 298.36	3 351.09	1 071.20	1 516.47	401.75
福建	49 301.22	26 355.04	11 849.37	4 379.79	9 502.73	3 713.95	3 692.49	853.67	3 857.00	1 240.22	1 504.54	455.44
江西	28 899.16	13 223.59	7 636.82	1 568.13	8 376.13	3 539.82	2 846.88	1 087.05	3 223.80	1 118.69	1 124.09	487.32
山东	50 390.23	24 677.47	10 600.00	7 739.97	14 368.37	5 747.46	4 537.89	1 426.40	4 010.38	1 464.10	1 482.06	462.60
河南	36 190.00	18 405.00	9 700.00	4 025.00	10 245.53	4 357.98	3 050.05	1 041.00	4 014.70	1 104.43	1 919.03	510.71
湖北	78 002.66	33 701.13	26 569.12	2 043.58	16 555.40	5 402.44	7 062.68	1 824.25	5 944.01	1 568.95	2 646.54	820.37
湖南	30 278.56	9 588.50	7 525.90	2 044.20	10 088.32	4 018.30	3 749.20	1 005.18	3 955.42	1 317.56	1 734.55	506.15
广东	64 780.44	29 063.96	7 143.82	3 206.28	14 573.52	5 471.24	4 623.35	1 423.87	4 737.18	1 471.43	1 901.27	630.79
广西	37 865.41	12 327.68	19 078.17	6 459.56	9 551.17	4 038.30	2 907.95	1 043.65	3 144.41	976.92	1 238.68	324.30
海南	8 752.72	4 489.96	4 127.76	0.00	/	/	/	/	1 063.45	397.83	333.70	180.01
重庆	69 233.85	30 141.00	20 394.49	4 820.00	—	—	—	—	6 870.86	2 343.61	2 486.43	1 249.05
四川	88 907.00	38 833.00	19 826.00	3 331.00	11 601.56	4 714.27	3 755.64	1 551.09	4 660.60	1 766.94	1 683.89	571.16
贵州	39 746.39	12 180.52	6 332.08	1 960.91	9 088.47	3 415.60	3 236.14	836.57	4 170.90	1 478.98	1 550.83	629.12
云南	68 028.17	25 436.80	24 966.98	4 550.00	7 154.73	2 450.00	3 396.18	523.48	4 145.29	1 478.73	1 872.40	401.72

续表

地区	省级				地（市）级				县（区）级			
	建筑面积	实验室面积	业务面积	行政面积	建筑面积	实验室面积	业务面积	行政面积	建筑面积	实验室面积	业务面积	行政面积
西藏	23 606.00	10 474.00	5 113.00	624.00	7 303.32	2 731.98	2 280.42	751.57	947.71	207.28	403.39	142.02
陕西	28 709.00	13 100.00	11 800.00	2 400.00	8 310.41	3 471.46	2 992.92	884.33	2 613.84	780.64	1 130.05	345.20
甘肃	36 474.85	11 303.00	11 981.50	11 247.27	6 071.33	2 382.83	1 891.86	562.67	2 892.57	873.54	1 393.35	292.27
青海	23 758.30	2 950.00	11 562.92	3 042.38	5 522.35	2 306.66	2 053.85	546.70	2 252.58	852.28	1 064.72	166.01
宁夏	14 573.70	5 698.19	5 911.74	2 221.87	6 639.00	2 886.16	2 286.52	1 142.72	2 595.40	798.44	1 160.06	247.75
新疆	49 237.50	29 027.13	13 096.38	3 062.50	6 911.79	2 936.57	2 550.48	513.28	3 711.65	1 341.12	1 544.45	376.80
新疆生产建设兵团	3 468.53	1 314.00	1 716.53	438.00	2 601.95	1 007.04	753.85	465.17	591.11	41.19	361.02	53.53

注："—"表示不适用，无须填写；"/"表示未填报。

表 9-0-2 2022 年全国各级疾病预防控制中心房屋人均建筑面积

地区	省级			地(市)级			县(区)级		
	人均建筑面积/m^2	达标单位数/个	达标率/%	人均建筑面积/m^2	达标单位数/个	达标率/%	人均建筑面积/m^2	达标单位数/个	达标率/%
标准	77.00	—	—	74.00	—	—	68.00	—	—
全国	98.38	22	68.75	79.88	193	54.99	65.19	1 353	44.80
北京	65.65	0	0.00	—	—	—	73.59	8	50.00
天津	108.03	1	100.00	—	—	—	56.12	3	18.75
河北	70.63	0	0.00	69.44	4	36.36	55.54	64	36.99
山西	74.77	0	0.00	85.40	5	45.45	60.86	49	41.88
内蒙古	148.06	1	100.00	50.99	4	33.33	56.02	37	35.58
辽宁	77.99	1	100.00	65.08	5	35.71	57.75	38	36.54
吉林	82.66	1	100.00	65.90	4	40.00	51.39	14	23.73
黑龙江	38.11	0	0.00	72.80	8	61.54	44.96	21	16.67
上海	37.06	0	0.00	—	—	—	41.44	2	12.50
江苏	85.25	1	100.00	84.73	9	69.23	74.21	57	57.58
浙江	136.92	1	100.00	87.03	6	54.55	83.45	63	69.23
安徽	123.48	1	100.00	85.18	11	68.75	77.30	55	52.38
福建	133.61	1	100.00	97.85	7	77.78	90.29	56	62.92
江西	109.47	1	100.00	96.28	8	72.73	81.07	67	63.21
山东	133.31	1	100.00	87.08	8	50.00	52.73	50	34.97
河南	84.75	1	100.00	65.35	9	50.00	47.22	51	31.29

续表

地区	省级			地(市)级			县(区)级		
	人均建筑面积/m^2	达标单位数/个	达标率/%	人均建筑面积/m^2	达标单位数/个	达标率/%	人均建筑面积/m^2	达标单位数/个	达标率/%
湖北	165.26	1	100.00	117.48	8	61.54	81.69	46	47.92
湖南	89.32	1	100.00	70.34	7	50.00	68.92	64	50.00
广东	178.46	1	100.00	103.64	15	71.43	66.21	44	39.29
广西	75.13	0	0.00	65.81	6	42.86	54.14	30	28.04
海南	37.57	0	0.00	/	/	/	32.10	3	13.04
重庆	207.91	1	100.00	—	—	—	81.63	26	65.00
四川	117.60	1	100.00	87.14	12	57.14	73.75	100	52.91
贵州	68.18	0	0.00	92.74	5	50.00	79.41	47	52.22
云南	116.29	1	100.00	59.65	4	25.00	73.98	67	51.94
西藏	89.76	1	100.00	111.87	7	100.00	90.78	37	49.33
陕西	133.53	1	100.00	65.96	4	40.00	54.81	42	37.50
甘肃	93.05	1	100.00	81.75	8	53.33	72.67	42	48.84
青海	98.58	1	100.00	155.01	8	100.00	107.04	34	75.56
宁夏	60.98	0	0.00	92.47	4	80.00	75.52	14	73.68
新疆	123.40	1	100.00	64.25	7	50.00	66.76	55	57.29
新疆生产建设兵团	38.97	0	0.00	113.13	10	71.43	82.04	67	45.89

注:“—”表示不适用,无须填写;“/”表示未填报。

表 9-0-3　2022 年全国东、中、西部疾病预防控制中心房屋人均建筑面积

地区	建筑面积 /m²	人均建筑面积 /m²	达标单位数 / 个	达标率 /%
省级	1 262 593.61	98.38	22	68.75
东部	460 971.21	90.49	7	63.64
中部	270 635.70	95.94	6	75.00
西部	530 986.70	107.95	9	69.23
地(市)级	3 409 325.53	79.88	193	54.99
东部	1 239 849.27	84.34	54	54.55
中部	1 049 935.44	80.94	60	56.60
西部	1 119 540.82	74.59	79	54.11
县(区)级	10 640 061.42	65.19	1 353	44.80
东部	3 645 186.40	63.99	388	43.99
中部	3 086 502.61	61.89	367	40.78
西部	3 908 372.41	69.33	598	48.30

表 9-0-4　2022 年全国各级疾病预防控制中心房屋业务建筑面积

地区	省级		地(市)级		县(区)级	
	业务面积 /m^2	占建筑面积比例 /%	业务面积 /m^2	占建筑面积比例 /%	业务面积 /m^2	占建筑面积比例 /%
全国	353 792.17	28.02	1 144 564.82	33.57	4 267 309.16	40.11
北京	15 262.87	30.00	—	—	67 388.27	34.97
天津	11 576.60	28.20	—	—	39 382.98	38.12
河北	10 858.74	35.34	32 128.55	28.97	184 257.28	39.24
山西	2 743.50	14.92	19 553.63	23.08	93 097.90	42.73
内蒙古	11 389.10	24.04	34 785.86	34.45	108 661.68	36.19
辽宁	12 332.40	38.66	39 220.78	29.23	123 511.76	42.03
吉林	2 683.00	14.49	23 274.64	34.62	82 234.07	42.80
黑龙江	7 381.15	37.18	34 126.56	29.61	97 836.38	38.89
上海	5 662.00	19.36	—	—	39 814.43	37.04
江苏	9 812.37	21.32	78 766.73	31.55	176 250.00	30.67
浙江	14 221.19	24.55	36 148.38	29.23	142 199.28	32.93
安徽	12 936.67	31.94	58 436.66	39.03	159 229.81	45.25
福建	11 849.37	24.03	33 232.44	38.86	133 903.86	39.01
江西	7 636.82	26.43	31 315.68	33.99	119 153.80	34.87
山东	10 600.00	21.04	72 606.29	31.58	211 933.89	36.96
河南	9 700.00	26.80	54 900.92	29.77	312 801.54	47.80
湖北	26 569.12	34.06	91 814.87	42.66	254 067.69	44.52
湖南	7 525.90	24.86	52 488.76	37.16	222 022.79	43.85
广东	7 143.82	11.03	97 090.25	31.72	212 942.72	40.14
广西	19 078.17	50.38	40 711.25	30.45	132 538.90	39.39
海南	4 127.76	47.16	/	/	7 675.15	31.38
重庆	20 394.49	29.46	—	—	99 457.31	36.19
四川	19 826.00	22.30	78 868.41	32.37	318 255.80	36.13
贵州	6 332.08	15.93	32 361.40	35.61	139 574.61	37.18
云南	24 966.98	36.70	54 338.84	47.47	241 540.03	45.17
西藏	5 113.00	21.66	15 962.96	31.22	30 254.30	42.56
陕西	11 800.00	41.10	29 929.18	36.01	126 565.72	43.23
甘肃	11 981.50	32.85	28 377.83	31.16	119 828.05	48.17
青海	11 562.92	48.67	16 430.76	37.19	47 912.45	47.27
宁夏	5 911.74	40.56	11 432.61	34.44	22 041.07	44.70
新疆	13 096.38	26.60	35 706.68	36.90	148 267.36	41.61
新疆生产建设兵团	1 716.53	49.49	10 553.90	28.97	52 708.28	61.07

注:“—”表示不适用,无须填写;“/”表示未填报。

表 9-0-5　2022 年全国各级疾病预防控制中心房屋行政建筑面积

地区	省级		地（市）级		县（区）级	
	行政面积 /m^2	占建筑面积比例 /%	行政面积 /m^2	占建筑面积比例 /%	行政面积 /m^2	占建筑面积比例 /%
全国	104 806.74	8.30	366 314.52	10.74	1 314 715.24	12.36
北京	2 543.81	5.00	—	—	19 110.25	9.92
天津	2 432.50	5.93	—	—	13 551.90	13.12
河北	1 555.26	5.06	13 363.34	12.05	50 021.34	10.65
山西	2 084.00	11.33	6 947.22	8.20	32 549.02	14.94
内蒙古	3 057.30	6.45	10 392.54	10.29	35 442.85	11.81
辽宁	5 104.70	16.00	17 182.84	12.80	40 587.48	13.81
吉林	5 367.00	28.99	6 723.13	10.00	24 329.28	12.66
黑龙江	2 804.02	14.12	14 569.75	12.64	29 317.78	11.65
上海	2 749.10	9.40	—	—	13 842.94	12.88
江苏	3 668.06	7.97	26 000.81	10.42	70 531.62	12.28
浙江	2 674.00	4.62	11 215.93	9.07	51 659.13	11.96
安徽	1 602.55	3.96	20 773.80	13.87	42 184.22	11.99
福建	4 379.79	8.88	7 683.02	8.98	40 533.75	11.81
江西	1 568.13	5.43	11 957.55	12.98	51 655.82	15.12
山东	7 739.97	15.36	22 822.46	9.93	66 152.11	11.54
河南	4 025.00	11.12	18 737.94	10.16	83 245.91	12.72
湖北	2 043.58	2.62	23 715.28	11.02	78 755.31	13.80
湖南	2 044.20	6.75	14 072.53	9.96	64 786.84	12.80
广东	3 206.28	4.95	29 901.28	9.77	70 648.27	13.32
广西	6 459.56	17.06	14 611.04	10.93	34 700.17	10.31
海南	/	/	/	/	4 140.25	16.93
重庆	4 820.00	6.96	—	—	49 961.97	18.18
四川	3 331.00	3.75	32 572.83	13.37	107 948.57	12.25
贵州	1 960.91	4.93	8 365.74	9.20	56 620.62	15.08
云南	4 550.00	6.69	8 375.66	7.32	51 822.01	9.69
西藏	624.00	2.64	5 261.00	10.29	10 651.83	14.99
陕西	2 400.00	8.36	8 843.27	10.64	38 662.26	13.21
甘肃	11 247.27	30.84	8 440.12	9.27	25 135.28	10.10
青海	3 042.38	12.81	4 373.59	9.90	7 470.62	7.37
宁夏	2 221.87	15.25	5 713.58	17.21	4 707.29	9.55
新疆	3 062.50	6.22	7 185.96	7.43	36 173.02	10.15
新疆生产建设兵团	438.00	12.63	6 512.31	17.88	7 815.53	9.06

注："—" 表示不适用，无须填写；"/" 表示未填报。

附 录

附录一 全国地方疾病预防控制中心名单

全国地方疾病预防控制中心名单

序号	机构编码	机构名称	机构级别
1	110101011	北京市疾病预防控制中心	省级
2	110101005	北京市东城区疾病预防控制中心	区县级
3	110102014	北京市西城区疾病预防控制中心	区县级
4	110105084	北京市朝阳区疾病预防控制中心	区县级
5	110106035	北京市丰台区疾病预防控制中心	区县级
6	110107045	北京市石景山区疾病预防控制中心	区县级
7	110108658	北京市海淀区疾病预防控制中心	区县级
8	110109049	北京市门头沟区疾病预防控制中心	区县级
9	110111055	北京市房山区疾病预防控制中心	区县级
10	110112033	北京市通州区疾病预防控制中心	区县级
11	110113038	北京市顺义区疾病预防控制中心	区县级
12	110114061	北京市昌平区疾病预防控制中心	区县级
13	110115055	北京市大兴区疾病预防控制中心	区县级
14	110116046	北京市怀柔区疾病预防控制中心	区县级
15	110117030	北京市平谷区疾病预防控制中心	区县级
16	110118002	北京市密云区疾病预防控制中心	区县级
17	110119021	北京市延庆区疾病预防控制中心	区县级
18	120102001	天津市疾病预防控制中心	省级
19	120101006	天津市和平区疾病预防控制中心	区县级
20	120102005	天津市河东区疾病预防控制中心	区县级
21	120103010	天津市河西区疾病预防控制中心	区县级
22	120104000	天津市南开区疾病预防控制中心	区县级

续表

序号	机构编码	机构名称	机构级别
23	120105009	天津市河北区疾病预防控制中心	区县级
24	120106001	天津市红桥区疾病预防控制中心	区县级
25	120110006	天津市东丽区疾病预防控制中心	区县级
26	120111017	天津市西青区疾病预防控制中心	区县级
27	120112004	天津市津南区疾病预防控制中心	区县级
28	120113014	天津市北辰区疾病预防控制中心	区县级
29	120114001	天津市武清区疾病预防控制中心	区县级
30	120115003	天津市宝坻区疾病预防控制中心	区县级
31	120116002	天津市滨海新区疾病预防控制中心	区县级
32	120117023	天津市宁河区疾病预防控制中心	区县级
33	120118005	天津市静海区疾病预防控制中心	区县级
34	120119003	天津市蓟州区疾病预防控制中心	区县级
35	130108013	河北省疾病预防控制中心	省级
36	130102047	河北省石家庄市疾病预防控制中心	地市级
37	130102022	河北省石家庄市长安区疾病预防控制中心	区县级
38	130104000	河北省石家庄市桥西区疾病预防控制中心	区县级
39	130105003	河北省石家庄市新华区疾病预防控制中心	区县级
40	130107001	河北省石家庄市井陉矿区疾病预防控制中心	区县级
41	130108017	河北省石家庄市裕华区疾病预防控制中心	区县级
42	130109002	河北省石家庄市藁城区疾病预防控制中心	区县级
43	130110011	河北省石家庄市鹿泉区疾病预防控制中心	区县级
44	130111001	河北省石家庄市栾城区疾病预防控制中心	区县级
45	130121000	河北省石家庄市井陉县疾病预防控制中心	区县级
46	130123003	河北省石家庄市正定县疾病预防控制中心	区县级
47	130125001	河北省石家庄市行唐县疾病预防控制中心	区县级
48	130126019	河北省石家庄市灵寿县疾病预防控制中心	区县级
49	130127004	河北省石家庄市高邑县疾病预防控制中心	区县级
50	130128001	河北省石家庄市深泽县疾病预防控制中心	区县级
51	130129002	河北省石家庄市赞皇县疾病预防控制中心	区县级
52	130130015	河北省石家庄市无极县疾病预防控制中心	区县级

续表

序号	机构编码	机构名称	机构级别
53	130131027	河北省石家庄市平山县疾病预防控制中心	区县级
54	130132001	河北省石家庄市元氏县疾病预防控制中心	区县级
55	130133001	河北省石家庄市赵县疾病预防控制中心	区县级
56	130183001	河北省石家庄市晋州市疾病预防控制中心	区县级
57	130184017	河北省石家庄市新乐市疾病预防控制中心	区县级
58	130191001	河北省石家庄市高新技术产业开发区疾病预防控制中心	区县级
59	130202007	河北省唐山市路南区疾病预防控制中心	区县级
60	130203018	河北省唐山市路北区疾病预防控制中心	区县级
61	130203028	河北省唐山市疾病预防控制中心	地市级
62	130204000	河北省唐山市古冶区疾病预防控制中心	区县级
63	130205000	河北省唐山市开平区疾病预防控制中心	区县级
64	130207022	河北省唐山市丰南区疾病预防控制中心	区县级
65	130208034	河北省唐山市丰润区疾病预防控制中心	区县级
66	130209002	河北省唐山市曹妃甸区疾病预防控制中心	区县级
67	130224001	河北省唐山市滦南县疾病预防控制中心	区县级
68	130225019	河北省唐山市乐亭县疾病预防控制中心	区县级
69	130227000	河北省唐山市迁西县疾病预防控制中心	区县级
70	130229000	河北省唐山市玉田县疾病预防控制中心	区县级
71	130281001	河北省唐山市遵化市疾病预防控制中心	区县级
72	130283024	河北省唐山市迁安市疾病预防控制中心	区县级
73	130284001	河北省唐山市滦州市疾病预防控制中心	区县级
74	130302018	河北省秦皇岛市疾病预防控制中心	地市级
75	130302000	河北省秦皇岛市海港区疾病预防控制中心	区县级
76	130303002	河北省秦皇岛市山海关区疾病预防控制中心	区县级
77	130304002	河北省秦皇岛市北戴河区疾病预防控制中心	区县级
78	130306001	河北省秦皇岛市抚宁区疾病预防控制中心	区县级
79	130321000	河北省秦皇岛市青龙满族自治县疾病预防控制中心	区县级
80	130322002	河北省秦皇岛市昌黎县疾病预防控制中心	区县级
81	130324002	河北省秦皇岛市卢龙县疾病预防控制中心	区县级
82	130391004	河北省秦皇岛市经济技术开发区疾病预防控制中心	区县级

续表

序号	机构编码	机构名称	机构级别
83	130392009	河北省秦皇岛北戴河新区疾病预防控制中心	区县级
84	130403010	河北省邯郸市疾病预防控制中心	地市级
85	130402013	河北省邯郸市邯山区疾病预防控制中心	区县级
86	130403022	河北省邯郸市丛台区疾病预防控制中心	区县级
87	130404000	河北省邯郸市复兴区疾病预防控制中心	区县级
88	130406001	河北省邯郸市峰峰矿区疾病预防控制中心	区县级
89	130407002	河北省邯郸市肥乡区疾病预防控制中心	区县级
90	130408002	河北省邯郸市永年区疾病预防控制中心	区县级
91	130423001	河北省邯郸市临漳县疾病预防控制中心	区县级
92	130424001	河北省邯郸市成安县疾病预防控制中心	区县级
93	130425001	河北省邯郸市大名县疾病预防控制中心	区县级
94	130426025	河北省邯郸市涉县疾病预防控制中心	区县级
95	130427001	河北省邯郸市磁县疾病预防控制中心	区县级
96	130430004	河北省邯郸市邱县疾病预防控制中心	区县级
97	130431010	河北省邯郸市鸡泽县疾病预防控制中心	区县级
98	130432011	河北省邯郸市广平县疾病预防控制中心	区县级
99	130433001	河北省邯郸市馆陶县疾病预防控制中心	区县级
100	130434029	河北省邯郸市魏县疾病预防控制中心	区县级
101	130435014	河北省邯郸市曲周县疾病预防控制中心	区县级
102	130481001	河北省邯郸市武安市疾病预防控制中心	区县级
103	130502004	河北省邢台市襄都区疾病预防控制中心	区县级
104	130503014	河北省邢台市疾病预防控制中心	地市级
105	130503001	河北省邢台市信都区疾病预防控制中心	区县级
106	130505002	河北省邢台市任泽区疾病预防控制中心	区县级
107	130506012	河北省邢台市南和区疾病预防控制中心	区县级
108	130522001	河北省邢台市临城县疾病预防控制中心	区县级
109	130523001	河北省邢台市内丘县疾病预防控制中心	区县级
110	130524001	河北省邢台市柏乡县疾病预防控制中心	区县级
111	130525001	河北省邢台市隆尧县疾病预防控制中心	区县级
112	130528001	河北省邢台市宁晋县疾病预防控制中心	区县级

续表

序号	机构编码	机构名称	机构级别
113	130529001	河北省邢台市巨鹿县疾病预防控制中心	区县级
114	130530001	河北省邢台市新河县疾病预防控制中心	区县级
115	130531001	河北省邢台市广宗县疾病预防控制中心	区县级
116	130532001	河北省邢台市平乡县疾病预防控制中心	区县级
117	130533001	河北省邢台市威县疾病预防控制中心	区县级
118	130534001	河北省邢台市清河县疾病预防控制中心	区县级
119	130535001	河北省邢台市临西县疾病预防控制中心	区县级
120	130581001	河北省邢台市南宫市疾病预防控制中心	区县级
121	130582001	河北省邢台市沙河市疾病预防控制中心	区县级
122	130606016	河北省保定市疾病预防控制中心	地市级
123	130602021	河北省保定市竞秀区疾病预防控制中心	区县级
124	130606008	河北省保定市莲池区疾病预防控制中心	区县级
125	130607003	河北省保定市满城区疾病预防控制中心	区县级
126	130608001	河北省保定市清苑区疾病预防控制中心	区县级
127	130609004	河北省保定市徐水区疾病预防控制中心	区县级
128	130623001	河北省保定市涞水县疾病预防控制中心	区县级
129	130624001	河北省保定市阜平县疾病预防控制中心	区县级
130	130626001	河北省保定市定兴县疾病预防控制中心	区县级
131	130627000	河北省保定市唐县疾病预防控制中心	区县级
132	130628014	河北省保定市高阳县疾病预防控制中心	区县级
133	130630001	河北省保定市涞源县疾病预防控制中心	区县级
134	130631001	河北省保定市望都县疾病预防控制中心	区县级
135	130633001	河北省保定市易县疾病预防控制中心	区县级
136	130634001	河北省保定市曲阳县疾病预防控制中心	区县级
137	130635001	河北省保定市蠡县疾病预防控制中心	区县级
138	130636001	河北省保定市顺平县疾病预防控制中心	区县级
139	130637001	河北省保定市博野县疾病预防控制中心	区县级
140	130681001	河北省保定市涿州市疾病预防控制中心	区县级
141	130683001	河北省保定市安国市疾病预防控制中心	区县级
142	130684001	河北省保定市高碑店市疾病预防控制中心	区县级

续表

序号	机构编码	机构名称	机构级别
143	130703015	河北省张家口市疾病预防控制中心	地市级
144	130702003	河北省张家口市桥东区疾病预防控制中心	区县级
145	130703000	河北省张家口市桥西区疾病预防控制中心	区县级
146	130705000	河北省张家口市宣化区疾病预防控制中心	区县级
147	130706001	河北省张家口市下花园区疾病预防控制中心	区县级
148	130708002	河北省张家口市万全区疾病预防控制中心	区县级
149	130709001	河北省张家口市崇礼区疾病预防控制中心	区县级
150	130722001	河北省张家口市张北县疾病预防控制中心	区县级
151	130723019	河北省张家口市康保县疾病预防控制中心	区县级
152	130724001	河北省张家口市沽源县疾病预防控制中心	区县级
153	130725001	河北省张家口市尚义县疾病预防控制中心	区县级
154	130726001	河北省张家口市蔚县疾病预防控制中心	区县级
155	130727016	河北省张家口市阳原县疾病预防控制中心	区县级
156	130728015	河北省张家口市怀安县疾病预防控制中心	区县级
157	130730001	河北省张家口市怀来县疾病预防控制中心	区县级
158	130731022	河北省张家口市涿鹿县疾病预防控制中心	区县级
159	130732001	河北省张家口市赤城县疾病预防控制中心	区县级
160	130793001	河北省张家口经济技术开发区疾病预防控制中心	区县级
161	130802020	河北省承德市疾病预防控制中心	地市级
162	130802000	河北省承德市双桥区疾病预防控制中心	区县级
163	130803001	河北省承德市双滦区疾病预防控制中心	区县级
164	130804000	河北省承德市鹰手营子矿区疾病预防控制中心	区县级
165	130821000	河北省承德市承德县疾病预防控制中心	区县级
166	130822024	河北省承德市兴隆县疾病预防控制中心	区县级
167	130824026	河北省承德市滦平县疾病预防控制中心	区县级
168	130825003	河北省承德市隆化县疾病预防控制中心	区县级
169	130826001	河北省承德市丰宁满族自治县疾病预防控制中心	区县级
170	130827021	河北省承德市宽城满族自治县疾病预防控制中心	区县级
171	130828046	河北省承德市围场满族蒙古族自治县疾病预防控制中心	区县级
172	130881002	河北省承德市平泉市疾病预防控制中心	区县级

续表

序号	机构编码	机构名称	机构级别
173	130903015	河北省沧州市疾病预防控制中心	地市级
174	130902014	河北省沧州市新华区疾病预防控制中心	区县级
175	130903009	河北省沧州市运河区疾病预防控制中心	区县级
176	130921003	河北省沧州市沧县疾病预防控制中心	区县级
177	130922001	河北省沧州市青县疾病预防控制中心	区县级
178	130923001	河北省沧州市东光县疾病预防控制中心	区县级
179	130924009	河北省沧州市海兴县疾病预防控制中心	区县级
180	130925015	河北省沧州市盐山县疾病预防控制中心	区县级
181	130926013	河北省沧州市肃宁县疾病预防控制中心	区县级
182	130927007	河北省沧州市南皮县疾病预防控制中心	区县级
183	130928013	河北省沧州市吴桥县疾病预防控制中心	区县级
184	130929001	河北省沧州市献县疾病预防控制中心	区县级
185	130930009	河北省沧州市孟村回族自治县疾病预防控制中心	区县级
186	130981001	河北省沧州市泊头市疾病预防控制中心	区县级
187	130982031	河北省沧州市任丘市疾病预防控制中心	区县级
188	130983017	河北省沧州市黄骅市疾病预防控制中心	区县级
189	130984026	河北省沧州市河间市疾病预防控制中心	区县级
190	130991001	河北省沧州市渤海新区中捷产业园区疾病预防控制中心	区县级
191	130992003	河北省沧州市南大港管理区疾病预防控制中心	区县级
192	131003028	河北省廊坊市疾病预防控制中心	地市级
193	131002010	河北省廊坊市安次区疾病预防控制中心	区县级
194	131003021	河北省廊坊市广阳区疾病预防控制中心	区县级
195	131022014	河北省廊坊市固安县疾病预防控制中心	区县级
196	131023018	河北省廊坊市永清县疾病预防控制中心	区县级
197	131024013	河北省廊坊市香河县疾病预防控制中心	区县级
198	131025014	河北省廊坊市大城县疾病预防控制中心	区县级
199	131026017	河北省廊坊市文安县疾病预防控制中心	区县级
200	131028008	河北省廊坊市大厂回族自治县疾病预防控制中心	区县级
201	131081019	河北省廊坊市霸州市疾病预防控制中心	区县级
202	131082027	河北省廊坊市三河市疾病预防控制中心	区县级

续表

序号	机构编码	机构名称	机构级别
203	131102023	河北省衡水市疾病预防控制中心	地市级
204	131102022	河北省衡水市桃城区疾病预防控制中心	区县级
205	131103002	河北省衡水市冀州区疾病预防控制中心	区县级
206	131121001	河北省衡水市枣强县疾病预防控制中心	区县级
207	131122001	河北省衡水市武邑县疾病预防控制中心	区县级
208	131123001	河北省衡水市武强县疾病预防控制中心	区县级
209	131124001	河北省衡水市饶阳县疾病预防控制中心	区县级
210	131125013	河北省衡水市安平县疾病预防控制中心	区县级
211	131126004	河北省衡水市故城县疾病预防控制中心	区县级
212	131127002	河北省衡水市景县疾病预防控制中心	区县级
213	131128014	河北省衡水市阜城县疾病预防控制中心	区县级
214	131182001	河北省衡水市深州市疾病预防控制中心	区县级
215	132101001	河北省雄安新区雄县疾病预防控制中心	区县级
216	132102001	河北省雄安新区容城县疾病预防控制中心	区县级
217	132103003	河北省雄安新区安新县安新疾病预防控制中心	区县级
218	139001001	河北省定州市疾病预防控制中心	区县级
219	139002001	河北省辛集市疾病预防控制中心	区县级
220	140106014	山西省疾病预防控制中心	省级
221	140106016	山西省太原市疾病预防控制中心	地市级
222	140105030	山西省太原市小店区疾病预防控制中心	区县级
223	140106012	山西省太原市迎泽区疾病预防控制中心	区县级
224	140107007	山西省太原市杏花岭区疾病预防控制中心	区县级
225	140108023	山西省太原市尖草坪区疾病预防控制中心	区县级
226	140109000	山西省太原市万柏林区疾病预防控制中心	区县级
227	140110001	山西省太原市晋源区疾病预防控制中心	区县级
228	140121019	山西省太原市清徐县疾病预防控制中心	区县级
229	140122000	山西省太原市阳曲县疾病预防控制中心	区县级
230	140123013	山西省太原市娄烦县疾病预防控制中心	区县级
231	140181002	山西省太原市古交市疾病预防控制中心	区县级
232	140213002	山西省大同市疾病预防控制中心	地市级

续表

序号	机构编码	机构名称	机构级别
233	140212003	山西省大同市新荣区疾病预防控制中心	区县级
234	140213004	山西省大同市平城区疾病预防控制中心	区县级
235	140214001	山西省大同市云冈区疾病预防控制中心	区县级
236	140215001	山西省大同市云州区疾病预防控制中心	区县级
237	140221002	山西省大同市阳高县疾病预防控制中心	区县级
238	140222004	山西省大同市天镇县疾病预防控制中心	区县级
239	140223001	山西省大同市广灵县疾病预防控制中心	区县级
240	140224000	山西省大同市灵丘县疾病预防控制中心	区县级
241	140225000	山西省大同市浑源县疾病预防控制中心	区县级
242	140226002	山西省大同市左云县疾病预防控制中心	区县级
243	140302021	山西省阳泉市疾病预防控制中心	地市级
244	140302000	山西省阳泉市城区疾病预防控制中心	区县级
245	140303000	山西省阳泉市矿区疾病预防控制中心	区县级
246	140311000	山西省阳泉市郊区疾病预防控制中心	区县级
247	140321000	山西省阳泉市平定县疾病预防控制中心	区县级
248	140322000	山西省阳泉市盂县疾病预防控制中心	区县级
249	140403014	山西省长治市疾病预防控制中心	地市级
250	140403001	山西省长治市潞州区疾病预防控制中心	区县级
251	140404005	山西省长治市上党区疾病预防控制中心	区县级
252	140405003	山西省长治市屯留区疾病预防控制中心	区县级
253	140406001	山西省长治市潞城区疾病预防控制中心	区县级
254	140423005	山西省长治市襄垣县疾病预防控制中心	区县级
255	140425000	山西省长治市平顺县疾病预防控制中心	区县级
256	140426000	山西省长治市黎城县疾病预防控制中心	区县级
257	140427000	山西省长治市壶关县疾病预防控制中心	区县级
258	140428004	山西省长治市长子县疾病预防控制中心	区县级
259	140429003	山西省长治市武乡县疾病预防控制中心	区县级
260	140430002	山西省长治市沁县疾病预防控制中心	区县级
261	140431000	山西省长治市沁源县疾病预防控制中心	区县级
262	140502022	山西省晋城市疾病预防控制中心	地市级

续表

序号	机构编码	机构名称	机构级别
263	140502026	山西省晋城市城区疾病预防控制中心	区县级
264	140521002	山西省晋城市沁水县疾病预防控制中心	区县级
265	140522002	山西省晋城市阳城县疾病预防控制中心	区县级
266	140524000	山西省晋城市陵川县疾病预防控制中心	区县级
267	140525033	山西省晋城市泽州县疾病预防控制中心	区县级
268	140581000	山西省晋城市高平市疾病预防控制中心	区县级
269	140602001	山西省朔州市疾病预防控制中心	地市级
270	140602004	山西省朔州市朔城区疾病预防控制中心	区县级
271	140603003	山西省朔州市平鲁区疾病预防控制中心	区县级
272	140621003	山西省朔州市山阴县疾病预防控制中心	区县级
273	140622001	山西省朔州市应县疾病预防控制中心	区县级
274	140623001	山西省朔州市右玉县疾病预防控制中心	区县级
275	140681002	山西省朔州市怀仁市疾病预防控制中心	区县级
276	140702005	山西省晋中市疾病预防控制中心	地市级
277	140702014	山西省晋中市榆次区疾病预防控制中心	区县级
278	140721000	山西省晋中市榆社县疾病预防控制中心	区县级
279	140722003	山西省晋中市左权县疾病预防控制中心	区县级
280	140723000	山西省晋中市和顺县疾病预防控制中心	区县级
281	140724000	山西省晋中市昔阳县疾病预防控制中心	区县级
282	140725027	山西省晋中市寿阳县疾病预防控制中心	区县级
283	140726002	山西省晋中市太谷区疾病预防控制中心	区县级
284	140727012	山西省晋中市祁县疾病预防控制中心	区县级
285	140728017	山西省晋中市平遥县疾病预防控制中心	区县级
286	140729005	山西省晋中市灵石县疾病预防控制中心	区县级
287	140781026	山西省晋中市介休市疾病预防控制中心	区县级
288	140802006	山西省运城市疾病预防控制中心	地市级
289	140802016	山西省运城市盐湖区疾病预防控制中心	区县级
290	140821005	山西省运城市临猗县疾病预防控制中心	区县级
291	140822003	山西省运城市万荣县疾病预防控制中心	区县级
292	140823002	山西省运城市闻喜县疾病预防控制中心	区县级

续表

序号	机构编码	机构名称	机构级别
293	140824000	山西省运城市稷山县疾病预防控制中心	区县级
294	140825002	山西省运城市新绛县疾病预防控制中心	区县级
295	140826001	山西省运城市绛县疾病预防控制中心	区县级
296	140827003	山西省运城市垣曲县疾病预防控制中心	区县级
297	140828005	山西省运城市夏县疾病预防控制中心	区县级
298	140829003	山西省运城市平陆县疾病预防控制中心	区县级
299	140830001	山西省运城市芮城县疾病预防控制中心	区县级
300	140881004	山西省运城市永济市疾病预防控制中心	区县级
301	140882001	山西省运城市河津市疾病预防控制中心	区县级
302	140902020	山西省忻州市疾病预防控制中心	地市级
303	140902032	山西省忻州市忻府区疾病预防控制中心	区县级
304	140921023	山西省忻州市定襄县疾病预防控制中心	区县级
305	140922001	山西省忻州市五台县疾病预防控制中心	区县级
306	140923002	山西省忻州市代县疾病预防控制中心	区县级
307	140924048	山西省忻州市繁峙县疾病预防控制中心	区县级
308	140925025	山西省忻州市宁武县疾病预防控制中心	区县级
309	140926019	山西省忻州市静乐县疾病预防控制中心	区县级
310	140927018	山西省忻州市神池县疾病预防控制中心	区县级
311	140928001	山西省忻州市五寨县疾病预防控制中心	区县级
312	140929004	山西省忻州市岢岚县疾病预防控制中心	区县级
313	140930025	山西省忻州市河曲县疾病预防控制中心	区县级
314	140931003	山西省忻州市保德县疾病预防控制中心	区县级
315	140932002	山西省忻州市偏关县疾病预防控制中心	区县级
316	140981004	山西省忻州市原平市疾病预防控制中心	区县级
317	141002046	山西省临汾市疾病预防控制中心	地市级
318	141002047	山西省临汾市尧都区疾病预防控制中心	区县级
319	141021002	山西省临汾市曲沃县疾病预防控制中心	区县级
320	141022000	山西省临汾市翼城县疾病预防控制中心	区县级
321	141023003	山西省临汾市襄汾县疾病预防控制中心	区县级
322	141024002	山西省临汾市洪洞县疾病预防控制中心	区县级

续表

序号	机构编码	机构名称	机构级别
323	141025001	山西省临汾市古县疾病预防控制中心	区县级
324	141026000	山西省临汾市安泽县疾病预防控制中心	区县级
325	141027000	山西省临汾市浮山县疾病预防控制中心	区县级
326	141028003	山西省临汾市吉县疾病预防控制中心	区县级
327	141029001	山西省临汾市乡宁县疾病预防控制中心	区县级
328	141030002	山西省临汾市大宁县疾病预防控制中心	区县级
329	141031002	山西省临汾市隰县疾病预防控制中心	区县级
330	141032003	山西省临汾市永和县疾病预防控制中心	区县级
331	141033002	山西省临汾市蒲县疾病预防控制中心	区县级
332	141034002	山西省临汾市汾西县疾病预防控制中心	区县级
333	141081000	山西省临汾市侯马市疾病预防控制中心	区县级
334	141082001	山西省临汾市霍州市疾病预防控制中心	区县级
335	141102010	山西省吕梁市离石区疾病预防控制中心	区县级
336	141102023	山西省吕梁市疾病预防控制中心	地市级
337	141121003	山西省吕梁市文水县疾病预防控制中心	区县级
338	141122003	山西省吕梁市交城县疾病预防控制中心	区县级
339	141123004	山西省吕梁市兴县疾病预防控制中心	区县级
340	141124000	山西省吕梁市临县疾病预防控制中心	区县级
341	141125004	山西省吕梁市柳林县疾病预防控制中心	区县级
342	141126003	山西省吕梁市石楼县疾病预防控制中心	区县级
343	141127004	山西省吕梁市岚县疾病预防控制中心	区县级
344	141128004	山西省吕梁市方山县疾病预防控制中心	区县级
345	141129002	山西省吕梁市中阳县疾病预防控制中心	区县级
346	141130001	山西省吕梁市交口县疾病预防控制中心	区县级
347	141181002	山西省吕梁市孝义市疾病预防控制中心	区县级
348	141182000	山西省吕梁市汾阳市疾病预防控制中心	区县级
349	150102008	内蒙古自治区综合疾病预防控制中心	省级
350	150102007	内蒙古自治区呼和浩特市新城区疾病预防控制中心	区县级
351	150103001	内蒙古自治区呼和浩特市回民区疾病预防控制中心	区县级
352	150104000	内蒙古自治区呼和浩特市玉泉区疾病预防控制中心	区县级

续表

序号	机构编码	机构名称	机构级别
353	150105000	内蒙古自治区呼和浩特市赛罕区疾病预防控制中心	区县级
354	150105006	内蒙古自治区呼和浩特市疾病预防控制中心	地市级
355	150121015	内蒙古自治区呼和浩特市土左旗疾病预防控制中心	区县级
356	150122000	内蒙古自治区呼和浩特市托克托县疾病预防控制中心	区县级
357	150123005	内蒙古自治区呼和浩特市和林格尔县疾病预防控制中心	区县级
358	150124002	内蒙古自治区呼和浩特市清水河县疾病预防控制中心	区县级
359	150125005	内蒙古自治区呼和浩特市武川县疾病预防控制中心	区县级
360	150204014	内蒙古自治区包头市疾病预防控制中心	地市级
361	150202001	内蒙古自治区包头市东河区疾病预防控制中心	区县级
362	150203005	内蒙古自治区包头市昆都仑区疾病预防控制中心	区县级
363	150204003	内蒙古自治区包头市青山区疾病预防控制中心	区县级
364	150205005	内蒙古自治区包头市石拐区疾病预防控制中心	区县级
365	150206002	内蒙古自治区包头市白云鄂博矿区疾病预防控制中心	区县级
366	150207001	内蒙古自治区包头市九原区疾病预防控制中心	区县级
367	150208015	内蒙古自治区包头市稀土高新技术产业开发区疾病预防控制中心	区县级
368	150221001	内蒙古自治区包头市土默特右旗疾病预防控制中心	区县级
369	150222004	内蒙古自治区包头市固阳县疾病预防控制中心	区县级
370	150223002	内蒙古自治区包头市达尔罕茂明安联合旗疾病预防控制中心	区县级
371	150302004	内蒙古自治区乌海市疾病预防控制中心	地市级
372	150302001	内蒙古自治区乌海市海勃湾区疾病预防控制中心	区县级
373	150303001	内蒙古自治区乌海市海南区疾病预防控制中心	区县级
374	150304003	内蒙古自治区乌海市乌达区疾病预防控制中心	区县级
375	150404045	内蒙古自治区赤峰市疾病预防控制中心	地市级
376	150402017	内蒙古自治区赤峰市红山区疾病预防控制中心	区县级
377	150403015	内蒙古自治区赤峰市元宝山区疾病预防控制中心	区县级
378	150404039	内蒙古自治区赤峰市松山区疾病预防控制中心	区县级
379	150421006	内蒙古自治区赤峰市阿鲁科尔沁旗疾病预防控制中心	区县级
380	150422004	内蒙古自治区赤峰市巴林左旗疾病预防控制中心	区县级
381	150423004	内蒙古自治区赤峰市巴林右旗疾病预防控制中心	区县级
382	150424003	内蒙古自治区赤峰市林西县疾病预防控制中心	区县级

续表

序号	机构编码	机构名称	机构级别
383	150425001	内蒙古自治区赤峰市克什克腾旗疾病预防控制中心	区县级
384	150426006	内蒙古自治区赤峰市翁牛特旗疾病预防控制中心	区县级
385	150428003	内蒙古自治区赤峰市喀喇沁旗疾病预防控制中心	区县级
386	150429007	内蒙古自治区赤峰市宁城县疾病预防控制中心	区县级
387	150430009	内蒙古自治区赤峰市敖汉旗疾病预防控制中心	区县级
388	150502000	内蒙古自治区通辽市疾病预防控制中心	地市级
389	150502093	内蒙古自治区通辽市科尔沁区疾病预防控制中心	区县级
390	150521042	内蒙古自治区通辽市科尔沁左翼中旗疾病预防控制中心	区县级
391	150522078	内蒙古自治区通辽市科尔沁左翼后旗疾病预防控制中心	区县级
392	150523026	内蒙古自治区通辽市开鲁县疾病预防控制中心	区县级
393	150524030	内蒙古自治区通辽市库伦旗疾病预防控制中心	区县级
394	150525039	内蒙古自治区通辽市奈曼旗疾病预防控制中心	区县级
395	150526067	内蒙古自治区通辽市扎鲁特旗疾病预防控制中心	区县级
396	150581010	内蒙古自治区通辽市霍林郭勒市疾病预防控制中心	区县级
397	150603004	内蒙古自治区鄂尔多斯市疾病预防控制中心	地市级
398	150602041	内蒙古自治区鄂尔多斯市东胜区疾病预防控制中心	区县级
399	150603011	内蒙古自治区鄂尔多斯市康巴什区疾病预防控制中心	区县级
400	150621027	内蒙古自治区鄂尔多斯市达拉特旗疾病预防控制中心	区县级
401	150622029	内蒙古自治区鄂尔多斯市准格尔旗疾病预防控制中心	区县级
402	150623001	内蒙古自治区鄂尔多斯市鄂托克前旗疾病预防控制中心	区县级
403	150624035	内蒙古自治区鄂尔多斯市鄂托克旗疾病预防控制中心	区县级
404	150625018	内蒙古自治区鄂尔多斯市杭锦旗疾病预防控制中心	区县级
405	150626033	内蒙古自治区鄂尔多斯市乌审旗疾病预防控制中心	区县级
406	150627030	内蒙古自治区鄂尔多斯市伊金霍洛旗疾病预防控制中心	区县级
407	150702036	内蒙古自治区呼伦贝尔市疾病预防控制中心	地市级
408	150702037	内蒙古自治区呼伦贝尔市海拉尔区疾病预防控制中心	区县级
409	150703006	内蒙古自治区呼伦贝尔市扎赉诺尔区疾病预防控制中心	区县级
410	150721047	内蒙古自治区呼伦贝尔市阿荣旗疾病预防控制中心	区县级
411	150722027	内蒙古自治区呼伦贝尔市莫力达瓦达斡尔族自治旗疾病预防控制中心	区县级
412	150723054	内蒙古自治区呼伦贝尔市鄂伦春自治旗疾病预防控制中心	区县级

续表

序号	机构编码	机构名称	机构级别
413	150724023	内蒙古自治区呼伦贝尔市鄂温克族自治旗疾病预防控制中心	区县级
414	150725030	内蒙古自治区呼伦贝尔市陈巴尔虎旗疾病预防控制中心	区县级
415	150726022	内蒙古自治区呼伦贝尔市新巴尔虎左旗疾病预防控制中心	区县级
416	150727019	内蒙古自治区呼伦贝尔市新巴尔虎右旗疾病预防中心	区县级
417	150781019	内蒙古自治区呼伦贝尔市满洲里市疾病预防控制中心	区县级
418	150782067	内蒙古自治区呼伦贝尔市牙克石市疾病预防控制中心	区县级
419	150783077	内蒙古自治区呼伦贝尔市扎兰屯市疾病预防控制中心	区县级
420	150784026	内蒙古自治区呼伦贝尔市额尔古纳市疾病预防控制中心	区县级
421	150785020	内蒙古自治区呼伦贝尔市根河市疾病预防控制中心	区县级
422	150802014	内蒙古自治区巴彦淖尔市疾病预防控制中心	地市级
423	150802021	内蒙古自治区巴彦淖尔市临河区疾病预防控制中心	区县级
424	150821030	内蒙古自治区巴彦淖尔市五原县疾病预防控制中心	区县级
425	150822007	内蒙古自治区巴彦淖尔市磴口县疾病预防控制中心	区县级
426	150823031	内蒙古自治区巴彦淖尔市乌拉特前旗疾病预防控制中心	区县级
427	150824007	内蒙古自治区巴彦淖尔市乌拉特中旗疾病预防控制中心	区县级
428	150825018	内蒙古自治区巴彦淖尔市乌拉特后旗疾病预防控制中心	区县级
429	150826021	内蒙古自治区巴彦淖尔市杭锦后旗疾病预防控制中心	区县级
430	150902036	内蒙古自治区乌兰察布市疾病预防控制中心	地市级
431	150902035	内蒙古自治区乌兰察布市集宁区疾病预防控制中心	区县级
432	150921020	内蒙古自治区乌兰察布市卓资县疾病预防控制中心	区县级
433	150922023	内蒙古自治区乌兰察布市化德县疾病预防控制中心	区县级
434	150923014	内蒙古自治区乌兰察布市商都县疾病预防控制中心	区县级
435	150924018	内蒙古自治区乌兰察布市兴和县疾病预防控制中心	区县级
436	150925017	内蒙古自治区乌兰察布市凉城县疾病预防控制中心	区县级
437	150926024	内蒙古自治区乌兰察布市察哈尔右翼前旗疾病预防控制中心	区县级
438	150927024	内蒙古自治区乌兰察布市察哈尔右翼中旗疾病预防控制中心	区县级
439	150928018	内蒙古自治区乌兰察布市察哈尔右翼后旗疾病预防控制中心	区县级
440	150929060	内蒙古自治区乌兰察布市四子王旗疾病预防控制中心	区县级
441	150981026	内蒙古自治区乌兰察布市丰镇市疾病预防控制中心	区县级
442	152201003	内蒙古自治区兴安盟疾病预防控制中心	地市级

续表

序号	机构编码	机构名称	机构级别
443	152201009	内蒙古自治区兴安盟乌兰浩特市疾病预防控制中心	区县级
444	152202002	内蒙古自治区兴安盟阿尔山市疾病预防控制中心	区县级
445	152221003	内蒙古自治区兴安盟科尔沁右翼前旗疾病预防控制中心	区县级
446	152222006	内蒙古自治区兴安盟科尔沁右翼中旗疾病预防控制中心	区县级
447	152223009	内蒙古自治区兴安盟扎赉特旗疾病预防控制中心	区县级
448	152224015	内蒙古自治区兴安盟突泉县疾病预防控制中心	区县级
449	152502001	内蒙古自治区锡林郭勒盟疾病预防控制中心	地市级
450	152501002	内蒙古自治区锡林郭勒盟二连浩特市疾病预防控制中心	区县级
451	152502019	内蒙古自治区锡林郭勒盟锡林浩特市疾病预防控制中心	区县级
452	152522012	内蒙古自治区锡林郭勒盟阿巴嘎旗疾病预防控制中心	区县级
453	152523004	内蒙古自治区锡林郭勒盟苏尼特左旗疾病预防控制中心	区县级
454	152524003	内蒙古自治区锡林郭勒盟苏尼特右旗疾病预防控制中心	区县级
455	152525000	内蒙古自治区锡林郭勒盟东乌珠穆沁旗疾病预防控制中心	区县级
456	152526015	内蒙古自治区锡林郭勒盟西乌珠穆沁旗疾病预防控制中心	区县级
457	152527003	内蒙古自治区锡林郭勒盟太仆寺旗疾病预防控制中心	区县级
458	152528003	内蒙古自治区锡林郭勒盟镶黄旗疾病预防控制中心	区县级
459	152530002	内蒙古自治区锡林郭勒盟正蓝旗疾病预防控制中心	区县级
460	152531000	内蒙古自治区锡林郭勒盟多伦县疾病预防控制中心	区县级
461	152535005	内蒙古自治区锡林郭勒盟乌拉盖管理区疾病预防控制中心	区县级
462	152921006	内蒙古自治区阿拉善盟疾病控制中心	地市级
463	152921000	内蒙古自治区阿拉善盟阿拉善左旗疾病预防控制中心	区县级
464	152922010	内蒙古自治区阿拉善盟阿拉善右旗疾病预防控制中心	区县级
465	152923003	内蒙古自治区阿拉善盟额济纳旗疾病预防控制中心	区县级
466	210102034	辽宁省疾病预防控制中心	省级
467	210112025	辽宁省沈阳市疾病预防控制中心	地市级
468	210102009	辽宁省沈阳市和平区疾病预防控制中心	区县级
469	210103000	辽宁省沈阳市沈河区疾病预防控制中心	区县级
470	210104007	辽宁省沈阳市大东区疾病预防控制中心	区县级
471	210105005	辽宁省沈阳市皇姑区疾病预防控制中心	区县级
472	210106000	辽宁省沈阳市铁西区疾病预防控制中心	区县级

续表

序号	机构编码	机构名称	机构级别
473	210111022	辽宁省沈阳市苏家屯区疾病预防控制中心	区县级
474	210112005	辽宁省沈阳市浑南区疾病预防控制中心	区县级
475	210113001	辽宁省沈阳市沈北新区疾病预防控制中心	区县级
476	210114003	辽宁省沈阳市于洪区疾病预防控制中心	区县级
477	210115008	辽宁省沈阳市辽中区疾病预防控制中心	区县级
478	210123006	辽宁省康平县疾病预防控制中心	区县级
479	210124000	辽宁省法库县疾病预防控制中心	区县级
480	210181006	辽宁省新民市疾病预防控制中心	区县级
481	210211008	辽宁省大连市疾病预防控制中心	地市级
482	210202001	辽宁省大连市中山区疾病预防控制中心	区县级
483	210203003	辽宁省大连市西岗区疾病预防控制中心	区县级
484	210204013	辽宁省大连市沙河口区疾病预防控制中心	区县级
485	210211001	辽宁省大连市甘井子区疾病预防控制中心	区县级
486	210212005	辽宁省大连市旅顺口区疾病预防控制中心	区县级
487	210213007	辽宁省大连市金普新区疾病预防控制中心	区县级
488	210214011	辽宁省大连市普兰店区疾病预防控制中心	区县级
489	210215000	辽宁省大连市大连高新技术产业园区疾病预防控制中心	区县级
490	210224001	辽宁省大连市长海县疾病预防控制中心	区县级
491	210281023	辽宁省大连市瓦房店市疾病预防控制中心	区县级
492	210283038	辽宁省大连市庄河市疾病预防控制中心	区县级
493	210284000	辽宁省大连市长兴岛经济技术开发区疾病预防控制中心	区县级
494	210302011	辽宁省鞍山市疾病预防控制中心	地市级
495	210302005	辽宁省鞍山市铁东区疾病预防控制中心	区县级
496	210303001	辽宁省鞍山市铁西区疾病预防控制中心	区县级
497	210304001	辽宁省鞍山市立山区疾病预防控制中心	区县级
498	210311002	辽宁省鞍山市千山区疾病预防控制中心	区县级
499	210321000	辽宁省鞍山市台安县疾病预防控制中心	区县级
500	210323001	辽宁省鞍山市岫岩满族自治县疾病预防控制中心	区县级
501	210381001	辽宁省鞍山市海城市疾病预防控制中心	区县级
502	210411015	辽宁省抚顺市疾病预防控制中心	地市级

续表

序号	机构编码	机构名称	机构级别
503	210402005	辽宁省抚顺市新抚区疾病预防控制中心	区县级
504	210403006	辽宁省抚顺市东洲区疾病预防控制中心	区县级
505	210404007	辽宁省抚顺市望花区绿色发展综合服务中心（望花区疾病预防控制中心）	区县级
506	210411008	辽宁省抚顺市顺城区疾病预防控制中心	区县级
507	210421023	辽宁省抚顺市抚顺县疾病预防控制中心	区县级
508	210422005	辽宁省抚顺市新宾满族自治县疾病预防控制中心	区县级
509	210423002	辽宁省抚顺市清原满族自治县疾病预防控制中心	区县级
510	210504013	辽宁省本溪市疾病预防控制中心	地市级
511	210502003	辽宁省本溪市平山区疾病预防控制中心（平山区妇幼保健计划生育服务中心）	区县级
512	210503004	辽宁省本溪市溪湖区疾病预防控制中心（溪湖区妇幼保健计划生育服务中心）	区县级
513	210504004	辽宁省本溪市明山区疾病预防控制中心（妇幼保健计划生育服务中心）	区县级
514	210505001	辽宁省本溪市南芬区疾病预防控制中心	区县级
515	210521005	辽宁省本溪市本溪满族自治县疾病预防控制中心	区县级
516	210522004	辽宁省本溪市桓仁满族自治县疾病预防控制中心	区县级
517	210603023	辽宁省丹东市疾病预防控制中心	地市级
518	210602005	辽宁省丹东市元宝区疾病预防控制中心	区县级
519	210603009	辽宁省丹东市振兴区疾病预防控制中心	区县级
520	210604004	辽宁省丹东市振安区疾病预防控制中心	区县级
521	210624001	辽宁省丹东市宽甸满族自治县疾病预防控制中心	区县级
522	210681001	辽宁省丹东市东港市疾病预防控制中心	区县级
523	210682004	辽宁省丹东市凤城市疾病预防控制中心	区县级
524	210702013	辽宁省锦州市疾病预防控制中心	地市级
525	210702012	辽宁省锦州市古塔区疾病预防控制中心	区县级
526	210703007	辽宁省锦州市凌河区疾病预防控制中心	区县级
527	210709000	辽宁省锦州市滨海新区（锦州经济技术开发区）疾病预防控制中心	区县级
528	210711003	辽宁省锦州市太和区疾病预防控制中心	区县级
529	210726023	辽宁省锦州市黑山县疾病预防控制中心	区县级
530	210727037	辽宁省锦州市义县疾病预防控制中心	区县级

续表

序号	机构编码	机构名称	机构级别
531	210781021	辽宁省锦州市凌海市疾病预防控制中心	区县级
532	210782033	辽宁省锦州市北镇市疾病预防控制中心	区县级
533	210792049	辽宁省锦州市松山新区疾病预防控制中心	区县级
534	210803000	辽宁省营口市疾病预防控制中心	地市级
535	210802024	辽宁省营口市站前区疾病预防控制中心	区县级
536	210803011	辽宁省营口市西市区疾病预防控制中心	区县级
537	210804004	辽宁省营口市鲅鱼圈区疾病预防控制中心	区县级
538	210811004	辽宁省营口市老边区疾病预防控制中心	区县级
539	210881001	辽宁省营口市盖州市疾病预防控制中心	区县级
540	210882001	辽宁省营口市大石桥市疾病预防控制中心	区县级
541	210911003	辽宁省阜新市疾病预防控制中心	地市级
542	210902013	辽宁省阜新市海州区疾病预防控制中心	区县级
543	210903002	辽宁省阜新市新邱区疾病预防控制中心	区县级
544	210904002	辽宁省阜新市太平区疾病预防控制中心	区县级
545	210905003	辽宁省阜新市清河门区疾病预防控制中心	区县级
546	210911007	辽宁省阜新市细河区疾病预防控制中心	区县级
547	210921002	辽宁省阜新市阜新蒙古族自治县疾病预防控制中心	区县级
548	210922005	辽宁省阜新市彰武县疾病预防控制中心	区县级
549	211002024	辽宁省辽阳市疾病预防控制中心	地市级
550	211002013	辽宁省辽阳市白塔区疾病预防控制中心	区县级
551	211003010	辽宁省辽阳市文圣区疾病预防控制中心	区县级
552	211004003	辽宁省辽阳市宏伟区疾病预防控制中心	区县级
553	211005004	辽宁省辽阳市弓长岭区疾病预防控制中心	区县级
554	211011024	辽宁省辽阳市太子河区疾病预防控制中心	区县级
555	211021005	辽宁省辽阳市辽阳县疾病预防控制中心	区县级
556	211081010	辽宁省辽阳市灯塔市疾病预防控制中心	区县级
557	211103031	辽宁省盘锦市疾病预防控制中心	地市级
558	211102001	辽宁省盘锦市双台子区疾病预防控制中心	区县级
559	211103001	辽宁省盘锦市兴隆台区疾病预防控制中心	区县级
560	211104021	辽宁省盘锦市大洼区疾病预防控制中心	区县级

续表

序号	机构编码	机构名称	机构级别
561	211122001	辽宁省盘锦市盘山县疾病预防控制中心	区县级
562	211202012	辽宁省铁岭市疾病预防控制中心	地市级
563	211202001	辽宁省铁岭市银州区疾病预防控制中心	区县级
564	211204003	辽宁省铁岭市清河区疾病预防控制中心	区县级
565	211221002	辽宁省铁岭市铁岭县疾病预防控制中心	区县级
566	211223004	辽宁省铁岭市西丰县疾病预防控制中心	区县级
567	211224004	辽宁省铁岭市昌图县疾病预防控制中心	区县级
568	211281004	辽宁省铁岭市调兵山市疾病预防控制中心	区县级
569	211282004	辽宁省铁岭市开原市疾病预防控制中心	区县级
570	211302010	辽宁省朝阳市疾病预防控制中心	地市级
571	211302001	辽宁省朝阳市双塔区疾病预防控制中心	区县级
572	211303000	辽宁省朝阳市龙城区疾病预防控制中心	区县级
573	211321011	辽宁省朝阳市朝阳县疾病预防控制中心	区县级
574	211322002	辽宁省朝阳市建平县疾病预防控制中心	区县级
575	211324001	辽宁省朝阳市喀喇沁左翼蒙古族自治县疾病预防控制中心	区县级
576	211381001	辽宁省朝阳市北票市疾病预防控制中心	区县级
577	211382001	辽宁省朝阳市凌源市疾病预防控制中心	区县级
578	211403011	辽宁省葫芦岛市疾病预防控制中心	地市级
579	211402006	辽宁省葫芦岛市连山区疾病控制中心	区县级
580	211403001	辽宁省葫芦岛市龙港区疾病预防控制中心	区县级
581	211404001	辽宁省葫芦岛市南票区疾病预防控制中心	区县级
582	211421003	辽宁省葫芦岛市绥中县疾病预防控制中心	区县级
583	211422004	辽宁省葫芦岛市建昌县疾病预防控制中心	区县级
584	211481001	辽宁省葫芦岛市兴城市疾病预防控制中心	区县级
585	220106025	吉林省疾病预防控制中心	省级
586	220191001	吉林省长春市疾病预防控制中心	地市级
587	220102003	吉林省长春市南关区疾病预防控制中心	区县级
588	220103013	吉林省长春市宽城区疾病预防控制中心	区县级
589	220104038	吉林省长春市朝阳区疾病预防控制中心	区县级
590	220105008	吉林省长春市二道区疾病预防控制中心	区县级

续表

序号	机构编码	机构名称	机构级别
591	220106021	吉林省长春市绿园区疾病预防控制中心	区县级
592	220112018	吉林省长春市双阳区疾病预防控制中心	区县级
593	220113011	吉林省长春市九台区疾病预防控制中心	区县级
594	220122033	吉林省长春市农安县疾病预防控制中心	区县级
595	220182087	吉林省长春市榆树市疾病预防控制中心	区县级
596	220183017	吉林省长春市德惠市疾病预防控制中心	区县级
597	220184080	吉林省长春市公主岭市疾病预防控制中心	区县级
598	220191004	吉林省长春市经济技术开发区卫生监督所	区县级
599	220192001	吉林省长春市净月高新技术产业开发区疾病预防控制中心	区县级
600	220194002	吉林省长春市汽车经济技术开发区疾病预防控制中心	区县级
601	220195013	吉林省长春市莲花山生态旅游度假区疾病预防控制中心	区县级
602	220196002	吉林省长春市高新技术产业开发区预防保健中心	区县级
603	220202035	吉林省吉林市疾病预防控制中心	地市级
604	220202006	吉林省吉林市昌邑区疾病预防控制中心	区县级
605	220203005	吉林省吉林市龙潭区疾病预防控制中心	区县级
606	220204009	吉林省吉林市船营区疾病预防控制中心	区县级
607	220211024	吉林省吉林市丰满区疾病预防控制中心	区县级
608	220221005	吉林省吉林市永吉县疾病预防控制中心	区县级
609	220281026	吉林省吉林市蛟河市疾病预防控制中心	区县级
610	220282042	吉林省吉林市桦甸市疾病预防控制中心	区县级
611	220283032	吉林省吉林市舒兰市疾病预防控制中心	区县级
612	220284028	吉林省吉林市磐石市疾病预防控制中心	区县级
613	220291003	吉林省吉林市经济技术开发区疾病预防控制中心	区县级
614	220302006	吉林省四平市疾病预防控制中心	地市级
615	220322010	吉林省四平市梨树县疾病预防控制中心	区县级
616	220323004	吉林省四平市伊通满族自治县疾病预防控制中心	区县级
617	220382011	吉林省四平市双辽市疾病预防控制中心	区县级
618	220402009	吉林省辽源市疾病预防控制中心	地市级
619	220421002	吉林省辽源市东丰县疾病预防控制中心	区县级
620	220422017	吉林省辽源市东辽县疾病预防控制中心	区县级

续表

序号	机构编码	机构名称	机构级别
621	220502004	吉林省通化市疾病预防控制中心	地市级
622	220521005	吉林省通化市通化县疾病预防控制中心	区县级
623	220523008	吉林省通化市辉南县疾病预防控制中心	区县级
624	220524007	吉林省通化市柳河县疾病预防控制中心	区县级
625	220582009	吉林省通化市集安市疾病预防控制中心	区县级
626	220602015	吉林省白山市疾病预防控制中心	地市级
627	220605012	吉林省白山市江源区疾病预防控制中心	区县级
628	220621013	吉林省白山市抚松县疾病预防控制中心	区县级
629	220622014	吉林省白山市靖宇县疾病预防控制中心	区县级
630	220623013	吉林省白山市长白朝鲜族自治县疾病预防控制中心	区县级
631	220681039	吉林省白山市临江市疾病预防控制中心	区县级
632	220702033	吉林省松原市疾病预防控制中心	地市级
633	220702004	吉林省松原市宁江区疾病预防控制中心	区县级
634	220721067	吉林省松原市前郭尔罗斯蒙古族自治县疾病预防控制中心	区县级
635	220722008	吉林省松原市长岭县疾病预防控制中心	区县级
636	220723012	吉林省松原市乾安县疾病预防控制中心	区县级
637	220781011	吉林省松原市扶余市疾病预防控制中心	区县级
638	220802083	吉林省白城市疾病预防控制中心	地市级
639	220802077	吉林省白城市洮北区疾病预防控制中心	区县级
640	220821027	吉林省白城市镇赉县疾病预防控制中心	区县级
641	220822051	吉林省白城市通榆县疾病预防控制中心	区县级
642	220881069	吉林省白城市洮南市疾病预防控制中心	区县级
643	220882035	吉林省白城市大安市疾病预防控制中心	区县级
644	222401006	吉林省延边朝鲜族自治州疾病预防控制中心	地市级
645	222401008	吉林省延边朝鲜族自治州延吉市疾病预防控制中心	区县级
646	222402007	吉林省延边朝鲜族自治州图们市疾病预防控制中心	区县级
647	222403009	吉林省延边朝鲜族自治州敦化市疾病预防控制中心	区县级
648	222404019	吉林省延边朝鲜族自治州珲春市疾病预防控制中心	区县级
649	222405035	吉林省延边朝鲜族自治州龙井市疾病预防控制中心	区县级
650	222406011	吉林省延边朝鲜族自治州和龙市疾病预防控制中心	区县级

续表

序号	机构编码	机构名称	机构级别
651	222424015	吉林省延边朝鲜族自治州汪清县疾病预防控制中心	区县级
652	222426009	吉林省延边朝鲜族自治州安图县疾病预防控制中心	区县级
653	229891001	吉林省长白山保护开发区疾病预防控制中心	地市级
654	229701028	吉林省梅河口市梅河口县疾病预防控制中心	区县级
655	230110001	黑龙江省疾病预防控制中心	省级
656	230104025	黑龙江省哈尔滨市疾病预防控制中心	地市级
657	230102009	黑龙江省哈尔滨市道里区疾病预防控制中心	区县级
658	230103013	黑龙江省哈尔滨市南岗区疾病预防控制中心	区县级
659	230104012	黑龙江省哈尔滨市道外区疾病预防控制中心	区县级
660	230108006	黑龙江省哈尔滨市平房区疾病预防控制中心	区县级
661	230109000	黑龙江省哈尔滨市松北区疾病预防控制中心	区县级
662	230110005	黑龙江省哈尔滨市香坊区疾病预防控制中心	区县级
663	230111026	黑龙江省哈尔滨市呼兰区疾病预防控制中心	区县级
664	230112027	黑龙江省哈尔滨市阿城区疾病预防控制中心	区县级
665	230113034	黑龙江省哈尔滨市双城区疾病预防控制中心	区县级
666	230123025	黑龙江省哈尔滨市依兰县疾病预防控制中心	区县级
667	230124014	黑龙江省哈尔滨市方正县疾病预防控制中心	区县级
668	230125024	黑龙江省哈尔滨市宾县疾病控制中心	区县级
669	230126028	黑龙江省哈尔滨市巴彦县疾病控制中心	区县级
670	230127013	黑龙江省哈尔滨市木兰县疾病预防控制中心	区县级
671	230128002	黑龙江省哈尔滨市通河县疾病预防控制中心	区县级
672	230129005	黑龙江省哈尔滨市延寿县疾病控制中心	区县级
673	230183001	黑龙江省哈尔滨市尚志市疾病预防控制中心	区县级
674	230184001	黑龙江省哈尔滨市五常市疾病预防控制中心	区县级
675	230202011	黑龙江省齐齐哈尔市疾病预防控制中心	地市级
676	230202002	黑龙江省齐齐哈尔市龙沙区疾病预防控制中心	区县级
677	230203000	黑龙江省齐齐哈尔市建华区疾病预防控制中心	区县级
678	230204003	黑龙江省齐齐哈尔市铁锋区疾病预防控制中心	区县级
679	230205005	黑龙江省齐齐哈尔市昂昂溪区疾病预防控制中心	区县级
680	230206001	黑龙江省齐齐哈尔市富拉尔基区疾病预防控制中心	区县级

续表

序号	机构编码	机构名称	机构级别
681	230207001	黑龙江省齐齐哈尔市碾子山区疾病预防控制中心	区县级
682	230208001	黑龙江省齐齐哈尔市梅里斯达斡尔族区疾病预防控制中心	区县级
683	230221003	黑龙江省齐齐哈尔市龙江县疾病预防控制中心	区县级
684	230223002	黑龙江省齐齐哈尔市依安县疾病预防控制中心	区县级
685	230224002	黑龙江省齐齐哈尔市泰来县疾病预防控制中心	区县级
686	230225001	黑龙江省齐齐哈尔市甘南县疾病预防控制中心	区县级
687	230227002	黑龙江省齐齐哈尔市富裕县疾病预防控制中心	区县级
688	230229002	黑龙江省齐齐哈尔市克山县疾病预防控制中心	区县级
689	230230004	黑龙江省齐齐哈尔市克东县疾病预防控制中心	区县级
690	230231002	黑龙江省齐齐哈尔市拜泉县疾病预防控制中心	区县级
691	230281004	黑龙江省齐齐哈尔市讷河市疾病预防控制中心	区县级
692	230302020	黑龙江省鸡西市疾病预防控制中心	地市级
693	230302019	黑龙江省鸡西市鸡冠区疾病预防控制中心	区县级
694	230303003	黑龙江省鸡西市恒山区疾病预防控制中心	区县级
695	230304000	黑龙江省鸡西市滴道区疾病预防控制中心	区县级
696	230305010	黑龙江省鸡西市梨树区疾病预防控制中心	区县级
697	230306008	黑龙江省鸡西市城子河区疾病预防控制中心	区县级
698	230307002	黑龙江省鸡西市麻山区疾病预防控制中心	区县级
699	230321009	黑龙江省鸡西市鸡东县疾病预防控制中心	区县级
700	230381030	黑龙江省鸡西市虎林市疾病预防控制中心	区县级
701	230382016	黑龙江省鸡西市密山市疾病预防控制中心	区县级
702	230403004	黑龙江省鹤岗市疾病预防控制中心	地市级
703	230402000	黑龙江省鹤岗市向阳区疾病预防控制中心	区县级
704	230403000	黑龙江省鹤岗市工农区疾病预防控制中心	区县级
705	230404000	黑龙江省鹤岗市南山区疾病预防控制中心	区县级
706	230405004	黑龙江省鹤岗市兴安区疾病预防控制中心	区县级
707	230406010	黑龙江省鹤岗市东山区疾病预防控制中心	区县级
708	230407000	黑龙江省鹤岗市兴山区疾病预防控制中心	区县级
709	230421016	黑龙江省鹤岗市萝北县疾病预防控制中心	区县级
710	230422001	黑龙江省鹤岗市绥滨县疾病预防控制中心	区县级

续表

序号	机构编码	机构名称	机构级别
711	230502003	黑龙江省双鸭山市疾病控制中心	地市级
712	230502011	黑龙江省双鸭山市尖山区疾病预防控制中心	区县级
713	230503004	黑龙江省双鸭山市岭东区疾病预防控制中心	区县级
714	230505006	黑龙江省双鸭山市四方台区疾病预防控制中心	区县级
715	230506000	黑龙江省双鸭山市宝山区疾病预防控制中心	区县级
716	230521011	黑龙江省双鸭山市集贤县疾病预防控制中心	区县级
717	230522000	黑龙江省双鸭山市友谊县疾病预防控制中心	区县级
718	230523020	黑龙江省双鸭山市宝清县疾病预防控制中心	区县级
719	230524021	黑龙江省双鸭山市饶河县疾病预防控制中心	区县级
720	230602001	黑龙江省大庆市疾病预防控制中心	地市级
721	230602032	黑龙江省大庆市萨尔图区疾病预防控制中心	区县级
722	230603004	黑龙江省大庆市龙凤区疾病预防控制中心	区县级
723	230604021	黑龙江省大庆市让胡路区疾病预防控制中心	区县级
724	230605011	黑龙江省大庆市红岗区疾病预防控制中心	区县级
725	230606007	黑龙江省大庆市大同区疾病预防控制中心	区县级
726	230621000	黑龙江省大庆市肇州县疾病预防控制中心	区县级
727	230622022	黑龙江省大庆市肇源县疾病预防控制中心	区县级
728	230623013	黑龙江省大庆市林甸县疾病预防控制中心	区县级
729	230624017	黑龙江省大庆市杜尔伯特蒙古族自治县疾病预防控制中心	区县级
730	230717002	黑龙江省伊春市疾病预防控制中心	地市级
731	230717008	黑龙江省伊春市伊美区疾病预防控制中心	区县级
732	230718002	黑龙江省伊春市乌翠区疾病预防控制中心	区县级
733	230719003	黑龙江省伊春市友好区疾病预防控制中心	区县级
734	230722017	黑龙江省伊春市嘉荫县疾病预防控制中心	区县级
735	230723002	黑龙江省伊春市汤旺县疾病预防控制中心	区县级
736	230724002	黑龙江省伊春市丰林县疾病预防控制中心	区县级
737	230725001	黑龙江省伊春市大箐山县疾病预防控制中心	区县级
738	230726001	黑龙江省伊春市南岔县疾病预防控制中心	区县级
739	230751007	黑龙江省伊春市金林区疾病预防控制中心	区县级
740	230781002	黑龙江省伊春市铁力市疾病预防控制中心	区县级

续表

序号	机构编码	机构名称	机构级别
741	230803000	黑龙江省佳木斯市疾病预防控制中心	地市级
742	230803003	黑龙江省佳木斯市向阳区疾病预防控制中心	区县级
743	230804003	黑龙江省佳木斯市前进区疾病预防控制中心	区县级
744	230805000	黑龙江省佳木斯市东风区疾病预防控制中心	区县级
745	230811003	黑龙江省佳木斯市郊区疾病预防控制中心	区县级
746	230822004	黑龙江省佳木斯市桦南县疾病预防控制中心	区县级
747	230826017	黑龙江省佳木斯市桦川县疾病预防控制中心	区县级
748	230828001	黑龙江省佳木斯市汤原县疾病预防控制中心	区县级
749	230881000	黑龙江省佳木斯市同江市疾病预防控制中心	区县级
750	230882030	黑龙江省佳木斯市富锦市疾病预防控制中心	区县级
751	230883001	黑龙江省佳木斯市抚远市疾病预防控制中心	区县级
752	230898036	黑龙江省佳木斯市建三江管局疾病预防控制中心	区县级
753	230902012	黑龙江省七台河市新兴区疾病预防控制中心	区县级
754	230903003	黑龙江省七台河市桃山区疾病预防控制中心	区县级
755	230903007	黑龙江省七台河市疾病预防控制中心	地市级
756	230904009	黑龙江省七台河市茄子河区疾病预防控制中心	区县级
757	230921003	黑龙江省七台河市勃利县疾病预防控制中心	区县级
758	231002009	黑龙江省牡丹江市疾病预防控制中心	地市级
759	231002008	黑龙江省牡丹江市东安区疾病控制中心	区县级
760	231003000	黑龙江省牡丹江市阳明区疾病控制中心	区县级
761	231004002	黑龙江省牡丹江市爱民区疾病预防控制中心	区县级
762	231005010	黑龙江省牡丹江市西安区疾病预防控制中心	区县级
763	231025004	黑龙江省牡丹江市林口县疾病控制中心	区县级
764	231081000	黑龙江省牡丹江市绥芬河市疾病预防控制中心	区县级
765	231083000	黑龙江省牡丹江市海林市疾病预防控制中心	区县级
766	231084001	黑龙江省牡丹江市宁安市疾病预防控制中心	区县级
767	231085016	黑龙江省牡丹江市穆棱市疾病预防控制中心	区县级
768	231086015	黑龙江省牡丹江市东宁市疾病预防控制中心	区县级
769	231102020	黑龙江省黑河市疾病预防控制中心	地市级
770	231102006	黑龙江省黑河市爱辉区农村疾病预防控制中心	区县级

续表

序号	机构编码	机构名称	机构级别
771	231123001	黑龙江省黑河市逊克县疾病预防控制中心	区县级
772	231124001	黑龙江省黑河市孙吴县疾病预防控制中心	区县级
773	231181030	黑龙江省黑河市北安市疾病预防控制中心	区县级
774	231182000	黑龙江省黑河市五大连池市疾病预防控制中心	区县级
775	231183001	黑龙江省黑河市嫩江市疾病预防控制中心	区县级
776	231202008	黑龙江省绥化市疾病控制中心	地市级
777	231202001	黑龙江省绥化市北林区疾病预防控制中心	区县级
778	231221026	黑龙江省绥化市望奎县疾病控制中心	区县级
779	231222006	黑龙江省绥化市兰西县疾病预防控制中心	区县级
780	231223001	黑龙江省绥化市青冈县疾病预防控制中心	区县级
781	231224022	黑龙江省绥化市庆安县疾病控制中心	区县级
782	231225001	黑龙江省绥化市明水县疾病预防控制中心	区县级
783	231226001	黑龙江省绥化市绥棱县疾病预防控制中心	区县级
784	231281001	黑龙江省绥化市安达市疾病预防控制中心	区县级
785	231282006	黑龙江省绥化市肇东市疾病预防控制中心	区县级
786	231283001	黑龙江省绥化市海伦市疾病预防控制中心	区县级
787	232791006	黑龙江省大兴安岭地区疾病控制中心	地市级
788	232701004	黑龙江省大兴安岭地区漠河市疾病控制中心	区县级
789	232721034	黑龙江省大兴安岭地区呼玛县疾病控制中心	区县级
790	232722002	黑龙江省大兴安岭地区塔河县疾病预防控制中心	区县级
791	232791001	黑龙江省大兴安岭地区加格达奇区疾病预防控制中心	区县级
792	232792002	黑龙江省大兴安岭地区松岭区疾病预防控制中心	区县级
793	232793001	黑龙江省大兴安岭地区新林区疾病预防控制中心	区县级
794	232794002	黑龙江省大兴安岭地区呼中区疾病预防控制中心	区县级
795	310105023	上海市疾病预防控制中心	省级
796	310101013	上海市黄浦区疾病预防控制中心	区县级
797	310104019	上海市徐汇区疾病预防控制中心	区县级
798	310105005	上海市长宁区疾病预防控制中心	区县级
799	310106016	上海市静安区疾病预防控制中心	区县级
800	310107003	上海市普陀区疾病预防控制中心	区县级

续表

序号	机构编码	机构名称	机构级别
801	310109011	上海市虹口区疾病预防控制中心	区县级
802	310110005	上海市杨浦区疾病预防控制中心	区县级
803	310112018	上海市闵行区疾病预防控制中心	区县级
804	310113006	上海市宝山区疾病预防控制中心	区县级
805	310114006	上海市嘉定区疾病预防控制中心	区县级
806	310115018	上海市浦东新区疾病预防控制中心	区县级
807	310116004	上海市金山区疾病预防控制中心	区县级
808	310117003	上海市松江区疾病预防控制中心	区县级
809	310118004	上海市青浦区疾病预防控制中心	区县级
810	310120005	上海市奉贤区疾病预防控制中心	区县级
811	310151010	上海市崇明区疾病预防控制中心	区县级
812	320106002	江苏省疾病预防控制中心	省级
813	320106036	江苏省南京市疾病预防控制中心	地市级
814	320102007	江苏省南京市玄武区疾病预防控制中心	区县级
815	320104007	江苏省南京市秦淮区疾病预防控制中心	区县级
816	320105000	江苏省南京市建邺区疾病预防控制中心	区县级
817	320106000	江苏省南京市鼓楼区疾病预防控制中心	区县级
818	320111000	江苏省南京市浦口区疾病预防控制中心	区县级
819	320113000	江苏省南京市栖霞区疾病预防控制中心	区县级
820	320114000	江苏省南京市雨花台区疾病预防控制中心	区县级
821	320115002	江苏省南京市江宁区疾病预防控制中心	区县级
822	320116011	江苏省南京市六合区疾病预防控制中心	区县级
823	320117005	江苏省南京市溧水区疾病预防控制中心	区县级
824	320118005	江苏省南京市高淳区疾病预防控制中心	区县级
825	320213016	江苏省无锡市疾病预防控制中心	地市级
826	320205017	江苏省无锡市锡山区疾病预防控制中心	区县级
827	320206000	江苏省无锡市惠山区疾病预防控制中心	区县级
828	320211002	江苏省无锡市滨湖区疾病预防控制中心	区县级
829	320213007	江苏省无锡市梁溪区疾病预防控制中心	区县级
830	320214009	江苏省无锡市新吴区疾病预防控制中心	区县级

续表

序号	机构编码	机构名称	机构级别
831	320281001	江苏省无锡市江阴市疾病预防控制中心	区县级
832	320282051	江苏省无锡市宜兴市疾病预防控制中心	区县级
833	320311026	江苏省徐州市疾病预防控制中心	地市级
834	320302005	江苏省徐州市徐州鼓楼区疾病预防控制中心	区县级
835	320303009	江苏省徐州市云龙区疾病预防控制中心	区县级
836	320305004	江苏省徐州市贾汪区疾病预防控制中心	区县级
837	320311006	江苏省徐州市泉山区疾病预防控制中心	区县级
838	320312005	江苏省徐州市铜山区疾病预防控制中心	区县级
839	320321003	江苏省徐州市丰县疾病预防控制中心	区县级
840	320322001	江苏省徐州市沛县疾病预防控制中心	区县级
841	320324003	江苏省徐州市睢宁县疾病预防控制中心	区县级
842	320381029	江苏省徐州市新沂市疾病预防控制中心	区县级
843	320382002	江苏省徐州市邳州市疾病预防控制中心	区县级
844	320390012	江苏省徐州市徐州经济开发区疾病预防控制中心	区县级
845	320391003	江苏省徐州市徐州淮海国际港务区疾病预防控制中心	区县级
846	320411018	江苏省常州市疾病预防控制中心	地市级
847	320402015	江苏省常州市天宁区疾病预防控制中心	区县级
848	320404004	江苏省常州市钟楼区疾病预防控制中心	区县级
849	320406001	江苏省常州市经开区公共卫生管理服务中心	区县级
850	320411001	江苏省常州市新北区疾病预防控制中心	区县级
851	320412001	江苏省常州市武进区疾病预防控制中心	区县级
852	320413002	江苏省常州市金坛区疾病预防控制中心	区县级
853	320481029	江苏省常州市溧阳市疾病预防控制中心	区县级
854	320508002	江苏省苏州市疾病预防控制中心	地市级
855	320505013	江苏省苏州市虎丘区苏州高新区(虎丘区)疾病预防控制中心	区县级
856	320506025	江苏省苏州市吴中区疾病预防控制中心	区县级
857	320507001	江苏省苏州市相城区苏州市相城区疾病预防控制中心	区县级
858	320508069	江苏省苏州市姑苏区疾病预防控制中心	区县级
859	320509017	江苏省苏州市吴江区疾病预防控制中心	区县级
860	320581001	江苏省苏州市常熟市疾病预防控制中心	区县级

续表

序号	机构编码	机构名称	机构级别
861	320582006	江苏省苏州市张家港市疾病预防控制中心	区县级
862	320583022	江苏省苏州市昆山市疾病预防控制中心	区县级
863	320585004	江苏省苏州市太仓市疾病预防控制中心	区县级
864	320613004	江苏省南通市疾病预防控制中心	地市级
865	320612057	江苏省南通市通州区疾病预防控制中心	区县级
866	320613009	江苏省南通市崇川区疾病预防控制中心	区县级
867	320614006	江苏省南通市海门区疾病预防控制中心	区县级
868	320623006	江苏省南通市如东县疾病预防控制中心	区县级
869	320681040	江苏省南通市启东市疾病预防控制中心	区县级
870	320682064	江苏省南通市如皋市疾病预防控制中心	区县级
871	320685006	江苏省南通市海安市疾病预防控制中心	区县级
872	320706001	江苏省连云港市疾病预防控制中心	地市级
873	320703000	江苏省连云港市连云区疾病预防控制中心	区县级
874	320706012	江苏省连云港市海州区疾病预防控制中心	区县级
875	320707005	江苏省连云港市赣榆区疾病预防控制中心	区县级
876	320722030	江苏省连云港市东海县疾病预防控制中心	区县级
877	320723031	江苏省连云港市灌云县疾病预防控制中心	区县级
878	320724027	江苏省连云港市灌南县疾病预防控制中心	区县级
879	320791001	江苏省连云港市连云港开发区疾病预防控制中心	区县级
880	320812005	江苏省淮安市疾病预防控制中心	地市级
881	320803001	江苏省淮安市淮安区疾病预防控制中心	区县级
882	320804027	江苏省淮安市淮阴区疾病预防控制中心	区县级
883	320812024	江苏省淮安市清江浦区疾病预防控制中心	区县级
884	320813001	江苏省淮安市洪泽区疾病预防控制中心	区县级
885	320826000	江苏省淮安市涟水县疾病预防控制中心	区县级
886	320830030	江苏省淮安市盱眙县疾病预防控制中心	区县级
887	320831003	江苏省淮安市金湖县疾病预防控制中心	区县级
888	320902015	江苏省盐城市疾病预防控制中心	地市级
889	320902009	江苏省盐城市亭湖区疾病预防控制中心	区县级
890	320903001	江苏省盐城市盐都区疾病预防控制中心	区县级

续表

序号	机构编码	机构名称	机构级别
891	320904029	江苏省盐城市大丰区疾病预防控制中心	区县级
892	320921018	江苏省盐城市响水县疾病预防控制中心	区县级
893	320922033	江苏省盐城市滨海县疾病预防控制中心	区县级
894	320923000	江苏省盐城市阜宁县疾病预防控制中心	区县级
895	320924002	江苏省盐城市射阳县疾病预防控制中心	区县级
896	320925004	江苏省盐城市建湖县疾病预防控制中心	区县级
897	320981001	江苏省盐城市东台市疾病预防控制中心	区县级
898	321092002	江苏省扬州市疾病预防控制中心	地市级
899	321002001	江苏省扬州市广陵区疾病预防控制中心	区县级
900	321003024	江苏省扬州市邗江区疾病预防控制中心	区县级
901	321012002	江苏省扬州市江都区疾病预防控制中心	区县级
902	321023022	江苏省扬州市宝应县疾病预防控制中心	区县级
903	321081000	江苏省扬州市仪征市疾病预防控制中心	区县级
904	321084001	江苏省扬州市高邮市疾病预防控制中心	区县级
905	321111004	江苏省镇江市疾病预防控制中心	地市级
906	321102008	江苏省镇江市京口区疾病预防控制中心	区县级
907	321111005	江苏省镇江市润州区疾病预防控制中心	区县级
908	321112001	江苏省镇江市丹徒区疾病预防控制中心	区县级
909	321181001	江苏省镇江市丹阳市疾病预防控制中心	区县级
910	321182010	江苏省镇江市扬中市疾病预防控制中心	区县级
911	321183031	江苏省镇江市句容市疾病预防控制中心	区县级
912	321202020	江苏省泰州市疾病预防控制中心	地市级
913	321202018	江苏省泰州市海陵区疾病预防控制中心	区县级
914	321203008	江苏省泰州市医药高新技术产业开发区（泰州市高港区）疾病预防控制中心	区县级
915	321204005	江苏省泰州市姜堰区疾病预防控制中心	区县级
916	321281057	江苏省泰州市兴化市疾病预防控制中心	区县级
917	321282028	江苏省泰州市靖江市疾病预防控制中心	区县级
918	321283068	江苏省泰州市泰兴市疾病预防控制中心	区县级
919	321302001	江苏省宿迁市疾病预防控制中心	地市级
920	321302039	江苏省宿迁市宿城区疾病预防控制中心	区县级

续表

序号	机构编码	机构名称	机构级别
921	321311001	江苏省宿迁市宿豫区疾病预防控制中心	区县级
922	321322044	江苏省宿迁市沭阳县疾病预防控制中心	区县级
923	321323026	江苏省宿迁市泗阳县疾病预防控制中心	区县级
924	321324001	江苏省宿迁市泗洪县疾病预防控制中心	区县级
925	330108008	浙江省疾病预防控制中心	省级
926	330102037	浙江省杭州市疾病预防控制中心	地市级
927	330102020	浙江省杭州市上城区疾病预防控制中心	区县级
928	330105016	浙江省杭州市拱墅区疾病预防控制中心	区县级
929	330106009	浙江省杭州市西湖区疾病预防控制中心	区县级
930	330108002	浙江省杭州市滨江区疾病预防控制中心	区县级
931	330109005	浙江省杭州市萧山区疾病预防控制中心	区县级
932	330110010	浙江省杭州市余杭区疾病预防控制中心	区县级
933	330111008	浙江省杭州市富阳区疾病预防控制中心	区县级
934	330112028	浙江省杭州市临安区疾病预防控制中心	区县级
935	330113003	浙江省杭州市临平区疾病预防控制中心	区县级
936	330114016	浙江省杭州市钱塘区疾病预防控制中心	区县级
937	330122001	浙江省杭州市桐庐县疾病预防控制中心	区县级
938	330127005	浙江省杭州市淳安县疾病预防控制中心	区县级
939	330182002	浙江省杭州市建德市疾病预防控制中心	区县级
940	330198000	浙江省杭州市西湖风景名胜区疾病预防控制中心	区县级
941	330203018	浙江省宁波市疾病预防控制中心	地市级
942	330203009	浙江省宁波市海曙区疾病预防控制中心	区县级
943	330205007	浙江省宁波市江北区疾病预防控制中心	区县级
944	330206003	浙江省宁波市北仑区疾病预防控制中心	区县级
945	330211011	浙江省宁波市镇海区疾病预防控制中心	区县级
946	330212000	浙江省宁波市鄞州区疾病预防控制中心	区县级
947	330213006	浙江省宁波市奉化区疾病预防控制中心	区县级
948	330225000	浙江省宁波市象山县疾病预防控制中心	区县级
949	330226005	浙江省宁波市宁海县疾病预防控制中心	区县级
950	330281007	浙江省宁波市余姚市疾病预防控制中心	区县级

续表

序号	机构编码	机构名称	机构级别
951	330282007	浙江省宁波市慈溪市疾病预防控制中心	区县级
952	330302016	浙江省温州市疾病预防控制中心	地市级
953	330302017	浙江省温州市鹿城区疾病预防控制中心	区县级
954	330303001	浙江省温州市龙湾区疾病预防控制中心	区县级
955	330304000	浙江省温州市瓯海区疾病预防控制中心	区县级
956	330305005	浙江省温州市洞头区疾病预防控制中心	区县级
957	330324004	浙江省温州市永嘉县疾病预防控制中心	区县级
958	330326002	浙江省温州市平阳县疾病预防控制中心	区县级
959	330327005	浙江省温州市苍南县疾病预防控制中心	区县级
960	330328003	浙江省温州市文成县疾病预防控制中心	区县级
961	330329005	浙江省温州市泰顺县疾病预防控制中心	区县级
962	330381007	浙江省温州市瑞安市疾病预防控制中心	区县级
963	330382006	浙江省温州市乐清市疾病预防控制中心	区县级
964	330383003	浙江省温州市龙港市疾病预防控制中心	区县级
965	330402001	浙江省嘉兴市疾病预防控制中心	地市级
966	330402034	浙江省嘉兴市南湖区疾病预防控制中心	区县级
967	330411003	浙江省嘉兴市秀洲区疾病预防控制中心	区县级
968	330421006	浙江省嘉兴市嘉善县疾病预防控制中心	区县级
969	330424006	浙江省嘉兴市海盐县疾病预防控制中心	区县级
970	330481006	浙江省嘉兴市海宁市疾病预防控制中心	区县级
971	330482005	浙江省嘉兴市平湖市疾病预防控制中心	区县级
972	330483002	浙江省嘉兴市桐乡市疾病预防控制中心	区县级
973	330502026	浙江省湖州市疾病预防控制中心	地市级
974	330502024	浙江省湖州市吴兴区疾病预防控制中心	区县级
975	330503020	浙江省湖州市南浔区疾病预防控制中心	区县级
976	330521002	浙江省湖州市德清县疾病预防控制中心	区县级
977	330522007	浙江省湖州市长兴县疾病预防控制中心	区县级
978	330523006	浙江省湖州市安吉县疾病预防控制中心	区县级
979	330602003	浙江省绍兴市疾病预防控制中心	地市级
980	330602021	浙江省绍兴市越城区疾病预防控制中心	区县级

续表

序号	机构编码	机构名称	机构级别
981	330603004	浙江省绍兴市柯桥区疾病预防控制中心	区县级
982	330604006	浙江省绍兴市上虞区疾病预防控制中心	区县级
983	330624004	浙江省绍兴市新昌县疾病预防控制中心	区县级
984	330681000	浙江省绍兴市诸暨市疾病预防控制中心	区县级
985	330683045	浙江省绍兴市嵊州市疾病预防控制中心	区县级
986	330702028	浙江省金华市疾病预防控制中心	地市级
987	330702049	浙江省金华市婺城区疾病预防控制中心	区县级
988	330703003	浙江省金华市金东区疾病预防控制中心	区县级
989	330723006	浙江省金华市武义县疾病预防控制中心	区县级
990	330726005	浙江省金华市浦江县疾病预防控制中心	区县级
991	330727000	浙江省金华市磐安县疾病预防控制中心	区县级
992	330781005	浙江省金华市兰溪市疾病预防控制中心	区县级
993	330782009	浙江省金华市义乌市疾病预防控制中心	区县级
994	330783000	浙江省金华市东阳市疾病预防控制中心	区县级
995	330784007	浙江省金华市永康市疾病预防控制中心	区县级
996	330802035	浙江省衢州市疾病预防控制中心	地市级
997	330802002	浙江省衢州市柯城区疾病预防控制中心	区县级
998	330803003	浙江省衢州市衢江区疾病预防控制中心	区县级
999	330822026	浙江省衢州市常山县疾病预防控制中心	区县级
1000	330824002	浙江省衢州市开化县疾病预防控制中心	区县级
1001	330825002	浙江省衢州市龙游县疾病预防控制中心	区县级
1002	330881005	浙江省衢州市江山市疾病预防控制中心	区县级
1003	330902024	浙江省舟山市疾病预防控制中心	地市级
1004	330902025	浙江省舟山市定海区疾病预防控制中心	区县级
1005	330903004	浙江省舟山市普陀区疾病预防控制中心	区县级
1006	330921006	浙江省舟山市岱山县疾病预防控制中心	区县级
1007	330922003	浙江省舟山市嵊泗县疾病预防控制中心	区县级
1008	331002020	浙江省台州市疾病预防控制中心	地市级
1009	331002006	浙江省台州市椒江区疾病预防控制中心	区县级
1010	331003010	浙江省台州市黄岩区疾病预防控制中心	区县级

续表

序号	机构编码	机构名称	机构级别
1011	331004005	浙江省台州市路桥区疾病预防控制中心	区县级
1012	331022001	浙江省台州市三门县疾病预防控制中心	区县级
1013	331023024	浙江省台州市天台县疾病预防控制中心	区县级
1014	331024004	浙江省台州市仙居县疾病预防控制中心	区县级
1015	331081007	浙江省台州市温岭市疾病预防控制中心	区县级
1016	331082006	浙江省台州市临海市疾病预防控制中心	区县级
1017	331083006	浙江省台州市玉环市疾病预防控制中心	区县级
1018	331102003	浙江省丽水市疾病预防控制中心	地市级
1019	331102011	浙江省丽水市莲都区疾病预防控制中心	区县级
1020	331121004	浙江省丽水市青田县疾病预防控制中心	区县级
1021	331122004	浙江省丽水市缙云县疾病预防控制中心	区县级
1022	331123002	浙江省丽水市遂昌县疾病预防控制中心	区县级
1023	331124004	浙江省丽水市松阳县疾病预防控制中心	区县级
1024	331125004	浙江省丽水市云和县疾病预防控制中心	区县级
1025	331126026	浙江省丽水市庆元县疾病预防控制中心	区县级
1026	331127000	浙江省丽水市景宁畲族自治县疾病预防控制中心	区县级
1027	331181003	浙江省丽水市龙泉市疾病预防控制中心	区县级
1028	340104042	安徽省疾病预防控制中心	省级
1029	340111040	安徽省合肥市疾病预防控制中心	地市级
1030	340102007	安徽省合肥市瑶海区疾病预防控制中心	区县级
1031	340103000	安徽省合肥市庐阳区疾病预防控制中心	区县级
1032	340104010	安徽省合肥市蜀山区疾病预防控制中心	区县级
1033	340111001	安徽省合肥市包河区疾病预防控制中心	区县级
1034	340121045	安徽省合肥市长丰县疾病预防控制中心	区县级
1035	340122003	安徽省合肥市肥东县疾病预防控制中心	区县级
1036	340123003	安徽省合肥市肥西县疾病预防控制中心	区县级
1037	340124029	安徽省合肥市庐江县疾病预防控制中心	区县级
1038	340181005	安徽省合肥市巢湖市疾病预防控制中心	区县级
1039	340202001	安徽省芜湖市疾病预防控制中心	地市级
1040	340202006	安徽省芜湖市镜湖区疾病预防控制中心	区县级

续表

序号	机构编码	机构名称	机构级别
1041	340207006	安徽省芜湖市鸠江区疾病预防控制中心	区县级
1042	340209003	安徽省芜湖市弋江区疾病预防控制中心	区县级
1043	340209006	安徽省芜湖市弋江区疾病预防控制中心	区县级
1044	340210009	安徽省芜湖市湾沚区疾病预防控制中心	区县级
1045	340212004	安徽省芜湖市繁昌区疾病预防控制中心	区县级
1046	340223001	安徽省芜湖市南陵县疾病预防控制中心	区县级
1047	340281001	安徽省芜湖市无为市疾病预防控制中心	区县级
1048	340311010	安徽省蚌埠市疾病预防控制中心	地市级
1049	340302003	安徽省蚌埠市龙子湖区疾病预防控制中心	区县级
1050	340303006	安徽省蚌埠市蚌山区疾病预防控制中心	区县级
1051	340304007	安徽省蚌埠市禹会区疾病预防控制中心	区县级
1052	340311001	安徽省蚌埠市淮上区疾病预防控制中心	区县级
1053	340321003	安徽省蚌埠市怀远县疾病预防控制中心	区县级
1054	340322001	安徽省蚌埠市五河县疾病预防控制中心	区县级
1055	340323000	安徽省蚌埠市固镇县疾病预防控制中心	区县级
1056	340403010	安徽省淮南市疾病预防控制中心	地市级
1057	340402003	安徽省淮南市大通区卫生防疫和食品药品安全服务中心	区县级
1058	340403008	安徽省淮南市田家庵区卫生防疫和食品药品安全服务中心	区县级
1059	340404008	安徽省淮南市谢家集区卫生防疫和食品药品安全服务中心	区县级
1060	340405002	安徽省淮南市八公山区卫生防疫和食品药品安全服务中心	区县级
1061	340406002	安徽省淮南市潘集区卫生防疫和食品药品安全服务中心	区县级
1062	340421000	安徽省淮南市凤台县疾病预防控制中心	区县级
1063	340422038	安徽省淮南市寿县疾病预防控制中心	区县级
1064	340504012	安徽省马鞍山市疾病预防控制中心	地市级
1065	340503002	安徽省马鞍山市花山区马疾病预防控制中心	区县级
1066	340504001	安徽省马鞍山市雨山区疾病预防控制中心	区县级
1067	340506007	安徽省马鞍山市博望区疾病预防控制中心	区县级
1068	340521001	安徽省马鞍山市当涂县疾病预防控制中心	区县级
1069	340522001	安徽省马鞍山市含山县疾病预防控制中心	区县级
1070	340523001	安徽省马鞍山市和县疾病预防控制中心	区县级

续表

序号	机构编码	机构名称	机构级别
1071	340603026	安徽省淮北市疾病预防控制中心	地市级
1072	340602003	安徽省淮北市杜集区疾病预防控制中心	区县级
1073	340603006	安徽省淮北市相山区疾病预防控制中心	区县级
1074	340604001	安徽省淮北市烈山区疾病预防控制中心	区县级
1075	340621002	安徽省淮北市濉溪县疾病预防控制中心	区县级
1076	340705004	安徽省铜陵市疾病预防控制中心	地市级
1077	340705010	安徽省铜陵市铜官区疾病预防控制中心	区县级
1078	340706002	安徽省铜陵市义安区疾病预防控制中心	区县级
1079	340711000	安徽省铜陵市郊区疾病预防控制中心	区县级
1080	340722001	安徽省铜陵市枞阳县疾病预防控制中心	区县级
1081	340803004	安徽省安庆市疾病预防控制中心	地市级
1082	340802016	安徽省安庆市迎江区疾病预防控制中心	区县级
1083	340803016	安徽省安庆市大观区疾病预防控制中心	区县级
1084	340811009	安徽省安庆市宜秀区疾病预防控制中心	区县级
1085	340822031	安徽省安庆市怀宁县疾病预防控制中心	区县级
1086	340825003	安徽省安庆市太湖县疾病预防控制中心	区县级
1087	340826029	安徽省安庆市宿松县疾病预防控制中心	区县级
1088	340827005	安徽省安庆市望江县疾病预防控制中心	区县级
1089	340828002	安徽省安庆市岳西县疾病预防控制中心	区县级
1090	340881034	安徽省安庆市桐城市疾病预防控制中心	区县级
1091	340882006	安徽省安庆市潜山市疾病预防控制中心	区县级
1092	341002000	安徽省黄山市疾病预防控制中心	地市级
1093	341002013	安徽省黄山市屯溪区疾病预防控制中心	区县级
1094	341003001	安徽省黄山市黄山区疾病预防控制中心	区县级
1095	341004001	安徽省黄山市徽州区疾病预防控制中心	区县级
1096	341021001	安徽省黄山市歙县疾病预防控制中心	区县级
1097	341022002	安徽省黄山市休宁县疾病预防控制中心	区县级
1098	341023001	安徽省黄山市黟县疾病预防控制中心	区县级
1099	341024001	安徽省黄山市祁门县疾病预防控制中心	区县级
1100	341102011	安徽省滁州市疾病预防控制中心	地市级

续表

序号	机构编码	机构名称	机构级别
1101	341102013	安徽省滁州市琅琊区疾病预防控制中心	区县级
1102	341103027	安徽省滁州市南谯区疾病预防控制中心	区县级
1103	341122001	安徽省滁州市来安县疾病预防控制中心	区县级
1104	341124019	安徽省滁州市全椒县疾病预防控制中心	区县级
1105	341125001	安徽省滁州市定远县疾病预防控制中心	区县级
1106	341126031	安徽省滁州市凤阳县疾病预防控制中心	区县级
1107	341181001	安徽省滁州市天长市疾病预防控制中心	区县级
1108	341182031	安徽省滁州市明光市疾病预防控制中心	区县级
1109	341202023	安徽省阜阳市疾病预防控制中心	地市级
1110	341202025	安徽省阜阳市颍州区疾病预防控制中心	区县级
1111	341203011	安徽省阜阳市颍东区疾病预防控制中心	区县级
1112	341204017	安徽省阜阳市颍泉区疾病预防控制中心	区县级
1113	341221001	安徽省阜阳市临泉县疾病预防控制中心	区县级
1114	341222037	安徽省阜阳市太和县疾病预防控制中心	区县级
1115	341225001	安徽省阜阳市阜南县疾病预防控制中心	区县级
1116	341226001	安徽省阜阳市颍上县疾病预防控制中心	区县级
1117	341282024	安徽省阜阳市界首市疾病预防控制中心	区县级
1118	341302002	安徽省宿州市疾病预防控制中心	地市级
1119	341302049	安徽省宿州市埇桥区疾病预防控制中心	区县级
1120	341321001	安徽省宿州市砀山县疾病预防控制中心	区县级
1121	341322026	安徽省宿州市萧县疾病预防控制中心	区县级
1122	341323026	安徽省宿州市灵璧县疾病预防控制中心	区县级
1123	341324020	安徽省宿州市泗县疾病预防控制中心	区县级
1124	341502028	安徽省六安市疾病预防控制中心	地市级
1125	341502029	安徽省六安市金安区疾病预防控制中心	区县级
1126	341503034	安徽省六安市裕安区疾病预防控制中心	区县级
1127	341504001	安徽省六安市叶集区疾病预防控制中心	区县级
1128	341522001	安徽省六安市霍邱县疾病预防控制中心	区县级
1129	341523001	安徽省六安市舒城县疾病预防控制中心	区县级
1130	341524034	安徽省六安市金寨县疾病预防控制中心	区县级

续表

序号	机构编码	机构名称	机构级别
1131	341525020	安徽省六安市霍山县疾病预防控制中心	区县级
1132	341602035	安徽省亳州市疾病预防控制中心	地市级
1133	341602001	安徽省亳州市谯城区疾病预防控制中心	区县级
1134	341621036	安徽省亳州市涡阳县疾病预防控制中心	区县级
1135	341622033	安徽省亳州市蒙城县疾病预防控制中心	区县级
1136	341623030	安徽省亳州市利辛县疾病预防控制中心	区县级
1137	341702031	安徽省池州市疾病预防控制中心	地市级
1138	341702001	安徽省池州市贵池区疾病预防控制中心	区县级
1139	341721001	安徽省池州市东至县疾病预防控制保健中心	区县级
1140	341722016	安徽省池州市石台县疾病预防控制中心	区县级
1141	341723001	安徽省池州市青阳县疾病预防控制中心	区县级
1142	341802030	安徽省宣城市疾病预防控制中心	地市级
1143	341802029	安徽省宣城市宣州区疾病预防控制中心	区县级
1144	341821001	安徽省宣城市郎溪县疾病预防控制中心	区县级
1145	341822001	安徽省宣城市广德市疾病预防控制中心	区县级
1146	341823001	安徽省宣城市泾县疾病预防控制中心	区县级
1147	341824001	安徽省宣城市绩溪县疾病预防控制中心	区县级
1148	341825015	安徽省宣城市旌德县疾病预防控制中心	区县级
1149	341881001	安徽省宣城市宁国市疾病预防控制中心	区县级
1150	350102024	福建省疾病预防控制中心	省级
1151	350102023	福建省福州市鼓楼区疾病预防控制中心	区县级
1152	350103018	福建省福州市台江区疾病预防控制中心	区县级
1153	350104006	福建省福州市仓山区疾病预防控制中心	区县级
1154	350105001	福建省福州市马尾区疾病预防控制中心	区县级
1155	350111000	福建省福州市晋安区疾病预防控制中心	区县级
1156	350112021	福建省福州市长乐区疾病预防控制中心	区县级
1157	350121004	福建省福州市闽侯县疾病预防控制中心	区县级
1158	350122000	福建省福州市连江县疾病预防控制中心	区县级
1159	350123000	福建省福州市罗源县疾病预防控制中心	区县级
1160	350124004	福建省福州市闽清县疾病预防控制中心	区县级

续表

序号	机构编码	机构名称	机构级别
1161	350125000	福建省福州市永泰县疾病预防控制中心	区县级
1162	350181000	福建省福州市福清市疾病预防控制中心	区县级
1163	350211012	福建省厦门市疾病预防控制中心	地市级
1164	350203000	福建省厦门市思明区疾病预防控制中心	区县级
1165	350205005	福建省厦门市海沧区疾病预防控制中心	区县级
1166	350206000	福建省厦门市湖里区疾病预防控制中心	区县级
1167	350211002	福建省厦门市集美区疾病预防控制中心	区县级
1168	350212000	福建省厦门市同安区疾病预防控制中心	区县级
1169	350213006	福建省厦门市翔安区疾病预防控制中心	区县级
1170	350304013	福建省莆田市疾病预防控制中心	地市级
1171	350302015	福建省莆田市城厢区疾病预防控制中心	区县级
1172	350303000	福建省莆田市涵江区疾病预防控制中心	区县级
1173	350304000	福建省莆田市荔城区疾病预防控制中心	区县级
1174	350305010	福建省莆田市秀屿区疾病预防控制中心	区县级
1175	350306000	福建省莆田市湄洲湾北岸经济开发区疾病预防控制中心	区县级
1176	350309002	福建省莆田市湄洲岛疾病预防控制中心	区县级
1177	350322000	福建省莆田市仙游县疾病预防控制中心	区县级
1178	350403032	福建省三明市疾病预防控制中心	地市级
1179	350403000	福建省三明市三元区疾病预防控制中心	区县级
1180	350421000	福建省三明市明溪县疾病预防控制中心	区县级
1181	350423004	福建省三明市清流县疾病预防控制中心	区县级
1182	350424000	福建省三明市宁化县疾病预防控制中心	区县级
1183	350425029	福建省三明市大田县疾病预防控制中心	区县级
1184	350426000	福建省三明市尤溪县疾病预防控制中心	区县级
1185	350427006	福建省三明市沙县区疾病预防控制中心	区县级
1186	350428000	福建省三明市将乐县疾病预防控制中心	区县级
1187	350429000	福建省三明市泰宁县疾病预防控制中心	区县级
1188	350430011	福建省三明市建宁县疾病预防控制中心	区县级
1189	350481023	福建省三明市永安市疾病预防控制中心	区县级
1190	350503020	福建省泉州市疾病预防控制中心	地市级

续表

序号	机构编码	机构名称	机构级别
1191	350502000	福建省泉州市鲤城区疾病预防控制中心	区县级
1192	350503000	福建省泉州市丰泽区疾病预防控制中心	区县级
1193	350504001	福建省泉州市洛江区疾病预防控制中心	区县级
1194	350505002	福建省泉州市泉港区疾病预防控制中心	区县级
1195	350507000	福建省泉州市台商投资区疾病预防控制中心	区县级
1196	350521003	福建省泉州市惠安县疾病预防控制中心	区县级
1197	350524003	福建省泉州市安溪县疾病预防控制中心	区县级
1198	350525000	福建省泉州市永春县疾病预防控制中心	区县级
1199	350526003	福建省泉州市德化县疾病预防控制中心	区县级
1200	350581000	福建省泉州市石狮市疾病预防控制中心	区县级
1201	350582002	福建省泉州市晋江市疾病预防控制中心	区县级
1202	350583001	福建省泉州市南安市疾病预防控制中心	区县级
1203	350603018	福建省漳州市疾病预防控制中心	地市级
1204	350602000	福建省漳州市芗城区疾病预防控制中心	区县级
1205	350603001	福建省漳州市龙文区疾病预防控制中心	区县级
1206	350604001	福建省漳州市漳州台商投资区疾病预防控制中心	区县级
1207	350605001	福建省漳州市漳州招商局经济技术开发区疾病预防控制中心	区县级
1208	350606001	福建省漳州市漳州高新技术产业开发区疾病预防控制中心	区县级
1209	350607001	福建省漳州市漳州古雷港经济开发区疾病预防控制中心	区县级
1210	350622005	福建省漳州市云霄县疾病预防控制中心	区县级
1211	350623002	福建省漳州市漳浦县疾病预防控制中心	区县级
1212	350624004	福建省漳州市诏安县疾病预防控制中心	区县级
1213	350625002	福建省漳州市长泰区疾病预防控制中心	区县级
1214	350626000	福建省漳州市东山县疾病预防控制中心	区县级
1215	350627004	福建省漳州市南靖县疾病预防控制中心	区县级
1216	350628000	福建省漳州市平和县疾病预防控制中心	区县级
1217	350629000	福建省漳州市华安县疾病预防控制中心	区县级
1218	350681005	福建省漳州市龙海区疾病预防控制中心	区县级
1219	350703026	福建省南平市疾病预防控制中心	地市级
1220	350702008	福建省南平市延平区疾病预防控制中心	区县级

续表

序号	机构编码	机构名称	机构级别
1221	350703002	福建省南平市建阳区疾病预防控制中心	区县级
1222	350721019	福建省南平市顺昌县疾病预防控制中心	区县级
1223	350722000	福建省南平市浦城县疾病预防控制中心	区县级
1224	350723003	福建省南平市光泽县疾病预防控制中心	区县级
1225	350724004	福建省南平市松溪县疾病预防控制中心	区县级
1226	350725000	福建省南平市政和县疾病预防控制中心	区县级
1227	350781000	福建省南平市邵武市疾病预防控制中心	区县级
1228	350782000	福建省南平市武夷山市疾病预防控制中心	区县级
1229	350783000	福建省南平市建瓯市疾病预防控制中心（建瓯市皮肤病性病防治院）	区县级
1230	350802006	福建省龙岩市疾病预防控制中心	地市级
1231	350802000	福建省龙岩市新罗区疾病预防控制中心	区县级
1232	350803001	福建省龙岩市永定区疾病预防控制中心	区县级
1233	350821000	福建省龙岩市长汀县疾病预防控制中心	区县级
1234	350823002	福建省龙岩市上杭县疾病预防控制中心	区县级
1235	350824004	福建省龙岩市武平县疾病预防控制中心	区县级
1236	350825000	福建省龙岩市连城县疾病预防控制中心	区县级
1237	350881004	福建省龙岩市漳平市疾病预防控制中心	区县级
1238	350902004	福建省宁德市疾病预防控制中心	地市级
1239	350902006	福建省宁德市蕉城区疾病预防控制中心	区县级
1240	350921000	福建省宁德市霞浦县疾病预防控制中心	区县级
1241	350922022	福建省宁德市古田县疾病预防控制中心	区县级
1242	350923003	福建省宁德市屏南县疾病预防控制中心	区县级
1243	350924019	福建省宁德市寿宁县疾病预防控制中心	区县级
1244	350925001	福建省宁德市周宁县疾病预防控制中心	区县级
1245	350926001	福建省宁德市柘荣县疾病预防控制中心	区县级
1246	350981000	福建省宁德市福安市疾病预防控制中心	区县级
1247	350982004	福建省宁德市福鼎市疾病预防控制中心	区县级
1248	351028002	福建省平潭县平潭综合实验区疾病预防控制中心	地市级
1249	360111021	江西省疾病预防控制中心	省级
1250	360113027	江西省南昌市疾病预防控制中心	地市级

续表

序号	机构编码	机构名称	机构级别
1251	360102004	江西省南昌市东湖区疾病预防控制中心	区县级
1252	360103020	江西省南昌市西湖区疾病预防控制中心	区县级
1253	360104011	江西省南昌市青云谱区疾病预防控制中心	区县级
1254	360111013	江西省南昌市青山湖区疾病预防控制中心	区县级
1255	360112031	江西省南昌市新建区疾病预防控制中心	区县级
1256	360112082	江西省南昌市新建区湾里管理局疾病预防控制中心	区县级
1257	360113002	江西省南昌市红谷滩区疾病预防控制中心	区县级
1258	360121029	江西省南昌市南昌县疾病预防控制中心	区县级
1259	360123013	江西省南昌市安义县疾病预防控制中心	区县级
1260	360124032	江西省南昌市进贤县疾病预防控制中心	区县级
1261	360191036	江西省南昌市经开区疾病预防控制中心	区县级
1262	360192028	江西省南昌市高新区公共卫生服务中心	区县级
1263	360203028	江西省景德镇市疾病预防控制中心	地市级
1264	360202016	江西省景德镇市昌江区疾病预防控制中心	区县级
1265	360203027	江西省景德镇市珠山区疾病预防控制中心	区县级
1266	360222025	江西省景德镇市浮梁县疾病预防控制中心	区县级
1267	360281034	江西省景德镇市乐平市疾病预防控制中心	区县级
1268	360302007	江西省萍乡市疾病预防控制中心	地市级
1269	360302019	江西省萍乡市安源区疾病预防控制中心	区县级
1270	360313014	江西省萍乡市湘东区疾病预防控制中心	区县级
1271	360321008	江西省萍乡市莲花县疾病预防控制中心	区县级
1272	360322013	江西省萍乡市上栗县疾病预防控制中心	区县级
1273	360323001	江西省萍乡市芦溪县疾病预防控制中心	区县级
1274	360403031	江西省九江市疾病预防控制中心	地市级
1275	360402027	江西省九江市濂溪区疾病预防控制中心	区县级
1276	360403032	江西省九江市浔阳区疾病预防控制中心	区县级
1277	360403034	江西省九江市九江经开区疾病预防控制中心	区县级
1278	360404018	江西省九江市柴桑区疾病预防控制中心	区县级
1279	360423000	江西省九江市武宁县疾病预防控制中心	区县级
1280	360424000	江西省九江市修水县疾病预防控制中心	区县级

续表

序号	机构编码	机构名称	机构级别
1281	360425022	江西省九江市永修县疾病预防控制中心	区县级
1282	360426008	江西省九江市德安县疾病预防控制中心	区县级
1283	360428031	江西省九江市都昌县疾病预防控制中心	区县级
1284	360429018	江西省九江市湖口县疾病预防控制中心	区县级
1285	360430026	江西省九江市彭泽县疾病控制中心	区县级
1286	360481027	江西省九江市瑞昌市疾病预防控制中心	区县级
1287	360482008	江西省九江市共青城市疾病预防控制中心	区县级
1288	360483012	江西省九江市庐山市疾病控制中心	区县级
1289	360502012	江西省新余市疾病预防控制中心	地市级
1290	360502038	江西省新余市渝水区疾病预防控制中心	区县级
1291	360521019	江西省新余市分宜县疾病预防控制中心	区县级
1292	360602012	江西省鹰潭市疾病预防控制中心	地市级
1293	360602023	江西省鹰潭市月湖区疾病预防控制中心	区县级
1294	360603017	江西省鹰潭市余江区疾病预防控制中心	区县级
1295	360681028	江西省鹰潭市贵溪市疾病预防控制中心	区县级
1296	360702023	江西省赣州市疾病预防控制中心	地市级
1297	360702024	江西省赣州市章贡区疾病预防控制中心	区县级
1298	360702030	江西省赣州市赣州经济技术开发区疾病预防控制中心	区县级
1299	360702087	江西省赣州市赣州蓉江新区疾病预防控制中心	区县级
1300	360703024	江西省赣州市南康区疾病预防控制中心	区县级
1301	360704025	江西省赣州市赣县区疾病预防控制中心	区县级
1302	360722001	江西省赣州市信丰县疾病预防控制中心	区县级
1303	360723022	江西省赣州市大余县疾病预防控制中心	区县级
1304	360724022	江西省赣州市上犹县疾病预防控制中心	区县级
1305	360725024	江西省赣州市崇义县疾病预防控制中心	区县级
1306	360726025	江西省赣州市安远县疾病预防控制中心	区县级
1307	360728011	江西省赣州市定南县疾病预防控制中心	区县级
1308	360729022	江西省赣州市全南县疾病预防控制中心	区县级
1309	360730001	江西省赣州市宁都县疾病预防控制中心	区县级
1310	360731031	江西省赣州市于都县疾病预防控制中心	区县级

续表

序号	机构编码	机构名称	机构级别
1311	360732022	江西省赣州市兴国县疾病预防控制中心	区县级
1312	360733025	江西省赣州市会昌县疾病预防控制中心	区县级
1313	360734019	江西省赣州市寻乌县疾病预防控制中心	区县级
1314	360735020	江西省赣州市石城县疾病预防控制中心	区县级
1315	360781025	江西省赣州市瑞金市疾病预防控制中心	区县级
1316	360783020	江西省赣州市龙南市疾病预防控制中心	区县级
1317	360802016	江西省吉安市疾病预防控制中心	地市级
1318	360802017	江西省吉安市吉州区疾病预防控制中心	区县级
1319	360803013	江西省吉安市青原区疾病预防控制中心	区县级
1320	360821026	江西省吉安市吉安县疾病预防控制中心	区县级
1321	360822023	江西省吉安市吉水县疾病预防控制中心	区县级
1322	360823016	江西省吉安市峡江县疾病预防控制中心	区县级
1323	360824019	江西省吉安市新干县疾病预防控制中心	区县级
1324	360825004	江西省吉安市永丰县疾病预防控制中心	区县级
1325	360826031	江西省吉安市泰和县疾病预防控制中心	区县级
1326	360827028	江西省吉安市遂川县疾病预防控制中心	区县级
1327	360828025	江西省吉安市万安县疾病预防控制中心	区县级
1328	360829024	江西省吉安市安福县疾病预防控制中心	区县级
1329	360830030	江西省吉安市永新县疾病预防控制中心	区县级
1330	360881021	江西省吉安市井冈山市疾病预防控制中心	区县级
1331	360902045	江西省宜春市疾病预防控制中心	地市级
1332	360902036	江西省宜春市袁州区疾病预防控制中心	区县级
1333	360921001	江西省宜春市奉新县疾病预防控制中心	区县级
1334	360922001	江西省宜春市万载县疾病预防控制中心	区县级
1335	360923017	江西省宜春市上高县疾病预防控制中心	区县级
1336	360924021	江西省宜春市宜丰县疾病预防控制中心	区县级
1337	360925008	江西省宜春市靖安县疾病预防控制中心	区县级
1338	360926001	江西省宜春市铜鼓县疾病预防控制中心	区县级
1339	360981006	江西省宜春市丰城市疾病预防控制中心	区县级
1340	360982018	江西省宜春市樟树市疾病预防控制中心	区县级

续表

序号	机构编码	机构名称	机构级别
1341	360983001	江西省宜春市高安市疾病预防控制中心	区县级
1342	361002015	江西省抚州市疾病预防控制中心	地市级
1343	361002004	江西省抚州市临川区疾病预防控制中心	区县级
1344	361003022	江西省抚州市东乡区疾病预防控制中心	区县级
1345	361021018	江西省抚州市南城县疾病预防控制中心	区县级
1346	361022007	江西省抚州市黎川县疾病预防控制中心	区县级
1347	361023004	江西省抚州市南丰县疾病预防控制中心	区县级
1348	361024016	江西省抚州市崇仁县疾病预防控制中心	区县级
1349	361025021	江西省抚州市乐安县疾病预防控制中心	区县级
1350	361026005	江西省抚州市宜黄县疾病预防控制中心	区县级
1351	361027016	江西省抚州市金溪县疾病预防控制中心	区县级
1352	361028007	江西省抚州市资溪县疾病预防控制中心	区县级
1353	361030015	江西省抚州市广昌县疾病预防控制中心	区县级
1354	361102024	江西省上饶市疾病预防控制中心	地市级
1355	361102051	江西省上饶市信州区疾病预防控制中心	区县级
1356	361103006	江西省上饶市广丰区疾病预防控制中心	区县级
1357	361104034	江西省上饶市广信区疾病预防控制中心	区县级
1358	361123025	江西省上饶市玉山县疾病预防控制中心	区县级
1359	361124004	江西省上饶市铅山县疾病预防控制中心	区县级
1360	361125001	江西省上饶市横峰县疾病预防控制中心	区县级
1361	361126023	江西省上饶市弋阳县疾病预防控制中心	区县级
1362	361127034	江西省上饶市余干县疾病预防控制中心	区县级
1363	361128045	江西省上饶市鄱阳县疾病预防控制中心	区县级
1364	361129021	江西省上饶市万年县疾病预防控制中心	区县级
1365	361130001	江西省上饶市婺源县疾病预防控制中心	区县级
1366	361181001	江西省上饶市德兴市疾病预防控制中心	区县级
1367	370102027	山东省疾病预防控制中心	省级
1368	370104019	山东省济南市疾病预防控制中心	地市级
1369	370102000	山东省济南市历下区疾病预防控制中心	区县级
1370	370103000	山东省济南市市中区疾病预防控制中心	区县级

续表

序号	机构编码	机构名称	机构级别
1371	370104014	山东省济南市槐荫区疾病预防控制中心	区县级
1372	370105004	山东省济南市天桥区疾病预防控制中心	区县级
1373	370112024	山东省济南市历城区疾病预防控制中心	区县级
1374	370113017	山东省济南市长清区疾病预防控制中心	区县级
1375	370114029	山东省济南市章丘区疾病预防控制中心	区县级
1376	370115004	山东省济南市济阳区疾病预防控制中心	区县级
1377	370116013	山东省济南市莱芜区疾病预防控制中心	区县级
1378	370117001	山东省济南市钢城区疾病预防控制中心	区县级
1379	370124005	山东省济南市平阴县疾病预防控制中心	区县级
1380	370126025	山东省济南市商河县疾病预防控制中心	区县级
1381	370203041	山东省青岛市疾病预防控制中心	地市级
1382	370202000	山东省青岛市市南区疾病预防控制中心	区县级
1383	370203000	山东省青岛市市北区疾病预防控制中心	区县级
1384	370211000	山东省青岛市黄岛区疾病预防控制中心	区县级
1385	370212001	山东省青岛市崂山区疾病预防控制中心	区县级
1386	370213001	山东省青岛市李沧区疾病预防控制中心	区县级
1387	370214007	山东省青岛市城阳区疾病预防控制中心	区县级
1388	370215002	山东省青岛市即墨区疾病预防控制中心	区县级
1389	370281001	山东省青岛市胶州市疾病预防控制中心	区县级
1390	370283037	山东省青岛市平度市疾病预防控制中心	区县级
1391	370285027	山东省青岛市莱西市疾病预防控制中心	区县级
1392	370303046	山东省淄博市疾病预防控制中心	地市级
1393	370302032	山东省淄博市淄川区疾病预防控制中心	区县级
1394	370303008	山东省淄博市张店区疾病预防控制中心	区县级
1395	370304034	山东省淄博市博山区疾病预防控制中心	区县级
1396	370305002	山东省淄博市临淄区疾病预防控制中心	区县级
1397	370306001	山东省淄博市周村区疾病预防控制中心	区县级
1398	370321004	山东省淄博市桓台县疾病预防控制中心	区县级
1399	370322001	山东省淄博市高青县疾病预防控制中心	区县级
1400	370323001	山东省淄博市沂源县疾病预防控制中心	区县级

续表

序号	机构编码	机构名称	机构级别
1401	370390001	山东省淄博市高新技术开发区疾病预防控制中心	区县级
1402	370402019	山东省枣庄市疾病预防控制中心	地市级
1403	370402000	山东省枣庄市市中区疾病预防控制中心	区县级
1404	370403001	山东省枣庄市薛城区疾病预防控制中心	区县级
1405	370404004	山东省枣庄市峄城区疾病预防控制中心	区县级
1406	370405004	山东省枣庄市台儿庄区疾病预防控制中心	区县级
1407	370406000	山东省枣庄市山亭区疾病预防控制中心	区县级
1408	370481007	山东省枣庄市滕州市疾病预防控制中心	区县级
1409	370502001	山东省东营市疾病预防控制中心	地市级
1410	370502006	山东省东营市东营区疾病预防控制中心	区县级
1411	370503000	山东省东营市河口区疾病预防控制中心	区县级
1412	370505008	山东省东营市垦利区疾病预防控制中心	区县级
1413	370522013	山东省东营市利津县疾病预防控制中心	区县级
1414	370523006	山东省东营市广饶县疾病预防控制中心	区县级
1415	370613017	山东省烟台市疾病预防控制中心	地市级
1416	370602011	山东省烟台市芝罘区疾病预防控制中心	区县级
1417	370611003	山东省烟台市福山区疾病预防控制中心	区县级
1418	370612021	山东省烟台市牟平区疾病预防控制中心	区县级
1419	370613001	山东省烟台市莱山区疾病预防控制中心	区县级
1420	370614015	山东省烟台市蓬莱区疾病预防控制中心	区县级
1421	370681031	山东省烟台市龙口市疾病预防控制中心	区县级
1422	370682041	山东省烟台市莱阳市疾病预防控制中心	区县级
1423	370683038	山东省烟台市莱州市疾病预防控制中心	区县级
1424	370685001	山东省烟台市招远市疾病预防控制中心	区县级
1425	370686024	山东省烟台市栖霞市疾病预防控制中心	区县级
1426	370687002	山东省烟台市海阳市疾病预防控制中心	区县级
1427	370690001	山东省烟台市经济技术开发区疾病预防控制中心	区县级
1428	370691001	山东省烟台市高新技术产业开发区疾病预防控制中心	区县级
1429	370693002	山东省烟台市长岛海洋生态文明综合试验区疾病预防控制中心	区县级
1430	370705023	山东省潍坊市疾病预防控制中心	地市级

续表

序号	机构编码	机构名称	机构级别
1431	370702000	山东省潍坊市潍城区疾病预防控制中心	区县级
1432	370703002	山东省潍坊市寒亭区疾病预防控制中心	区县级
1433	370704001	山东省潍坊市坊子区疾病预防控制中心	区县级
1434	370705000	山东省潍坊市奎文区疾病预防控制中心	区县级
1435	370724003	山东省潍坊市临朐县疾病预防控制中心	区县级
1436	370725003	山东省潍坊市昌乐县疾病预防控制中心	区县级
1437	370781001	山东省潍坊市青州市疾病预防控制中心	区县级
1438	370782031	山东省潍坊市诸城市疾病预防控制中心	区县级
1439	370783031	山东省潍坊市寿光市疾病预防控制中心	区县级
1440	370784032	山东省潍坊市安丘市疾病预防控制中心	区县级
1441	370785001	山东省潍坊市高密市疾病预防控制中心	区县级
1442	370786028	山东省潍坊市昌邑市疾病预防控制中心	区县级
1443	370791001	山东省潍坊市滨海经济开发区疾病预防控制中心	区县级
1444	370890023	山东省济宁市疾病预防控制中心	地市级
1445	370811000	山东省济宁市任城区疾病预防控制中心	区县级
1446	370812020	山东省济宁市兖州区疾病预防控制中心	区县级
1447	370826027	山东省济宁市微山县疾病预防控制中心	区县级
1448	370827014	山东省济宁市鱼台县疾病预防控制中心	区县级
1449	370828001	山东省济宁市金乡县疾病预防控制中心	区县级
1450	370829030	山东省济宁市嘉祥县疾病预防控制中心	区县级
1451	370830004	山东省济宁市汶上县疾病预防控制中心	区县级
1452	370831005	山东省济宁市泗水县疾病预防控制中心	区县级
1453	370832020	山东省济宁市梁山县疾病预防控制中心	区县级
1454	370881021	山东省济宁市曲阜市疾病预防控制中心	区县级
1455	370883002	山东省济宁市邹城市疾病预防控制中心	区县级
1456	370890002	山东省济宁市高新技术开发区济宁疾病预防控制中心	区县级
1457	370902008	山东省泰安市疾病预防控制中心	地市级
1458	370902025	山东省泰安市泰山区疾病预防控制中心	区县级
1459	370902027	山东省泰安市泰山区泰山景区疾病控制中心	区县级
1460	370911023	山东省泰安市岱岳区疾病预防控制中心	区县级

续表

序号	机构编码	机构名称	机构级别
1461	370921018	山东省泰安市宁阳县疾病预防控制中心	区县级
1462	370923008	山东省泰安市东平县疾病预防控制中心	区县级
1463	370982001	山东省泰安市新泰市疾病预防控制中心	区县级
1464	370983033	山东省泰安市肥城市疾病预防控制中心	区县级
1465	371002025	山东省威海市疾病预防控制中心	地市级
1466	371002043	山东省威海市环翠区疾病预防控制中心	区县级
1467	371003021	山东省威海市文登区疾病预防控制中心	区县级
1468	371082036	山东省威海市荣成市疾病预防控制中心	区县级
1469	371083021	山东省威海市乳山市疾病预防控制中心	区县级
1470	371102044	山东省日照市疾病预防控制中心	地市级
1471	371102043	山东省日照市东港区疾病预防控制中心	区县级
1472	371103012	山东省日照市岚山区疾病预防控制中心	区县级
1473	371121015	山东省日照市五莲县疾病预防控制中心	区县级
1474	371122005	山东省日照市莒县疾病预防控制中心	区县级
1475	371302027	山东省临沂市疾病预防控制中心	地市级
1476	371302009	山东省临沂市兰山区疾病预防控制中心	区县级
1477	371311018	山东省临沂市罗庄区疾病预防控制中心	区县级
1478	371312021	山东省临沂市河东区疾病预防控制中心	区县级
1479	371321001	山东省临沂市沂南县疾病预防控制中心	区县级
1480	371322000	山东省临沂市郯城县疾病预防控制中心	区县级
1481	371323005	山东省临沂市沂水县疾病预防控制中心	区县级
1482	371324028	山东省临沂市兰陵县疾病预防控制中心	区县级
1483	371325023	山东省临沂市费县疾病预防控制中心	区县级
1484	371326001	山东省临沂市平邑县疾病预防控制中心	区县级
1485	371327026	山东省临沂市莒南县疾病预防控制中心	区县级
1486	371328018	山东省临沂市蒙阴县疾病预防控制中心	区县级
1487	371329001	山东省临沂市临沭县疾病预防控制中心	区县级
1488	371402008	山东省德州市疾病预防控制中心	地市级
1489	371402001	山东省德州市德城区疾病预防控制中心	区县级
1490	371403007	山东省德州市陵城区疾病预防控制中心	区县级

续表

序号	机构编码	机构名称	机构级别
1491	371422001	山东省德州市宁津县疾病预防控制中心	区县级
1492	371423015	山东省德州市庆云县疾病预防控制中心	区县级
1493	371424019	山东省德州市临邑县疾病预防控制中心	区县级
1494	371425000	山东省德州市齐河县疾病预防控制中心	区县级
1495	371426001	山东省德州市平原县疾病预防控制中心	区县级
1496	371427002	山东省德州市夏津县疾病预防控制中心	区县级
1497	371428001	山东省德州市武城县疾病预防控制中心	区县级
1498	371481020	山东省德州市乐陵市疾病预防控制中心	区县级
1499	371482002	山东省德州市禹城市疾病预防控制中心	区县级
1500	371502029	山东省聊城市疾病预防控制中心	地市级
1501	371502030	山东省聊城市东昌府区疾病预防控制中心	区县级
1502	371503026	山东省聊城市茌平区疾病预防控制中心	区县级
1503	371521022	山东省聊城市阳谷县疾病预防控制中心	区县级
1504	371522005	山东省聊城市莘县疾病预防控制中心	区县级
1505	371524001	山东省聊城市东阿县疾病预防控制中心	区县级
1506	371525025	山东省聊城市冠县疾病预防控制中心	区县级
1507	371526022	山东省聊城市高唐县疾病预防控制中心	区县级
1508	371581027	山东省聊城市临清市疾病预防控制中心	区县级
1509	371602024	山东省滨州市疾病预防控制中心	地市级
1510	371602025	山东省滨州市滨城区疾病预防控制中心	区县级
1511	371603013	山东省滨州市沾化区疾病预防控制中心	区县级
1512	371621022	山东省滨州市惠民县疾病预防控制中心	区县级
1513	371622018	山东省滨州市阳信县疾病预防控制中心	区县级
1514	371623016	山东省滨州市无棣县疾病预防控制中心	区县级
1515	371625018	山东省滨州市博兴县疾病预防控制中心	区县级
1516	371681020	山东省滨州市邹平市疾病预防控制中心	区县级
1517	371702039	山东省菏泽市疾病预防控制中心	地市级
1518	371702040	山东省菏泽市牡丹区疾病预防控制中心	区县级
1519	371703015	山东省菏泽市定陶区疾病预防控制中心	区县级
1520	371721032	山东省菏泽市曹县疾病预防控制中心	区县级

续表

序号	机构编码	机构名称	机构级别
1521	371722031	山东省菏泽市单县疾病预防控制中心	区县级
1522	371723016	山东省菏泽市成武县疾病预防控制中心	区县级
1523	371724036	山东省菏泽市巨野县疾病预防控制中心	区县级
1524	371725001	山东省菏泽市郓城县疾病预防控制中心	区县级
1525	371726005	山东省菏泽市鄄城县疾病预防控制中心	区县级
1526	371728001	山东省菏泽市东明县疾病预防控制中心	区县级
1527	410193013	河南省疾病预防控制中心	省级
1528	410102035	河南省郑州市疾病预防控制中心	地市级
1529	410102015	河南省郑州市中原区疾病预防控制中心	区县级
1530	410103032	河南省郑州市二七区疾病预防控制中心	区县级
1531	410104008	河南省郑州市管城回族区疾病预防控制中心	区县级
1532	410105007	河南省郑州市金水区疾病预防控制中心	区县级
1533	410106004	河南省郑州市上街区疾病预防控制中心	区县级
1534	410108005	河南省郑州市惠济区疾病预防控制中心	区县级
1535	410122018	河南省郑州市中牟县疾病预防控制中心	区县级
1536	410173002	河南省郑州市郑州航空港经济综合实验区卫生监督与疾病控制中心	区县级
1537	410182000	河南省郑州市荥阳市疾病预防控制中心	区县级
1538	410183000	河南省郑州市新密市疾病预防控制中心	区县级
1539	410184007	河南省郑州市新郑市疾病预防控制中心	区县级
1540	410185016	河南省郑州市登封市疾病预防控制中心	区县级
1541	410193031	河南省郑州市郑东新区疾病预防控制中心	区县级
1542	410211020	河南省开封市疾病预防控制中心	地市级
1543	410202006	河南省开封市龙亭区疾病预防控制中心	区县级
1544	410203004	河南省开封市顺河回族区疾病预防控制中心	区县级
1545	410204000	河南省开封市鼓楼区疾病预防控制中心	区县级
1546	410205000	河南省开封市禹王台区疾病预防控制中心	区县级
1547	410211002	河南省开封市金明区疾病预防控制中心	区县级
1548	410212005	河南省开封市祥符区疾病预防控制中心	区县级
1549	410221025	河南省开封市杞县疾病预防控制中心	区县级
1550	410222004	河南省开封市通许县疾病预防控制中心	区县级

续表

序号	机构编码	机构名称	机构级别
1551	410223005	河南省开封市尉氏县疾病预防控制中心	区县级
1552	410311014	河南省洛阳市疾病预防控制中心	地市级
1553	410302004	河南省洛阳市老城区疾病预防控制中心	区县级
1554	410303025	河南省洛阳市西工区疾病预防控制中心	区县级
1555	410304007	河南省洛阳市瀍河回族区疾病预防控制中心	区县级
1556	410305024	河南省洛阳市涧西区疾病预防控制中心	区县级
1557	410307007	河南省洛阳市偃师区疾病预防控制中心	区县级
1558	410308007	河南省洛阳市孟津区疾病预防控制中心	区县级
1559	410311002	河南省洛阳市洛龙区疾病预防控制中心	区县级
1560	410323000	河南省洛阳市新安县疾病预防控制中心	区县级
1561	410324007	河南省洛阳市栾川县疾病预防控制中心	区县级
1562	410325004	河南省洛阳市嵩县疾病预防控制中心	区县级
1563	410326003	河南省洛阳市汝阳县疾病预防控制中心	区县级
1564	410327020	河南省洛阳市宜阳县疾病预防控制中心	区县级
1565	410328002	河南省洛阳市洛宁县疾病预防控制中心	区县级
1566	410329016	河南省洛阳市伊川县疾病预防控制中心	区县级
1567	410402018	河南省平顶山市疾病预防控制中心	地市级
1568	410402011	河南省平顶山市新华区疾病预防控制中心	区县级
1569	410403015	河南省平顶山市卫东区疾病预防控制中心	区县级
1570	410404004	河南省平顶山市石龙区疾病预防控制中心	区县级
1571	410411009	河南省平顶山市湛河区疾病预防控制中心	区县级
1572	410421004	河南省平顶山市宝丰县疾病预防控制中心	区县级
1573	410422001	河南省平顶山市叶县疾病预防控制中心	区县级
1574	410423019	河南省平顶山市鲁山县疾病预防控制中心	区县级
1575	410425004	河南省平顶山市郏县疾病预防控制中心	区县级
1576	410481008	河南省平顶山市舞钢市疾病预防控制中心	区县级
1577	410503013	河南省安阳市疾病预防控制中心	地市级
1578	410502004	河南省安阳市文峰区疾病预防控制中心	区县级
1579	410503006	河南省安阳市北关区疾病预防控制中心	区县级
1580	410505001	河南省安阳市殷都区疾病预防控制中心	区县级

续表

序号	机构编码	机构名称	机构级别
1581	410506007	河南省安阳市龙安区疾病预防控制中心	区县级
1582	410522005	河南省安阳市安阳县疾病预防控制中心	区县级
1583	410523004	河南省安阳市汤阴县疾病预防控制中心	区县级
1584	410527004	河南省安阳市内黄县疾病预防控制中心	区县级
1585	410581000	河南省安阳市林州市疾病预防控制中心	区县级
1586	410611007	河南省鹤壁市疾病预防控制中心	地市级
1587	410602008	河南省鹤壁市鹤山区疾病预防控制中心	区县级
1588	410603006	河南省鹤壁市山城区疾病预防控制中心	区县级
1589	410611000	河南省鹤壁市淇滨区疾病预防控制中心	区县级
1590	410621004	河南省鹤壁市浚县疾病预防控制中心	区县级
1591	410622013	河南省鹤壁市淇县疾病预防控制中心	区县级
1592	410711002	河南省新乡市疾病预防控制中心	地市级
1593	410702014	河南省新乡市红旗区疾病预防控制中心	区县级
1594	410703002	河南省新乡市卫滨区疾病预防控制中心	区县级
1595	410704001	河南省新乡市凤泉区疾病预防控制中心	区县级
1596	410711011	河南省新乡市牧野区疾病预防控制中心	区县级
1597	410721005	河南省新乡市新乡县疾病预防控制中心	区县级
1598	410724015	河南省新乡市获嘉县疾病预防控制中心	区县级
1599	410725027	河南省新乡市原阳县疾病预防控制中心	区县级
1600	410726000	河南省新乡市延津县疾病预防控制中心	区县级
1601	410727001	河南省新乡市封丘县疾病预防控制中心	区县级
1602	410729000	河南省新乡市高新区疾病预防控制中心	区县级
1603	410781004	河南省新乡市卫辉市疾病预防控制中心	区县级
1604	410782034	河南省新乡市辉县市疾病预防控制中心	区县级
1605	410794002	河南省新乡市平原示范区疾病预防控制中心	区县级
1606	410891001	河南省焦作市疾病预防控制中心	地市级
1607	410802009	河南省焦作市解放区疾病预防控制中心	区县级
1608	410803004	河南省焦作市中站区疾病预防控制中心	区县级
1609	410804006	河南省焦作市马村区疾病预防控制中心	区县级
1610	410811012	河南省焦作市山阳区疾病预防控制中心	区县级

续表

序号	机构编码	机构名称	机构级别
1611	410821002	河南省焦作市修武县疾病预防控制中心	区县级
1612	410822002	河南省焦作市博爱县疾病预防控制中心	区县级
1613	410823003	河南省焦作市武陟县疾病预防控制中心	区县级
1614	410825018	河南省焦作市温县疾病预防控制中心	区县级
1615	410882004	河南省焦作市沁阳市疾病预防控制中心	区县级
1616	410883002	河南省焦作市孟州市疾病预防控制中心	区县级
1617	410891002	河南省焦作市城乡一体化示范区疾病预防控制中心	区县级
1618	410902025	河南省濮阳市疾病预防控制中心	地市级
1619	410902003	河南省濮阳市华龙区疾病预防控制中心	区县级
1620	410922024	河南省濮阳市清丰县疾病预防控制中心	区县级
1621	410923003	河南省濮阳市南乐县疾病预防控制中心	区县级
1622	410926017	河南省濮阳市范县疾病预防控制中心	区县级
1623	410927000	河南省濮阳市台前县疾病预防控制中心	区县级
1624	410928002	河南省濮阳市濮阳县疾病预防控制中心	区县级
1625	411090004	河南省许昌市疾病预防控制中心	地市级
1626	411002008	河南省许昌市魏都区疾病预防控制中心	区县级
1627	411003001	河南省许昌市建安区疾病预防控制中心	区县级
1628	411024004	河南省许昌市鄢陵县疾病预防控制中心	区县级
1629	411025004	河南省许昌市襄城县疾病预防控制中心	区县级
1630	411081001	河南省许昌市禹州市疾病预防控制中心	区县级
1631	411082008	河南省许昌市长葛市疾病预防控制中心	区县级
1632	411103045	河南省漯河市疾病预防控制中心	地市级
1633	411102010	河南省漯河市源汇区疾病预防控制中心	区县级
1634	411103030	河南省漯河市郾城区疾病预防控制中心	区县级
1635	411104553	河南省漯河市召陵区疾病预防控制中心	区县级
1636	411121005	河南省漯河市舞阳县疾病预防控制中心	区县级
1637	411122019	河南省漯河市临颍县疾病预防控制中心	区县级
1638	411202021	河南省三门峡市疾病预防控制中心	地市级
1639	411202020	河南省三门峡市湖滨区疾病预防控制中心	区县级
1640	411203006	河南省三门峡市陕州区疾病预防控制中心	区县级

续表

序号	机构编码	机构名称	机构级别
1641	411221000	河南省三门峡市渑池县疾病预防控制中心	区县级
1642	411224026	河南省三门峡市卢氏县疾病预防控制中心	区县级
1643	411281024	河南省三门峡市义马市疾病预防控制中心	区县级
1644	411282059	河南省三门峡市灵宝市疾病预防控制中心	区县级
1645	411303082	河南省南阳市疾病预防控制中心	地市级
1646	411302052	河南省南阳市宛城区疾病预防控制中心	区县级
1647	411303046	河南省南阳市卧龙区疾病预防控制中心	区县级
1648	411321027	河南省南阳市南召县疾病预防控制中心	区县级
1649	411322024	河南省南阳市方城县疾病预防控制中心	区县级
1650	411323023	河南省南阳市西峡县疾病预防控制中心	区县级
1651	411324034	河南省南阳市镇平县疾病预防控制中心	区县级
1652	411325023	河南省南阳市内乡县疾病预防控制中心	区县级
1653	411326021	河南省南阳市淅川县疾病预防控制中心	区县级
1654	411327024	河南省南阳市社旗县疾病预防控制中心	区县级
1655	411328052	河南省南阳市唐河县疾病预防控制中心	区县级
1656	411329037	河南省南阳市新野县疾病预防控制中心	区县级
1657	411330031	河南省南阳市桐柏县疾病预防控制中心	区县级
1658	411403001	河南省商丘市疾病预防控制中心	地市级
1659	411402032	河南省商丘市梁园区疾病预防控制中心	区县级
1660	411403047	河南省商丘市睢阳区疾病预防控制中心	区县级
1661	411404000	河南省商丘市城乡一体化示范区疾病预防控制中心	区县级
1662	411421028	河南省商丘市民权县疾病预防控制中心	区县级
1663	411422054	河南省商丘市睢县疾病预防控制中心	区县级
1664	411423025	河南省商丘市宁陵县疾病预防控制中心	区县级
1665	411424058	河南省商丘市柘城县疾病预防控制中心	区县级
1666	411425075	河南省商丘市虞城县疾病预防控制中心	区县级
1667	411426033	河南省商丘市夏邑县疾病预防控制中心	区县级
1668	411502059	河南省信阳市疾病预防控制中心	地市级
1669	411502058	河南省信阳市浉河区疾病预防控制中心	区县级
1670	411503063	河南省信阳市平桥区疾病预防控制中心	区县级

续表

序号	机构编码	机构名称	机构级别
1671	411521049	河南省信阳市罗山县疾病预防控制中心	区县级
1672	411522059	河南省信阳市光山县疾病预防控制中心	区县级
1673	411523047	河南省信阳市新县疾病预防控制中心	区县级
1674	411524032	河南省信阳市商城县疾病预防控制中心	区县级
1675	411526052	河南省信阳市潢川县疾病预防控制中心	区县级
1676	411527051	河南省信阳市淮滨县疾病预防控制中心	区县级
1677	411528031	河南省信阳市息县疾病预防控制中心	区县级
1678	411602042	河南省周口市疾病预防控制中心	地市级
1679	411602065	河南省周口市川汇区疾病预防控制中心	区县级
1680	411603021	河南省周口市淮阳区疾病预防控制中心	区县级
1681	411621040	河南省周口市扶沟县疾病预防控制中心	区县级
1682	411622048	河南省周口市西华县疾病预防控制中心	区县级
1683	411623050	河南省周口市商水县疾病预防控制中心	区县级
1684	411624051	河南省周口市沈丘县疾病预防控制中心	区县级
1685	411625053	河南省周口市郸城县疾病预防控制中心	区县级
1686	411627030	河南省周口市太康县疾病预防控制中心	区县级
1687	411681044	河南省周口市项城市疾病预防控制中心	区县级
1688	411702050	河南省驻马店市疾病预防控制中心	地市级
1689	411702057	河南省驻马店市驿城区疾病预防控制中心	区县级
1690	411721021	河南省驻马店市西平县疾病预防控制中心	区县级
1691	411722028	河南省驻马店市上蔡县疾病预防控制中心	区县级
1692	411723027	河南省驻马店市平舆县疾病预防控制中心	区县级
1693	411724050	河南省驻马店市正阳县疾病预防控制中心	区县级
1694	411725020	河南省驻马店市确山县疾病预防控制中心	区县级
1695	411726065	河南省驻马店市泌阳县疾病预防控制中心	区县级
1696	411727024	河南省驻马店市汝南县疾病预防控制中心	区县级
1697	411728038	河南省驻马店市遂平县疾病预防控制中心	区县级
1698	412028005	河南省长垣市疾病预防控制中心	区县级
1699	412126000	河南省滑县疾病预防控制中心	区县级
1700	412281002	河南省巩义市疾病预防控制中心	区县级

续表

序号	机构编码	机构名称	机构级别
1701	412328035	河南省鹿邑县疾病预防控制中心	区县级
1702	412425006	河南省兰考县疾病预防控制中心	区县级
1703	412581073	河南省永城市疾病预防控制中心	区县级
1704	412682007	河南省汝州市疾病预防控制中心	区县级
1705	412729028	河南省新蔡县疾病预防控制中心	区县级
1706	412881077	河南省邓州市疾病预防控制中心	区县级
1707	412925046	河南省固始县疾病预防控制中心	区县级
1708	419001035	河南省济源市疾病预防控制中心	地市级
1709	420111012	湖北省疾病预防控制中心	省级
1710	420103011	湖北省武汉市疾病预防控制中心	地市级
1711	420102000	湖北省武汉市江岸区疾病预防控制中心	区县级
1712	420103013	湖北省武汉市江汉区疾病预防控制中心	区县级
1713	420104015	湖北省武汉市硚口区疾病预防控制中心	区县级
1714	420105013	湖北省武汉市汉阳区疾病预防控制中心	区县级
1715	420106010	湖北省武汉市武昌区疾病预防控制中心	区县级
1716	420107000	湖北省武汉市青山区疾病预防控制中心	区县级
1717	420111016	湖北省武汉市洪山区疾病预防控制中心	区县级
1718	420112016	湖北省武汉市东西湖区疾病预防控制中心	区县级
1719	420113006	湖北省武汉市汉南区疾病预防控制中心	区县级
1720	420114003	湖北省武汉市蔡甸区疾病预防控制中心	区县级
1721	420115008	湖北省武汉市江夏区疾病预防控制中心	区县级
1722	420116003	湖北省武汉市黄陂区疾病预防控制中心	区县级
1723	420117002	湖北省武汉市新洲区疾病预防控制中心	区县级
1724	420192001	湖北省武汉市东湖高新技术开发区疾病预防控制中心	区县级
1725	420202006	湖北省黄石市疾病预防控制中心	地市级
1726	420222004	湖北省黄石市阳新县疾病预防控制中心	区县级
1727	420281004	湖北省黄石市大冶市疾病预防控制中心	区县级
1728	420302018	湖北省十堰市疾病预防控制中心	地市级
1729	420302006	湖北省十堰市茅箭区疾病预防控制中心	区县级
1730	420303018	湖北省十堰市张湾区疾病预防控制中心	区县级

续表

序号	机构编码	机构名称	机构级别
1731	420304004	湖北省十堰市郧阳区疾病预防控制中心	区县级
1732	420322005	湖北省十堰市郧西县疾病预防控制中心	区县级
1733	420323004	湖北省十堰市竹山县疾病预防控制中心	区县级
1734	420324007	湖北省十堰市竹溪县疾病预防控制中心	区县级
1735	420325009	湖北省十堰市房县疾病预防控制中心	区县级
1736	420381003	湖北省十堰市丹江口市疾病预防控制中心	区县级
1737	420391001	湖北省十堰市经济技术开发区疾病预防控制中心	区县级
1738	420392001	湖北省十堰市武当山旅游经济特区疾病控制中心	区县级
1739	420592006	湖北省宜昌市疾病预防控制中心	地市级
1740	420502018	湖北省宜昌市西陵区疾病预防控制中心	区县级
1741	420503000	湖北省宜昌市伍家岗区疾病预防控制中心	区县级
1742	420504005	湖北省宜昌市点军区疾病预防控制中心	区县级
1743	420505002	湖北省宜昌市猇亭区疾病预防控制中心	区县级
1744	420506000	湖北省宜昌市夷陵区疾病预防控制中心	区县级
1745	420525002	湖北省宜昌市远安县疾病预防控制中心	区县级
1746	420526000	湖北省宜昌市兴山县疾病预防控制中心	区县级
1747	420527013	湖北省宜昌市秭归县疾病预防控制中心	区县级
1748	420528002	湖北省宜昌市长阳土家族自治县疾病预防控制中心	区县级
1749	420529004	湖北省宜昌市五峰土家族自治县疾病预防控制中心	区县级
1750	420581007	湖北省宜昌市疾病预防控制中心	区县级
1751	420582003	湖北省宜昌市当阳市疾病预防控制中心	区县级
1752	420583002	湖北省宜昌市枝江市疾病预防控制中心	区县级
1753	420592010	湖北省宜昌市高新技术产业开发区疾病预防控制中心	区县级
1754	420602004	湖北省襄阳市疾病预防控制中心	地市级
1755	420607000	湖北省襄阳市襄州区疾病预防控制中心	区县级
1756	420624012	湖北省襄阳市南漳县疾病预防控制中心	区县级
1757	420625001	湖北省襄阳市谷城县疾病预防控制中心	区县级
1758	420626014	湖北省襄阳市保康县疾病预防控制中心	区县级
1759	420682015	湖北省襄阳市老河口市疾病预防控制中心	区县级
1760	420683002	湖北省襄阳市枣阳市疾病预防控制中心	区县级

续表

序号	机构编码	机构名称	机构级别
1761	420684000	湖北省襄阳市宜城市疾病预防控制中心	区县级
1762	420704017	湖北省鄂州市疾病预防控制中心	地市级
1763	420802009	湖北省荆门市疾病预防控制中心	地市级
1764	420802021	湖北省荆门市东宝区疾病预防控制中心	区县级
1765	420804005	湖北省荆门市掇刀区疾病预防控制中心	区县级
1766	420822011	湖北省荆门市沙洋县疾病预防控制中心	区县级
1767	420881006	湖北省荆门市钟祥市疾病预防控制中心	区县级
1768	420882020	湖北省荆门市京山市疾病预防控制中心	区县级
1769	420891002	湖北省荆门市屈家岭管理区疾病预防控制中心	区县级
1770	420902014	湖北省孝感市疾病预防控制中心	地市级
1771	420902028	湖北省孝感市孝南区疾病预防控制中心	区县级
1772	420921000	湖北省孝感市孝昌县疾病预防控制中心	区县级
1773	420922017	湖北省孝感市大悟县疾病预防控制中心	区县级
1774	420923014	湖北省孝感市云梦县疾病预防控制中心	区县级
1775	420981000	湖北省孝感市应城市疾病预防控制中心	区县级
1776	420982018	湖北省孝感市安陆市疾病预防控制中心	区县级
1777	420984026	湖北省孝感市汉川市疾病预防控制中心	区县级
1778	421002012	湖北省荆州市疾病预防控制中心	地市级
1779	421022004	湖北省荆州市公安县疾病预防控制中心	区县级
1780	421023008	湖北省荆州市监利市疾病预防控制中心	区县级
1781	421024012	湖北省荆州市江陵县疾病预防控制中心	区县级
1782	421081000	湖北省荆州市石首市疾病预防控制中心	区县级
1783	421083021	湖北省荆州市洪湖市疾病预防控制中心	区县级
1784	421087002	湖北省荆州市松滋市疾病预防控制中心	区县级
1785	421102008	湖北省黄冈市疾病预防控制中心	地市级
1786	421102014	湖北省黄冈市黄州区疾病预防控制中心	区县级
1787	421121000	湖北省黄冈市团风县疾病预防控制中心	区县级
1788	421122011	湖北省黄冈市红安县疾病预防控制中心	区县级
1789	421123001	湖北省黄冈市罗田县疾病预防控制中心	区县级
1790	421124003	湖北省黄冈市英山县疾病预防控制中心	区县级

续表

序号	机构编码	机构名称	机构级别
1791	421125003	湖北省黄冈市浠水县疾病预防控制中心	区县级
1792	421126005	湖北省黄冈市蕲春县疾病预防控制中心	区县级
1793	421127002	湖北省黄冈市黄梅县疾病预防控制中心	区县级
1794	421181005	湖北省黄冈市麻城市疾病预防控制中心	区县级
1795	421182001	湖北省黄冈市武穴市疾病预防控制中心	区县级
1796	421202015	湖北省咸宁市疾病预防控制中心	地市级
1797	421202011	湖北省咸宁市咸安区疾病预防控制中心	区县级
1798	421221002	湖北省咸宁市嘉鱼县疾病预防控制中心	区县级
1799	421222003	湖北省咸宁市通城县疾病预防控制中心	区县级
1800	421223000	湖北省咸宁市崇阳县疾病预防控制中心	区县级
1801	421224014	湖北省咸宁市通山县疾病预防控制中心	区县级
1802	421281004	湖北省咸宁市赤壁市疾病预防控制中心	区县级
1803	421303000	湖北省随州市疾病预防控制中心	地市级
1804	421321000	湖北省随州市随县疾病预防控制中心	区县级
1805	421381000	湖北省随州市广水市疾病预防控制中心	区县级
1806	422801021	湖北省恩施土家族苗族自治州疾病预防控制中心	地市级
1807	422801015	湖北省恩施土家族苗族自治州恩施市疾病预防控制中心	区县级
1808	422802015	湖北省恩施土家族苗族自治州利川市疾病预防控制中心	区县级
1809	422822002	湖北省恩施土家族苗族自治州建始县疾病预防控制中心	区县级
1810	422823011	湖北省恩施土家族苗族自治州巴东县疾病预防控制中心	区县级
1811	422825005	湖北省恩施土家族苗族自治州宣恩县疾病预防控制中心	区县级
1812	422826000	湖北省恩施土家族苗族自治州咸丰县疾病预防控制中心	区县级
1813	422827000	湖北省恩施土家族苗族自治州来凤县疾病预防控制中心	区县级
1814	422828001	湖北省恩施土家族苗族自治州鹤峰县疾病预防控制中心	区县级
1815	429004022	湖北省仙桃市疾病预防控制中心	区县级
1816	429005004	湖北省潜江市疾病预防控制中心	区县级
1817	429006025	湖北省天门市疾病预防控制中心	区县级
1818	429021011	湖北省神农架林区疾病预防控制中心	区县级
1819	430105042	湖南省疾病预防控制中心	省级
1820	430105047	湖南省长沙市疾病预防控制中心	地市级

续表

序号	机构编码	机构名称	机构级别
1821	430102000	湖南省长沙市芙蓉区疾病预防控制中心	区县级
1822	430103000	湖南省长沙市天心区疾病预防控制中心	区县级
1823	430104000	湖南省长沙市岳麓区疾病预防控制中心	区县级
1824	430105000	湖南省长沙市开福区疾病预防控制中心	区县级
1825	430111000	湖南省长沙市雨花区疾病预防控制中心	区县级
1826	430112001	湖南省长沙市望城区疾病预防控制中心	区县级
1827	430121000	湖南省长沙市长沙县疾病预防控制中心	区县级
1828	430181000	湖南省长沙市浏阳市疾病预防控制中心	区县级
1829	430182001	湖南省长沙市宁乡市疾病预防控制中心	区县级
1830	430203021	湖南省株洲市疾病预防控制中心	地市级
1831	430202000	湖南省株洲市荷塘区疾病预防控制中心	区县级
1832	430203000	湖南省株洲市芦淞区疾病预防控制中心	区县级
1833	430204000	湖南省株洲市石峰区疾病预防控制中心	区县级
1834	430211001	湖南省株洲市天元区疾病预防控制中心	区县级
1835	430212001	湖南省株洲市渌口区疾病预防控制中心	区县级
1836	430223000	湖南省株洲市攸县疾病预防控制中心	区县级
1837	430224000	湖南省株洲市茶陵县疾病预防控制中心	区县级
1838	430225000	湖南省株洲市炎陵县疾病预防控制中心	区县级
1839	430281000	湖南省株洲市醴陵市疾病预防控制中心	区县级
1840	430302024	湖南省湘潭市疾病预防控制中心	地市级
1841	430302000	湖南省湘潭市雨湖区疾病预防控制中心	区县级
1842	430304000	湖南省湘潭市岳塘区疾病预防控制中心	区县级
1843	430321000	湖南省湘潭市湘潭县疾病预防控制中心	区县级
1844	430381001	湖南省湘潭市湘乡市疾病预防控制中心	区县级
1845	430382001	湖南省湘潭市韶山市疾病预防控制中心	区县级
1846	430406008	湖南省衡阳市疾病预防控制中心	地市级
1847	430405000	湖南省衡阳市珠晖区疾病预防控制中心	区县级
1848	430406000	湖南省衡阳市雁峰区疾病预防控制中心	区县级
1849	430407000	湖南省衡阳市石鼓区疾病预防控制中心	区县级
1850	430408000	湖南省衡阳市蒸湘区疾病预防控制中心	区县级

续表

序号	机构编码	机构名称	机构级别
1851	430412000	湖南省衡阳市南岳区疾病预防控制中心	区县级
1852	430421000	湖南省衡阳市衡阳县疾病预防控制中心	区县级
1853	430422000	湖南省衡阳市衡南县疾病预防控制中心	区县级
1854	430423000	湖南省衡阳市衡山县疾病预防控制中心	区县级
1855	430424000	湖南省衡阳市衡东县疾病预防控制中心	区县级
1856	430426000	湖南省衡阳市祁东县疾病预防控制中心	区县级
1857	430481000	湖南省衡阳市耒阳市疾病预防控制中心	区县级
1858	430482000	湖南省衡阳市常宁市疾病预防控制中心	区县级
1859	430503015	湖南省邵阳市疾病预防控制中心	地市级
1860	430502000	湖南省邵阳市双清区疾病预防控制中心	区县级
1861	430503000	湖南省邵阳市大祥区疾病预防控制中心	区县级
1862	430511000	湖南省邵阳市北塔区疾病预防控制中心	区县级
1863	430522000	湖南省邵阳市新邵县疾病预防控制中心	区县级
1864	430523000	湖南省邵阳市邵阳县疾病预防控制中心	区县级
1865	430524000	湖南省邵阳市隆回县疾病预防控制中心	区县级
1866	430525000	湖南省邵阳市洞口县疾病预防控制中心	区县级
1867	430527000	湖南省邵阳市绥宁县疾病预防控制中心	区县级
1868	430528000	湖南省邵阳市新宁县疾病预防控制中心	区县级
1869	430529001	湖南省邵阳市城步苗族自治县疾病预防控制中心	区县级
1870	430581000	湖南省邵阳市武冈市疾病预防控制中心	区县级
1871	430582001	湖南省邵阳市邵东市疾病预防控制中心	区县级
1872	430602034	湖南省岳阳市疾病预防控制中心	地市级
1873	430602000	湖南省岳阳市岳阳楼区疾病预防控制中心	区县级
1874	430603000	湖南省岳阳市云溪区疾病预防控制中心	区县级
1875	430611000	湖南省岳阳市君山区疾病预防控制中心	区县级
1876	430621000	湖南省岳阳市岳阳县疾病预防控制中心	区县级
1877	430623000	湖南省岳阳市华容县疾病预防控制中心	区县级
1878	430624000	湖南省岳阳市湘阴县疾病预防控制中心	区县级
1879	430626000	湖南省岳阳市平江县疾病预防控制中心	区县级
1880	430681000	湖南省岳阳市汨罗市疾病预防控制中心	区县级

续表

序号	机构编码	机构名称	机构级别
1881	430682000	湖南省岳阳市临湘市疾病预防控制中心	区县级
1882	430692001	湖南省岳阳市岳阳经济开发区疾病预防控制中心	区县级
1883	430693002	湖南省岳阳市南湖新区疾病预防控制中心	区县级
1884	430702039	湖南省常德市疾病预防控制中心	地市级
1885	430702000	湖南省常德市武陵区疾病预防控制中心	区县级
1886	430702054	湖南省常德市武陵区柳叶湖区疾病预防控制中心	区县级
1887	430703000	湖南省常德市鼎城区疾病预防控制中心	区县级
1888	430721001	湖南省常德市安乡县疾病预防控制中心	区县级
1889	430722000	湖南省常德市汉寿县疾病预防控制中心	区县级
1890	430723000	湖南省常德市澧县疾病预防控制中心	区县级
1891	430724000	湖南省常德市临澧县疾病预防控制中心	区县级
1892	430725000	湖南省常德市桃源县疾病预防控制中心	区县级
1893	430726000	湖南省常德市石门县疾病预防控制中心	区县级
1894	430781000	湖南省常德市津市市疾病预防控制中心	区县级
1895	430791001	湖南省常德市经济技术开发区疾病预防控制中心	区县级
1896	430793001	湖南省常德市西湖管理区疾病预防控制中心	区县级
1897	430794001	湖南省常德市西洞庭管理区疾病预防控制中心	区县级
1898	430802033	湖南省张家界市疾病预防控制中心	地市级
1899	430802000	湖南省张家界市永定区疾病预防控制中心	区县级
1900	430811000	湖南省张家界市武陵源区疾病预防控制中心	区县级
1901	430821000	湖南省张家界市慈利县疾病预防控制中心	区县级
1902	430822000	湖南省张家界市桑植县疾病预防控制中心	区县级
1903	430903041	湖南省益阳市疾病预防控制中心	地市级
1904	430902000	湖南省益阳市资阳区疾病预防控制中心	区县级
1905	430903000	湖南省益阳市赫山区疾病预防控制中心	区县级
1906	430921000	湖南省益阳市南县疾病预防控制中心	区县级
1907	430922000	湖南省益阳市桃江县疾病预防控制中心	区县级
1908	430923000	湖南省益阳市安化县疾病预防控制中心	区县级
1909	430981000	湖南省益阳市沅江市疾病预防控制中心	区县级
1910	431003034	湖南省郴州市疾病预防控制中心	地市级

续表

序号	机构编码	机构名称	机构级别
1911	431002009	湖南省郴州市北湖区疾病预防控制中心	区县级
1912	431003001	湖南省郴州市苏仙区疾病预防控制中心	区县级
1913	431021006	湖南省郴州市桂阳县疾病预防控制中心	区县级
1914	431022001	湖南省郴州市宜章县疾病预防控制中心	区县级
1915	431023004	湖南省郴州市永兴县疾病预防控制中心	区县级
1916	431024005	湖南省郴州市嘉禾县疾病预防控制中心	区县级
1917	431025001	湖南省郴州市临武县疾病预防控制中心	区县级
1918	431026005	湖南省郴州市汝城县疾病预防控制中心	区县级
1919	431027001	湖南省郴州市桂东县疾病预防控制中心	区县级
1920	431028005	湖南省郴州市安仁县疾病预防控制中心	区县级
1921	431081001	湖南省郴州市资兴市疾病预防控制中心	区县级
1922	431103026	湖南省永州市疾病预防控制中心	地市级
1923	431102002	湖南省永州市零陵区疾病预防控制中心	区县级
1924	431103007	湖南省永州市冷水滩区疾病预防控制中心	区县级
1925	431122001	湖南省永州市东安县疾病预防控制中心	区县级
1926	431123004	湖南省永州市双牌县疾病预防控制中心	区县级
1927	431124001	湖南省永州市道县疾病预防控制中心	区县级
1928	431125001	湖南省永州市江永县疾病预防控制中心	区县级
1929	431126000	湖南省永州市宁远县疾病预防控制中心	区县级
1930	431127003	湖南省永州市蓝山县疾病预防控制中心	区县级
1931	431128001	湖南省永州市新田县疾病预防控制中心	区县级
1932	431129001	湖南省永州市江华瑶族自治县疾病预防控制中心	区县级
1933	431181002	湖南省永州市祁阳市疾病预防控制中心	区县级
1934	431202028	湖南省怀化市疾病预防控制中心	地市级
1935	431202012	湖南省怀化市鹤城区疾病预防控制中心	区县级
1936	431221001	湖南省怀化市中方县疾病预防控制中心	区县级
1937	431222005	湖南省怀化市沅陵县疾病预防控制中心	区县级
1938	431223000	湖南省怀化市辰溪县疾病预防控制中心	区县级
1939	431224005	湖南省怀化市溆浦县疾病预防控制中心	区县级
1940	431225029	湖南省怀化市会同县疾病预防控制中心	区县级

续表

序号	机构编码	机构名称	机构级别
1941	431226008	湖南省怀化市麻阳苗族自治县疾病预防控制中心	区县级
1942	431227004	湖南省怀化市新晃侗族自治县疾病预防控制中心	区县级
1943	431228008	湖南省怀化市芷江侗族自治县疾病预防控制中心	区县级
1944	431229004	湖南省怀化市靖州苗族侗族自治县疾病预防控制中心	区县级
1945	431230017	湖南省怀化市通道侗族自治县疾病预防控制中心	区县级
1946	431281007	湖南省怀化市洪江市疾病预防控制中心	区县级
1947	431302032	湖南省娄底市疾病预防控制中心	地市级
1948	431302000	湖南省娄底市娄星区疾病预防控制中心	区县级
1949	431321007	湖南省娄底市双峰县疾病预防控制中心	区县级
1950	431322005	湖南省娄底市新化县疾病预防控制中心	区县级
1951	431381008	湖南省娄底市冷水江市疾病预防控制中心	区县级
1952	431382000	湖南省娄底市涟源市疾病预防控制中心	区县级
1953	433101032	湖南省湘西土家族苗族自治州疾病预防控制中心	地市级
1954	433101015	湖南省湘西土家族苗族自治州吉首市疾病预防控制中心	区县级
1955	433122001	湖南省湘西土家族苗族自治州泸溪县疾病预防控制中心	区县级
1956	433123004	湖南省湘西土家族苗族自治州凤凰县疾病预防控制中心	区县级
1957	433124030	湖南省湘西土家族苗族自治州花垣县疾病预防控制中心	区县级
1958	433125003	湖南省湘西土家族苗族自治州保靖县疾病预防控制中心	区县级
1959	433126001	湖南省湘西土家族苗族自治州古丈县疾病预防控制中心	区县级
1960	433127000	湖南省湘西土家族苗族自治州永顺县疾病预防控制中心	区县级
1961	433130003	湖南省湘西土家族苗族自治州龙山县疾病预防控制中心	区县级
1962	440113090	广东省疾病预防控制中心	省级
1963	440111057	广东省广州市疾病预防控制中心	地市级
1964	440103000	广东省广州市荔湾区疾病预防控制中心	区县级
1965	440104023	广东省广州市越秀区疾病预防控制中心	区县级
1966	440105018	广东省广州市海珠区疾病预防控制中心	区县级
1967	440106024	广东省广州市天河区疾病预防控制中心	区县级
1968	440111019	广东省广州市白云区疾病预防控制中心	区县级
1969	440112001	广东省广州市黄埔区疾病预防控制中心	区县级
1970	440113004	广东省广州市番禺区疾病预防控制中心	区县级

续表

序号	机构编码	机构名称	机构级别
1971	440114006	广东省广州市花都区疾病预防控制中心	区县级
1972	440115006	广东省广州市南沙区疾病预防控制中心	区县级
1973	440117004	广东省广州市从化区疾病预防控制中心	区县级
1974	440118001	广东省广州市增城区疾病预防控制中心	区县级
1975	440203011	广东省韶关市疾病预防控制中心	地市级
1976	440205005	广东省韶关市曲江区疾病预防控制中心	区县级
1977	440222003	广东省韶关市始兴县疾病预防控制中心	区县级
1978	440224000	广东省韶关市仁化县疾病预防控制中心	区县级
1979	440229002	广东省韶关市翁源县疾病预防控制中心	区县级
1980	440232000	广东省韶关市乳源瑶族自治县疾病预防控制中心	区县级
1981	440233017	广东省韶关市新丰县疾病预防控制中心	区县级
1982	440281006	广东省韶关市乐昌市疾病预防控制中心	区县级
1983	440282005	广东省韶关市南雄市疾病预防控制中心	区县级
1984	440305011	广东省深圳市疾病预防控制中心	地市级
1985	440303021	广东省深圳市罗湖区疾病预防控制中心	区县级
1986	440304001	广东省深圳市福田区疾病预防控制中心	区县级
1987	440305008	广东省深圳市南山区疾病预防控制中心	区县级
1988	440306014	广东省深圳市宝安区疾病预防控制中心	区县级
1989	440307019	广东省深圳市龙岗区疾病预防控制中心	区县级
1990	440308005	广东省深圳市盐田区疾病预防控制中心	区县级
1991	440309001	广东省深圳市龙华区疾病预防控制中心	区县级
1992	440310000	广东省深圳市坪山区疾病预防控制中心	区县级
1993	440311001	广东省深圳市光明区疾病预防控制中心	区县级
1994	440312004	广东省深圳市大鹏新区疾病预防控制中心	区县级
1995	440402025	广东省珠海市疾病预防控制中心	地市级
1996	440402010	广东省珠海市香洲区疾病预防控制中心	区县级
1997	440403004	广东省珠海市斗门区疾病预防控制中心	区县级
1998	440404001	广东省珠海市金湾区疾病预防控制中心	区县级
1999	440507019	广东省汕头市疾病预防控制中心	地市级
2000	440507000	广东省汕头市龙湖区疾病预防控制中心	区县级

续表

序号	机构编码	机构名称	机构级别
2001	440511019	广东省汕头市金平区疾病预防控制中心	区县级
2002	440512009	广东省汕头市濠江区疾病预防控制中心	区县级
2003	440513043	广东省汕头市潮阳区疾病预防控制中心	区县级
2004	440514012	广东省汕头市潮南区疾病预防控制中心	区县级
2005	440515025	广东省汕头市澄海区疾病预防控制中心	区县级
2006	440523000	广东省汕头市南澳县疾病预防控制中心	区县级
2007	440604023	广东省佛山市疾病预防控制中心	地市级
2008	440604019	广东省佛山市禅城区疾病预防控制中心	区县级
2009	440605000	广东省佛山市南海区疾病预防控制中心	区县级
2010	440606000	广东省佛山市顺德区疾病预防控制中心	区县级
2011	440607017	广东省佛山市三水区疾病预防控制中心	区县级
2012	440608004	广东省佛山市高明区疾病预防控制中心	区县级
2013	440703013	广东省江门市疾病预防控制中心	地市级
2014	440703032	广东省江门市蓬江区疾病预防控制中心	区县级
2015	440704006	广东省江门市江海区疾病预防控制中心	区县级
2016	440705001	广东省江门市新会区疾病预防控制中心	区县级
2017	440781001	广东省江门市台山市疾病预防控制中心	区县级
2018	440783008	广东省江门市开平市疾病预防控制中心	区县级
2019	440784005	广东省江门市鹤山市疾病预防控制中心	区县级
2020	440785022	广东省江门市恩平市疾病预防控制中心	区县级
2021	440802000	广东省湛江市疾病预防控制中心	地市级
2022	440823003	广东省湛江市遂溪县疾病预防控制中心	区县级
2023	440825003	广东省湛江市徐闻县疾病预防控制中心	区县级
2024	440881002	广东省湛江市廉江市疾病预防控制中心	区县级
2025	440882035	广东省湛江市雷州市疾病预防控制中心	区县级
2026	440883000	广东省湛江市吴川市疾病预防控制中心	区县级
2027	440902013	广东省茂名市疾病预防控制中心	地市级
2028	440902003	广东省茂名市茂南区疾病预防控制中心	区县级
2029	440904001	广东省茂名市电白区疾病预防控制中心	区县级
2030	440981006	广东省茂名市高州市疾病预防控制中心	区县级

续表

序号	机构编码	机构名称	机构级别
2031	440982003	广东省茂名市化州市疾病预防控制中心	区县级
2032	440983004	广东省茂名市信宜市疾病预防控制中心	区县级
2033	441202005	广东省肇庆市疾病预防控制中心	地市级
2034	441204003	广东省肇庆市高要区疾病预防控制中心	区县级
2035	441223001	广东省肇庆市广宁县疾病预防控制中心	区县级
2036	441224005	广东省肇庆市怀集县疾病预防控制中心	区县级
2037	441225002	广东省肇庆市封开县疾病预防控制中心	区县级
2038	441226000	广东省肇庆市德庆县疾病预防控制中心	区县级
2039	441284006	广东省肇庆市四会市疾病预防控制中心	区县级
2040	441302000	广东省惠州市疾病预防控制中心	地市级
2041	441303000	广东省惠州市惠阳区疾病预防控制中心	区县级
2042	441322002	广东省惠州市博罗县疾病预防控制中心	区县级
2043	441323001	广东省惠州市惠东县疾病预防控制中心	区县级
2044	441324003	广东省惠州市龙门县疾病预防控制中心	区县级
2045	441325017	广东省惠州市大亚湾区经济技术开发区疾病预防控制中心	区县级
2046	441392001	广东省惠州市仲恺高新区疾病预防控制中心	区县级
2047	441402021	广东省梅州市疾病预防控制中心	地市级
2048	441402051	广东省梅州市梅江区疾病预防控制中心	区县级
2049	441403001	广东省梅州市梅县区疾病预防控制中心	区县级
2050	441422003	广东省梅州市大埔县疾病预防控制中心	区县级
2051	441423004	广东省梅州市丰顺县疾病预防控制中心	区县级
2052	441424041	广东省梅州市五华县疾病预防控制中心	区县级
2053	441426005	广东省梅州市平远县疾病预防控制中心	区县级
2054	441427021	广东省梅州市蕉岭县疾病预防控制中心	区县级
2055	441481003	广东省梅州市兴宁市疾病预防控制中心	区县级
2056	441502002	广东省汕尾市疾病预防控制中心	地市级
2057	441502025	广东省汕尾市城区疾病预防控制中心	区县级
2058	441521000	广东省汕尾市海丰县疾病预防控制中心	区县级
2059	441523002	广东省汕尾市陆河县疾病预防控制中心	区县级
2060	441581006	广东省汕尾市陆丰市疾病预防控制中心	区县级

续表

序号	机构编码	机构名称	机构级别
2061	441602011	广东省河源市疾病预防控制中心	地市级
2062	441621003	广东省河源市紫金县疾病预防控制中心	区县级
2063	441622004	广东省河源市龙川县疾病预防控制中心	区县级
2064	441623000	广东省河源市连平县疾病预防控制中心	区县级
2065	441624005	广东省河源市和平县疾病预防控制中心	区县级
2066	441625000	广东省河源市东源县疾病预防控制中心	区县级
2067	441702003	广东省阳江市疾病预防控制中心	地市级
2068	441702039	广东省阳江市江城区疾病预防控制中心	区县级
2069	441704002	广东省阳江市阳东区疾病预防控制中心	区县级
2070	441721000	广东省阳江市阳西县疾病预防控制中心	区县级
2071	441781005	广东省阳江市阳春市疾病预防控制中心	区县级
2072	441802006	广东省清远市疾病预防控制中心	地市级
2073	441802029	广东省清远市清城区疾病预防控制中心	区县级
2074	441803001	广东省清远市清新区疾病预防控制中心	区县级
2075	441821003	广东省清远市佛冈县疾病预防控制中心	区县级
2076	441823002	广东省清远市阳山县疾病预防控制中心	区县级
2077	441825003	广东省清远市连山壮族瑶族自治县疾病预防控制中心	区县级
2078	441826004	广东省清远市连南瑶族自治县疾病预防控制中心	区县级
2079	441881003	广东省清远市英德市疾病预防控制中心	区县级
2080	441882007	广东省清远市连州市疾病预防控制中心	区县级
2081	441901002	广东省东莞市疾病预防控制中心	地市级
2082	442001027	广东省中山市疾病预防控制中心	地市级
2083	445102021	广东省潮州市疾病预防控制中心	地市级
2084	445103002	广东省潮州市潮安区疾病预防控制中心	区县级
2085	445122000	广东省潮州市饶平县疾病预防控制中心	区县级
2086	445202000	广东省揭阳市疾病预防控制中心	地市级
2087	445203003	广东省揭阳市揭东区疾病预防控制中心	区县级
2088	445222002	广东省揭阳市揭西县疾病预防控制中心	区县级
2089	445224000	广东省揭阳市惠来县疾病预防控制中心	区县级
2090	445281005	广东省揭阳市普宁市疾病预防控制中心	区县级

续表

序号	机构编码	机构名称	机构级别
2091	445302001	广东省云浮市疾病预防控制中心	地市级
2092	445303003	广东省云浮市云安区疾病预防控制中心	区县级
2093	445321005	广东省云浮市新兴县疾病预防控制中心	区县级
2094	445322005	广东省云浮市郁南县疾病预防控制中心	区县级
2095	445381000	广东省云浮市罗定市疾病预防控制中心	区县级
2096	450103037	广西壮族自治区疾病预防控制中心	省级
2097	450102000	广西壮族自治区南宁市疾病预防控制中心	地市级
2098	450102008	广西壮族自治区南宁市兴宁区疾病预防控制中心	区县级
2099	450103011	广西壮族自治区南宁市青秀区疾病预防控制中心	区县级
2100	450105010	广西壮族自治区南宁市江南区疾病预防控制中心	区县级
2101	450107006	广西壮族自治区南宁市西乡塘区疾病预防控制中心	区县级
2102	450108009	广西壮族自治区南宁市良庆区疾病预防控制中心	区县级
2103	450109027	广西壮族自治区南宁市邕宁区疾病预防控制中心	区县级
2104	450110005	广西壮族自治区南宁市武鸣区疾病预防控制中心	区县级
2105	450123039	广西壮族自治区南宁市隆安县疾病预防控制中心	区县级
2106	450124026	广西壮族自治区南宁市马山县疾病预防控制中心	区县级
2107	450125003	广西壮族自治区南宁市上林县疾病预防控制中心	区县级
2108	450126376	广西壮族自治区南宁市宾阳县疾病预防控制中心	区县级
2109	450181025	广西壮族自治区南宁市横州市疾病预防控制中心	区县级
2110	450191002	广西壮族自治区南宁市经济技术开发区疾病预防控制中心	区县级
2111	450192001	广西壮族自治区南宁市高新技术产业开发区疾病预防控制中心	区县级
2112	450193001	广西壮族自治区南宁市广西东盟经济技术开发区(南宁华侨投资区)疾病预防控制中心	区县级
2113	450204000	广西壮族自治区柳州市疾病预防控制中心	地市级
2114	450202055	广西壮族自治区柳州市城中区疾病预防控制中心	区县级
2115	450203105	广西壮族自治区柳州市鱼峰区疾病预防控制中心	区县级
2116	450204103	广西壮族自治区柳州市柳南区疾病预防控制中心	区县级
2117	450205079	广西壮族自治区柳州市柳北区疾病预防控制中心	区县级
2118	450206021	广西壮族自治区柳州市柳江区疾病预防控制中心	区县级
2119	450207002	广西壮族自治区柳州市柳东新区疾病预防控制中心	区县级
2120	450222021	广西壮族自治区柳州市柳城县疾病预防控制中心	区县级

续表

序号	机构编码	机构名称	机构级别
2121	450223034	广西壮族自治区柳州市鹿寨县疾病预防控制中心	区县级
2122	450224042	广西壮族自治区柳州市融安县疾病预防控制中心	区县级
2123	450225029	广西壮族自治区柳州市融水苗族自治县疾病预防控制中心	区县级
2124	450226343	广西壮族自治区柳州市三江侗族自治县疾病预防控制中心	区县级
2125	450298001	广西壮族自治区柳州市北部生态新区疾病预防控制中心	区县级
2126	450302000	广西壮族自治区桂林市疾病预防控制中心	地市级
2127	450312016	广西壮族自治区桂林市临桂区疾病预防控制中心	区县级
2128	450321013	广西壮族自治区桂林市阳朔县疾病预防控制中心	区县级
2129	450323019	广西壮族自治区桂林市灵川县疾病预防控制中心	区县级
2130	450324028	广西壮族自治区桂林市全州县疾病预防控制中心	区县级
2131	450325035	广西壮族自治区桂林市兴安县疾病预防控制中心	区县级
2132	450326034	广西壮族自治区桂林市永福县疾病预防控制中心	区县级
2133	450327330	广西壮族自治区桂林市灌阳县疾病预防控制中心	区县级
2134	450328342	广西壮族自治区桂林市龙胜各族自治县疾病预防控制中心	区县级
2135	450329000	广西壮族自治区桂林市资源县疾病预防控制中心	区县级
2136	450330020	广西壮族自治区桂林市平乐县疾病预防控制中心	区县级
2137	450332024	广西壮族自治区桂林市恭城瑶族自治县疾病预防控制中心	区县级
2138	450381016	广西壮族自治区桂林市荔浦市疾病预防控制中心	区县级
2139	450405000	广西壮族自治区梧州市疾病预防控制中心	地市级
2140	450406007	广西壮族自治区梧州市龙圩区疾病预防控制中心	区县级
2141	450421049	广西壮族自治区梧州市苍梧县疾病预防控制中心	区县级
2142	450422032	广西壮族自治区梧州市藤县疾病预防控制中心	区县级
2143	450423014	广西壮族自治区梧州市蒙山县疾病预防控制中心	区县级
2144	450481047	广西壮族自治区梧州市岑溪市疾病预防控制中心	区县级
2145	450502009	广西壮族自治区北海市疾病预防控制中心	地市级
2146	450502020	广西壮族自治区北海市海城区疾病预防控制中心	区县级
2147	450521049	广西壮族自治区北海市合浦县疾病预防控制中心	区县级
2148	450602016	广西壮族自治区防城港市港口区疾病预防控制中心	区县级
2149	450603041	广西壮族自治区防城港市疾病预防控制中心	地市级
2150	450603042	广西壮族自治区防城港市防城区疾病预防控制中心	区县级

续表

序号	机构编码	机构名称	机构级别
2151	450621025	广西壮族自治区防城港市上思县疾病预防控制中心	区县级
2152	450681015	广西壮族自治区防城港市东兴市疾病预防控制中心	区县级
2153	450702041	广西壮族自治区钦州市钦南区疾病预防控制中心	区县级
2154	450703004	广西壮族自治区钦州市疾病预防控制中心	地市级
2155	450703015	广西壮族自治区钦州市钦北区疾病预防控制中心	区县级
2156	450721034	广西壮族自治区钦州市灵山县疾病预防控制中心	区县级
2157	450722076	广西壮族自治区钦州市浦北县疾病预防控制中心	区县级
2158	450802035	广西壮族自治区贵港市疾病预防控制中心	地市级
2159	450802040	广西壮族自治区贵港市港北区疾病预防控制中心	区县级
2160	450803027	广西壮族自治区贵港市港南区疾病预防控制中心	区县级
2161	450804028	广西壮族自治区贵港市覃塘区疾病预防控制中心	区县级
2162	450821066	广西壮族自治区贵港市平南县疾病预防控制中心	区县级
2163	450881048	广西壮族自治区贵港市桂平市疾病预防控制中心	区县级
2164	450902049	广西壮族自治区玉林市疾病预防控制中心	地市级
2165	450902056	广西壮族自治区玉林市玉州区疾病预防控制中心	区县级
2166	450903016	广西壮族自治区玉林市福绵区疾病预防控制中心	区县级
2167	450921048	广西壮族自治区玉林市容县疾病预防控制中心	区县级
2168	450922025	广西壮族自治区玉林市陆川县疾病预防控制中心	区县级
2169	450923042	广西壮族自治区玉林市博白县疾病预防控制中心	区县级
2170	450924036	广西壮族自治区玉林市兴业县疾病预防控制中心	区县级
2171	450981083	广西壮族自治区玉林市北流市疾病预防控制中心	区县级
2172	451002035	广西壮族自治区百色市疾病预防控制中心	地市级
2173	451002050	广西壮族自治区百色市右江区疾病预防控制中心	区县级
2174	451003002	广西壮族自治区百色市田阳区疾病预防控制中心	区县级
2175	451022026	广西壮族自治区百色市田东县疾病预防控制中心	区县级
2176	451024031	广西壮族自治区百色市德保县疾病预防控制中心	区县级
2177	451026019	广西壮族自治区百色市那坡县疾病预防控制中心	区县级
2178	451027019	广西壮族自治区百色市凌云县疾病预防控制中心	区县级
2179	451028014	广西壮族自治区百色市乐业县疾病预防控制中心	区县级
2180	451029027	广西壮族自治区百色市田林县疾病预防控制中心	区县级

续表

序号	机构编码	机构名称	机构级别
2181	451030018	广西壮族自治区百色市西林县疾病预防控制中心	区县级
2182	451031029	广西壮族自治区百色市隆林各族自治县疾病预防控制中心	区县级
2183	451081007	广西壮族自治区百色市靖西市疾病预防控制中心	区县级
2184	451082021	广西壮族自治区百色市平果市疾病预防控制中心	区县级
2185	451102039	广西壮族自治区贺州市疾病预防控制中心	地市级
2186	451102082	广西壮族自治区贺州市八步区疾病预防控制中心	区县级
2187	451103014	广西壮族自治区贺州市平桂区疾病预防控制中心	区县级
2188	451121053	广西壮族自治区贺州市昭平县疾病预防控制中心	区县级
2189	451122025	广西壮族自治区贺州市钟山县疾病预防控制中心	区县级
2190	451123018	广西壮族自治区贺州市富川瑶族自治县疾病预防控制中心	区县级
2191	451202071	广西壮族自治区河池市疾病预防控制中心	地市级
2192	451202068	广西壮族自治区河池市金城江区疾病预防控制中心	区县级
2193	451203005	广西壮族自治区河池市宜州区河池市宜州区疾病预防控制中心	区县级
2194	451221020	广西壮族自治区河池市南丹县疾病预防控制中心	区县级
2195	451222029	广西壮族自治区河池市天峨县疾病预防控制中心	区县级
2196	451223028	广西壮族自治区河池市凤山县疾病预防控制中心	区县级
2197	451224023	广西壮族自治区河池市东兰县疾病预防控制中心	区县级
2198	451225024	广西壮族自治区河池市罗城仫佬族自治县疾病预防控制中心	区县级
2199	451226025	广西壮族自治区河池市环江毛南族自治县疾病预防控制中心	区县级
2200	451227042	广西壮族自治区河池市巴马瑶族自治县疾病预防控制中心	区县级
2201	451228056	广西壮族自治区河池市都安瑶族自治县疾病预防控制中心	区县级
2202	451229027	广西壮族自治区河池市大化瑶族自治县疾病预防控制中心	区县级
2203	451302080	广西壮族自治区来宾市疾病预防控制中心	地市级
2204	451302084	广西壮族自治区来宾市兴宾区疾病预防控制中心	区县级
2205	451321022	广西壮族自治区来宾市忻城县疾病预防控制中心	区县级
2206	451322021	广西壮族自治区来宾市象州县疾病预防控制中心	区县级
2207	451323040	广西壮族自治区来宾市武宣县疾病预防控制中心	区县级
2208	451324023	广西壮族自治区来宾市金秀瑶族自治县疾病预防控制中心	区县级
2209	451381040	广西壮族自治区来宾市合山市疾病预防控制中心	区县级
2210	451402041	广西壮族自治区崇左市疾病预防控制中心	地市级

续表

序号	机构编码	机构名称	机构级别
2211	451402046	广西壮族自治区崇左市江州区疾病预防控制中心	区县级
2212	451421040	广西壮族自治区崇左市扶绥县疾病预防控制中心	区县级
2213	451422039	广西壮族自治区崇左市宁明县疾病预防控制中心	区县级
2214	451423044	广西壮族自治区崇左市龙州县疾病预防控制中心	区县级
2215	451424033	广西壮族自治区崇左市大新县疾病预防控制中心	区县级
2216	451425025	广西壮族自治区崇左市天等县疾病预防控制中心	区县级
2217	451481019	广西壮族自治区崇左市凭祥市疾病预防控制中心	区县级
2218	460108081	海南省疾病预防控制中心	省级
2219	460107077	海南省海口市疾病预防控制中心	地市级
2220	460105025	海南省海口市秀英区疾病预防控制中心	区县级
2221	460106067	海南省海口市龙华区疾病预防控制中心	区县级
2222	460107042	海南省海口市琼山区疾病预防控制中心	区县级
2223	460108071	海南省海口市美兰区疾病预防控制中心	区县级
2224	460204005	海南省三亚市疾病预防控制中心	地市级
2225	460202004	海南省三亚市海棠区疾病预防控制中心	区县级
2226	460203011	海南省三亚市吉阳区疾病预防控制中心	区县级
2227	460204021	海南省三亚市天涯区疾病预防控制中心	区县级
2228	460205005	海南省三亚市崖州区疾病预防控制中心	区县级
2229	460331000	海南省三沙市疾病预防控制中心	地市级
2230	460401001	海南省儋州市疾病预防控制中心	地市级
2231	469001005	海南省五指山市疾病预防控制中心	区县级
2232	469002002	海南省琼海市疾病预防控制中心	区县级
2233	469005003	海南省文昌市疾病预防控制中心	区县级
2234	469006006	海南省万宁市疾病预防控制中心	区县级
2235	469007002	海南省东方市疾病预防控制中心	区县级
2236	469021005	海南省定安县疾病预防控制中心	区县级
2237	469022005	海南省屯昌县疾病预防控制中心	区县级
2238	469023003	海南省澄迈县疾病预防控制中心	区县级
2239	469024005	海南省临高县疾病预防控制中心	区县级
2240	469025013	海南省白沙黎族自治县疾病预防控制中心	区县级

续表

序号	机构编码	机构名称	机构级别
2241	469026008	海南省昌江黎族自治县疾病预防控制中心	区县级
2242	469027003	海南省乐东黎族自治县疾病预防控制中心	区县级
2243	469028003	海南省陵水黎族自治县疾病预防控制中心	区县级
2244	469029001	海南省保亭黎族苗族自治县疾病预防控制中心	区县级
2245	469030004	海南省琼中黎族苗族自治县疾病预防控制中心	区县级
2246	500103014	重庆市疾病预防控制中心	省级
2247	500101132	重庆市万州区疾病预防控制中心	区县级
2248	500102021	重庆市涪陵区疾病预防控制中心	区县级
2249	500103003	重庆市渝中区疾病预防控制中心	区县级
2250	500104015	重庆市大渡口区疾病预防控制中心	区县级
2251	500105019	重庆市江北区疾病预防控制中心	区县级
2252	500106011	重庆市沙坪坝区疾病预防控制中心	区县级
2253	500107006	重庆市九龙坡区疾病预防控制中心	区县级
2254	500108010	重庆市南岸区疾病预防控制中心	区县级
2255	500109007	重庆市北碚区疾病预防控制中心	区县级
2256	500110004	重庆市綦江区疾病预防控制中心	区县级
2257	500111012	重庆市大足区疾病预防控制中心	区县级
2258	500112010	重庆市渝北区疾病预防控制中心	区县级
2259	500113005	重庆市巴南区疾病预防控制中心	区县级
2260	500114003	重庆市黔江区疾病预防控制中心	区县级
2261	500115018	重庆市长寿区疾病预防控制中心	区县级
2262	500116020	重庆市江津区疾病预防控制中心	区县级
2263	500117008	重庆市合川区疾病预防控制中心	区县级
2264	500118008	重庆市永川区疾病预防控制中心	区县级
2265	500119003	重庆市南川区疾病预防控制中心	区县级
2266	500120007	重庆市璧山区疾病预防控制中心	区县级
2267	500128011	重庆市万盛经济开发区疾病预防控制中心	区县级
2268	500151010	重庆市铜梁区疾病预防控制中心	区县级
2269	500152025	重庆市潼南区疾病预防控制中心	区县级
2270	500153024	重庆市荣昌区疾病预防控制中心	区县级

续表

序号	机构编码	机构名称	机构级别
2271	500154042	重庆市开州区疾病预防控制中心	区县级
2272	500155038	重庆市梁平区疾病预防控制中心	区县级
2273	500156006	重庆市武隆区疾病预防控制中心	区县级
2274	500198001	重庆市渝北区疾病预防控制中心（两江新区）	区县级
2275	500229004	重庆市城口县疾病预防控制中心	区县级
2276	500230038	重庆市丰都县疾病预防控制中心	区县级
2277	500231029	重庆市垫江县疾病预防控制中心	区县级
2278	500233007	重庆市忠县疾病预防控制中心	区县级
2279	500235091	重庆市云阳县疾病预防控制中心	区县级
2280	500236017	重庆市奉节县疾病预防控制中心	区县级
2281	500237011	重庆市巫山县疾病预防控制中心	区县级
2282	500238007	重庆市巫溪县疾病预防控制中心	区县级
2283	500240008	重庆市石柱土家族自治县疾病预防控制中心	区县级
2284	500241038	重庆市秀山土家族苗族自治县疾病预防控制中心	区县级
2285	500242004	重庆市酉阳土家族苗族自治县疾病预防控制中心	区县级
2286	500243024	重庆市彭水苗族土家族自治县疾病预防控制中心	区县级
2287	510107065	四川省疾病预防控制中心	省级
2288	510107064	四川省成都市疾病预防控制中心	地市级
2289	510104019	四川省成都市锦江区疾病预防控制中心	区县级
2290	510105034	四川省成都市青羊区疾病预防控制中心	区县级
2291	510106001	四川省成都市金牛区疾病预防控制中心	区县级
2292	510107054	四川省成都市武侯区疾病预防控制中心	区县级
2293	510108014	四川省成都市成华区疾病预防控制中心	区县级
2294	510109007	四川省成都市高新区疾病预防控制中心	区县级
2295	510110016	四川省成都市天府新区疾病预防控制中心	区县级
2296	510111001	四川省成都市东部新区疾病预防控制中心	区县级
2297	510112004	四川省成都市龙泉驿区疾病预防控制中心	区县级
2298	510113000	四川省成都市青白江区疾病预防控制中心	区县级
2299	510114008	四川省成都市新都区疾病预防控制中心	区县级
2300	510115022	四川省成都市温江区疾病预防控制中心	区县级

续表

序号	机构编码	机构名称	机构级别
2301	510116020	四川省成都市双流区疾病预防控制中心	区县级
2302	510117003	四川省成都市郫都区疾病预防控制中心	区县级
2303	510121000	四川省成都市金堂县疾病预防控制中心	区县级
2304	510129005	四川省成都市大邑县疾病预防控制中心	区县级
2305	510131023	四川省成都市蒲江县疾病预防控制中心	区县级
2306	510132001	四川省成都市新津区疾病预防控制中心	区县级
2307	510181040	四川省成都市都江堰市疾病预防控制中心	区县级
2308	510182001	四川省成都市彭州市疾病预防控制中心	区县级
2309	510183005	四川省成都市邛崃市疾病预防控制中心	区县级
2310	510184001	四川省成都市崇州市疾病预防控制中心	区县级
2311	510185001	四川省成都市简阳市疾病预防控制中心	区县级
2312	510302002	四川省自贡市疾病预防控制中心	地市级
2313	510302006	四川省自贡市自流井区疾病预防控制中心	区县级
2314	510303005	四川省自贡市贡井区疾病预防控制中心	区县级
2315	510304006	四川省自贡市大安区疾病预防控制中心	区县级
2316	510311000	四川省自贡市沿滩区疾病预防控制中心	区县级
2317	510321005	四川省自贡市荣县疾病预防控制中心	区县级
2318	510322000	四川省自贡市富顺县疾病预防控制中心	区县级
2319	510402020	四川省攀枝花市疾病预防控制中心	地市级
2320	510402012	四川省攀枝花市东区疾病预防控制中心	区县级
2321	510403002	四川省攀枝花市西区疾病预防控制中心	区县级
2322	510411003	四川省攀枝花市仁和区疾病预防控制中心	区县级
2323	510421000	四川省攀枝花市米易县疾病预防控制中心	区县级
2324	510422000	四川省攀枝花市盐边县疾病预防控制中心	区县级
2325	510504027	四川省泸州市疾病预防控制中心	地市级
2326	510502033	四川省泸州市江阳区疾病预防控制中心	区县级
2327	510503027	四川省泸州市纳溪区疾病预防控制中心	区县级
2328	510504001	四川省泸州市龙马潭区疾病预防控制中心	区县级
2329	510521000	四川省泸州市泸县疾病预防控制中心	区县级
2330	510522002	四川省泸州市合江县疾病预防控制中心	区县级

续表

序号	机构编码	机构名称	机构级别
2331	510524001	四川省泸州市叙永县疾病预防控制中心	区县级
2332	510525000	四川省泸州市古蔺县疾病预防控制中心	区县级
2333	510603004	四川省德阳市疾病预防控制中心	地市级
2334	510603001	四川省德阳市旌阳区疾病预防控制中心	区县级
2335	510604001	四川省德阳市罗江区疾病预防控制中心	区县级
2336	510623004	四川省德阳市中江县疾病预防控制中心	区县级
2337	510681010	四川省德阳市广汉市疾病预防控制中心	区县级
2338	510682008	四川省德阳市什邡市疾病预防控制中心	区县级
2339	510683006	四川省德阳市绵竹市疾病预防控制中心	区县级
2340	510703000	四川省绵阳市疾病预防控制中心	地市级
2341	510703001	四川省绵阳市涪城区疾病预防控制中心	区县级
2342	510704001	四川省绵阳市游仙区疾病预防控制中心	区县级
2343	510705001	四川省绵阳市安州区疾病预防控制中心	区县级
2344	510706004	四川省绵阳市高新区疾病预防控制中心	区县级
2345	510708003	四川省绵阳市科学城疾病预防控制中心	区县级
2346	510722000	四川省绵阳市三台县疾病预防控制中心	区县级
2347	510723000	四川省绵阳市盐亭县疾病预防控制中心	区县级
2348	510725000	四川省绵阳市梓潼县疾病预防控制中心	区县级
2349	510726000	四川省绵阳市北川羌族自治县疾病预防控制中心	区县级
2350	510727000	四川省绵阳市平武县疾病预防控制中心	区县级
2351	510781001	四川省绵阳市江油市疾病预防控制中心	区县级
2352	510802009	四川省广元市疾病预防控制中心	地市级
2353	510802008	四川省广元市利州区疾病预防控制中心	区县级
2354	510811003	四川省广元市昭化区疾病预防控制中心	区县级
2355	510812001	四川省广元市朝天区疾病预防控制中心	区县级
2356	510821002	四川省广元市旺苍县疾病预防控制中心	区县级
2357	510822000	四川省广元市青川县疾病预防控制中心	区县级
2358	510823003	四川省广元市剑阁县疾病预防控制中心	区县级
2359	510824005	四川省广元市苍溪县疾病预防控制中心	区县级
2360	510903008	四川省遂宁市疾病预防控制中心	地市级

续表

序号	机构编码	机构名称	机构级别
2361	510903001	四川省遂宁市船山区疾病预防控制中心	区县级
2362	510904022	四川省遂宁市安居区疾病预防控制中心	区县级
2363	510921003	四川省遂宁市蓬溪县疾病预防控制中心	区县级
2364	510922000	四川省遂宁市射洪市疾病预防控制中心	区县级
2365	510923007	四川省遂宁市大英县疾病预防控制中心	区县级
2366	511011042	四川省内江市疾病预防控制中心	地市级
2367	511002000	四川省内江市市中区疾病预防控制中心	区县级
2368	511011005	四川省内江市东兴区疾病预防控制中心	区县级
2369	511024032	四川省内江市威远县疾病预防控制中心	区县级
2370	511025038	四川省内江市资中县疾病预防控制中心	区县级
2371	511083004	四川省内江市隆昌市疾病预防控制中心	区县级
2372	511102002	四川省乐山市疾病预防控制中心	地市级
2373	511102011	四川省乐山市市中区疾病预防控制中心	区县级
2374	511111002	四川省乐山市沙湾区疾病预防控制中心	区县级
2375	511112001	四川省乐山市五通桥区疾病预防控制中心	区县级
2376	511113003	四川省乐山市金口河区疾病预防控制中心	区县级
2377	511123038	四川省乐山市犍为县疾病预防控制中心	区县级
2378	511124001	四川省乐山市井研县疾病预防控制中心	区县级
2379	511126004	四川省乐山市夹江县疾病预防控制中心	区县级
2380	511129001	四川省乐山市沐川县疾病预防控制中心	区县级
2381	511132001	四川省乐山市峨边彝族自治县疾病预防控制中心	区县级
2382	511133033	四川省乐山市马边彝族自治县疾病预防控制中心	区县级
2383	511181001	四川省乐山市峨眉山市疾病预防控制中心	区县级
2384	511302015	四川省南充市疾病预防控制中心	地市级
2385	511302010	四川省南充市顺庆区疾病预防控制中心	区县级
2386	511303041	四川省南充市高坪区疾病预防控制中心	区县级
2387	511304001	四川省南充市嘉陵区疾病预防控制中心	区县级
2388	511321004	四川省南充市南部县疾病预防控制中心	区县级
2389	511322004	四川省南充市营山县疾病预防控制中心	区县级
2390	511323001	四川省南充市蓬安县疾病预防控制中心	区县级

续表

序号	机构编码	机构名称	机构级别
2391	511324003	四川省南充市仪陇县疾病预防控制中心	区县级
2392	511325001	四川省南充市西充县疾病预防控制中心	区县级
2393	511381001	四川省南充市阆中市疾病预防控制中心	区县级
2394	511402057	四川省眉山市东坡区疾病预防控制中心	区县级
2395	511402058	四川省眉山市疾病预防控制中心	地市级
2396	511403008	四川省眉山市彭山区疾病预防控制中心	区县级
2397	511404002	四川省眉山市天府新区疾病预防控制中心	区县级
2398	511421018	四川省眉山市仁寿县疾病预防控制中心	区县级
2399	511423001	四川省眉山市洪雅县疾病预防控制中心	区县级
2400	511424001	四川省眉山市丹棱县疾病预防控制中心	区县级
2401	511425022	四川省眉山市青神县疾病预防控制中心	区县级
2402	511504034	四川省宜宾市疾病预防控制中心	地市级
2403	511502099	四川省宜宾市翠屏区疾病预防控制中心	区县级
2404	511503001	四川省宜宾市南溪区疾病预防控制中心	区县级
2405	511504025	四川省宜宾市叙州区疾病预防控制中心	区县级
2406	511523001	四川省宜宾市江安县疾病预防控制中心	区县级
2407	511524022	四川省宜宾市长宁县疾病预防控制中心	区县级
2408	511525033	四川省宜宾市高县疾病预防控制中心	区县级
2409	511526007	四川省宜宾市珙县疾病预防控制中心	区县级
2410	511527001	四川省宜宾市筠连县疾病预防控制中心	区县级
2411	511528004	四川省宜宾市兴文县疾病预防控制中心	区县级
2412	511529025	四川省宜宾市屏山县疾病预防控制中心	区县级
2413	511602078	四川省广安市疾病预防控制中心	地市级
2414	511602076	四川省广安市广安区疾病预防控制中心	区县级
2415	511603014	四川省广安市前锋区疾病预防控制中心	区县级
2416	511621001	四川省广安市岳池县疾病预防控制中心	区县级
2417	511622049	四川省广安市武胜县疾病预防控制中心	区县级
2418	511623052	四川省广安市邻水县疾病预防控制中心	区县级
2419	511681002	四川省广安市华蓥市疾病预防控制中心	区县级
2420	511702025	四川省达州市疾病预防控制中心	地市级

续表

序号	机构编码	机构名称	机构级别
2421	511702028	四川省达州市通川区疾病预防控制中心	区县级
2422	511703001	四川省达州市达川区疾病预防控制中心	区县级
2423	511722064	四川省达州市宣汉县疾病预防控制中心	区县级
2424	511723020	四川省达州市开江县疾病预防控制中心	区县级
2425	511724078	四川省达州市大竹县疾病预防控制中心	区县级
2426	511725065	四川省达州市渠县疾病预防控制中心	区县级
2427	511781071	四川省达州市万源市疾病预防控制中心	区县级
2428	511802043	四川省雅安市疾病预防控制中心	地市级
2429	511802004	四川省雅安市雨城区疾病预防控制中心	区县级
2430	511803014	四川省雅安市名山区疾病预防控制中心	区县级
2431	511822003	四川省雅安市荥经县疾病预防控制中心	区县级
2432	511823044	四川省雅安市汉源县疾病预防控制中心	区县级
2433	511824007	四川省雅安市石棉县疾病预防控制中心	区县级
2434	511825029	四川省雅安市天全县疾病预防控制中心	区县级
2435	511826017	四川省雅安市芦山县疾病预防控制中心	区县级
2436	511827014	四川省雅安市宝兴县疾病预防控制中心	区县级
2437	511902090	四川省巴中市疾病预防控制中心	地市级
2438	511902089	四川省巴中市巴州区疾病预防控制中心	区县级
2439	511903030	四川省巴中市恩阳区疾病预防控制中心	区县级
2440	511921079	四川省巴中市通江县疾病预防控制中心	区县级
2441	511922001	四川省巴中市南江县疾病预防控制中心	区县级
2442	511923061	四川省巴中市平昌县疾病预防控制中心	区县级
2443	512002037	四川省资阳市疾病预防控制中心	地市级
2444	512002001	四川省资阳市雁江区疾病预防控制中心	区县级
2445	512021001	四川省资阳市安岳县疾病预防控制中心	区县级
2446	512022001	四川省资阳市乐至县疾病预防控制中心	区县级
2447	513201003	四川省阿坝藏族羌族自治州疾病预防控制中心	地市级
2448	513201006	四川省阿坝藏族羌族自治州马尔康市疾病预防控制中心	区县级
2449	513221002	四川省阿坝藏族羌族自治州汶川县疾病预防控制中心	区县级
2450	513222002	四川省阿坝藏族羌族自治州理县疾病预防控制中心	区县级

续表

序号	机构编码	机构名称	机构级别
2451	513223004	四川省阿坝藏族羌族自治州茂县疾病预防控制中心	区县级
2452	513224002	四川省阿坝藏族羌族自治州松潘县疾病预防控制中心	区县级
2453	513225001	四川省阿坝藏族羌族自治州九寨沟县疾病预防控制中心	区县级
2454	513226002	四川省阿坝藏族羌族自治州金川县疾病预防控制中心	区县级
2455	513227003	四川省阿坝藏族羌族自治州小金县疾病预防控制中心	区县级
2456	513228002	四川省阿坝藏族羌族自治州黑水县疾病预防控制中心	区县级
2457	513230002	四川省阿坝藏族羌族自治州壤塘县疾病预防控制中心	区县级
2458	513231002	四川省阿坝藏族羌族自治州阿坝县疾病预防控制中心	区县级
2459	513232004	四川省阿坝藏族羌族自治州若尔盖县疾病预防控制中心	区县级
2460	513233000	四川省阿坝藏族羌族自治州红原县疾病预防控制中心	区县级
2461	513301027	四川省甘孜藏族自治州疾病预防控制中心	地市级
2462	513301009	四川省甘孜藏族自治州康定市疾病预防控制中心	区县级
2463	513322000	四川省甘孜藏族自治州泸定县疾病预防控制中心	区县级
2464	513323000	四川省甘孜藏族自治州丹巴县疾病预防控制中心	区县级
2465	513324000	四川省甘孜藏族自治州九龙县疾病预防控制中心	区县级
2466	513325000	四川省甘孜藏族自治州雅江县疾病预防控制中心	区县级
2467	513326003	四川省甘孜藏族自治州道孚县疾病预防控制中心	区县级
2468	513327001	四川省甘孜藏族自治州炉霍县疾病预防控制中心	区县级
2469	513328000	四川省甘孜藏族自治州甘孜县疾病预防控制中心	区县级
2470	513329004	四川省甘孜藏族自治州新龙县疾病预防控制中心	区县级
2471	513330003	四川省甘孜藏族自治州德格县疾病预防控制中心	区县级
2472	513331001	四川省甘孜藏族自治州白玉县疾病预防控制中心	区县级
2473	513332003	四川省甘孜藏族自治州石渠县疾病预防控制中心	区县级
2474	513333000	四川省甘孜藏族自治州色达县疾病预防控制中心	区县级
2475	513334003	四川省甘孜藏族自治州理塘县疾病预防控制中心	区县级
2476	513335002	四川省甘孜藏族自治州巴塘县疾病预防控制中心	区县级
2477	513336003	四川省甘孜藏族自治州乡城县疾病预防控制中心	区县级
2478	513337001	四川省甘孜藏族自治州稻城县疾病预防控制中心	区县级
2479	513338003	四川省甘孜藏族自治州得荣县疾病预防控制中心	区县级
2480	513401001	四川省凉山彝族自治州疾病预防控制中心	地市级

续表

序号	机构编码	机构名称	机构级别
2481	513401010	四川省凉山彝族自治州西昌市疾病预防控制中心	区县级
2482	513422007	四川省凉山彝族自治州木里藏族自治县疾病预防控制中心	区县级
2483	513423000	四川省凉山彝族自治州盐源县疾病预防控制中心	区县级
2484	513424000	四川省凉山彝族自治州德昌县疾病预防控制中心	区县级
2485	513425003	四川省凉山彝族自治州会理市疾病预防控制中心	区县级
2486	513426002	四川省凉山彝族自治州会东县疾病预防控制中心	区县级
2487	513427000	四川省凉山彝族自治州宁南县疾病预防控制中心	区县级
2488	513428005	四川省凉山彝族自治州普格县疾病预防控制中心	区县级
2489	513429002	四川省凉山彝族自治州布拖县疾病预防控制中心	区县级
2490	513430009	四川省凉山彝族自治州金阳县疾病预防控制中心	区县级
2491	513431001	四川省凉山彝族自治州昭觉县疾病预防控制中心	区县级
2492	513432002	四川省凉山彝族自治州喜德县疾病预防控制中心	区县级
2493	513433005	四川省凉山彝族自治州冕宁县疾病预防控制中心	区县级
2494	513434001	四川省凉山彝族自治州越西县疾病预防控制中心	区县级
2495	513435002	四川省凉山彝族自治州甘洛县疾病预防控制中心	区县级
2496	513436002	四川省凉山彝族自治州美姑县疾病预防控制中心	区县级
2497	513437015	四川省凉山彝族自治州雷波县疾病预防控制中心	区县级
2498	520103004	贵州省疾病预防控制中心	省级
2499	520103008	贵州省贵阳市疾病预防控制中心	地市级
2500	520102000	贵州省贵阳市南明区疾病预防控制中心	区县级
2501	520103015	贵州省贵阳市云岩区疾病预防控制中心	区县级
2502	520111004	贵州省贵阳市花溪区疾病预防控制中心	区县级
2503	520112001	贵州省贵阳市乌当区疾病预防控制中心	区县级
2504	520113002	贵州省贵阳市白云区疾病预防控制中心	区县级
2505	520115011	贵州省贵阳市观山湖区疾病预防控制中心	区县级
2506	520121021	贵州省贵阳市开阳县疾病预防控制中心	区县级
2507	520122003	贵州省贵阳市息烽县疾病预防控制中心	区县级
2508	520123013	贵州省贵阳市修文县疾病预防控制中心	区县级
2509	520181023	贵州省贵阳市清镇市疾病预防控制中心	区县级
2510	520201019	贵州省六盘水市疾病预防控制中心	地市级

续表

序号	机构编码	机构名称	机构级别
2511	520201020	贵州省六盘水市钟山区疾病预防控制中心	区县级
2512	520203001	贵州省六盘水市六枝特区疾病预防控制中心	区县级
2513	520221037	贵州省六盘水市水城区疾病预防控制中心	区县级
2514	520281030	贵州省六盘水市盘州市疾病预防控制中心	区县级
2515	520390007	贵州省遵义市疾病预防控制中心	地市级
2516	520302028	贵州省遵义市红花岗区疾病预防控制中心	区县级
2517	520303049	贵州省遵义市汇川区疾病预防控制中心	区县级
2518	520304025	贵州省遵义市播州区疾病预防控制中心	区县级
2519	520322004	贵州省遵义市桐梓县疾病预防控制中心	区县级
2520	520323018	贵州省遵义市绥阳县疾病预防控制中心	区县级
2521	520324024	贵州省遵义市正安县疾病控制中心	区县级
2522	520325020	贵州省遵义市道真仡佬族苗族自治县疾病预防控制中心	区县级
2523	520326003	贵州省遵义市务川仡佬族苗族自治县疾病预防控制中心	区县级
2524	520327001	贵州省遵义市凤冈县疾病预防控制中心	区县级
2525	520328020	贵州省遵义市湄潭县疾病预防控制中心	区县级
2526	520329013	贵州省遵义市余庆县疾病预防控制中心	区县级
2527	520330027	贵州省遵义市习水县疾病预防控制中心	区县级
2528	520381004	贵州省遵义市赤水市疾病预防控制中心	区县级
2529	520382025	贵州省遵义市仁怀市疾病预防控制中心	区县级
2530	520390004	贵州省遵义市新蒲新区疾病预防控制中心	区县级
2531	520402032	贵州省安顺市疾病预防控制中心	地市级
2532	520402028	贵州省安顺市西秀区疾病预防控制中心	区县级
2533	520403014	贵州省安顺市平坝区疾病预防控制中心	区县级
2534	520422016	贵州省安顺市普定县疾病预防控制中心	区县级
2535	520423019	贵州省安顺市镇宁布依族苗族自治县疾病预防控制中心	区县级
2536	520424004	贵州省安顺市关岭布依族苗族自治县疾病预防控制中心	区县级
2537	520425014	贵州省安顺市紫云苗族布依族自治县疾病预防控制中心	区县级
2538	520502047	贵州省毕节市疾病预防控制中心	地市级
2539	520502048	贵州省毕节市七星关区疾病预防控制中心	区县级
2540	520521002	贵州省毕节市大方县疾病预防控制中心	区县级

续表

序号	机构编码	机构名称	机构级别
2541	520522004	贵州省毕节市黔西市疾病预防控制中心	区县级
2542	520523001	贵州省毕节市金沙县疾病预防控制中心	区县级
2543	520524001	贵州省毕节市织金县疾病预防控制中心	区县级
2544	520525001	贵州省毕节市纳雍县疾病预防控制中心	区县级
2545	520526005	贵州省毕节市威宁彝族回族苗族自治县疾病预防控制中心	区县级
2546	520527032	贵州省毕节市赫章县疾病预防控制中心	区县级
2547	520528005	贵州省毕节市百里杜鹃管理区疾病预防控制中心	区县级
2548	520602009	贵州省铜仁市疾病预防控制中心	地市级
2549	520602008	贵州省铜仁市碧江区疾病预防控制中心	区县级
2550	520603004	贵州省铜仁市万山区疾病预防控制中心	区县级
2551	520621003	贵州省铜仁市江口县疾病预防控制中心	区县级
2552	520622002	贵州省铜仁市玉屏侗族自治县疾病预防控制中心	区县级
2553	520623002	贵州省铜仁市石阡县疾病预防控制中心	区县级
2554	520624001	贵州省铜仁市思南县疾病预防控制中心	区县级
2555	520625004	贵州省铜仁市印江土家族苗族自治县疾病预防控制中心	区县级
2556	520626001	贵州省铜仁市德江县疾病预防控制中心	区县级
2557	520627003	贵州省铜仁市沿河土家族自治县疾病控制中心	区县级
2558	520628003	贵州省铜仁市松桃苗族自治县疾病预防控制中心	区县级
2559	522301044	贵州省黔西南布依族苗族自治州疾病预防控制中心	地市级
2560	522301022	贵州省黔西南布依族苗族自治州兴义市疾病预防控制中心	区县级
2561	522302004	贵州省黔西南布依族苗族自治州兴仁市疾病预防控制中心	区县级
2562	522323003	贵州省黔西南布依族苗族自治州普安县疾病预防控制中心	区县级
2563	522324003	贵州省黔西南布依族苗族自治州晴隆县疾病预防控制中心	区县级
2564	522325003	贵州省黔西南布依族苗族自治州贞丰县疾病预防控制中心	区县级
2565	522326028	贵州省黔西南布依族苗族自治州望谟县疾病预防控制中心	区县级
2566	522327001	贵州省黔西南布依族苗族自治州册亨县疾病预防控制中心	区县级
2567	522328022	贵州省黔西南布依族苗族自治州安龙县疾病预防控制中心	区县级
2568	522601003	贵州省黔东南苗族侗族自治州疾病预防控制中心	地市级
2569	522601007	贵州省黔东南苗族侗族自治州凯里市疾病预防控制中心	区县级
2570	522622001	贵州省黔东南苗族侗族自治州黄平县疾病预防控制中心	区县级

续表

序号	机构编码	机构名称	机构级别
2571	522623002	贵州省黔东南苗族侗族自治州施秉县疾病预防控制中心	区县级
2572	522624012	贵州省黔东南苗族侗族自治州三穗县疾病预防控制中心	区县级
2573	522625003	贵州省黔东南苗族侗族自治州镇远县疾病预防控制中心	区县级
2574	522626001	贵州省黔东南苗族侗族自治州岑巩县疾病预防控制中心	区县级
2575	522627002	贵州省黔东南苗族侗族自治州天柱县疾病预防控制中心	区县级
2576	522628001	贵州省黔东南苗族侗族自治州锦屏县疾病预防控制中心	区县级
2577	522629004	贵州省黔东南苗族侗族自治州剑河县疾病预防控制中心	区县级
2578	522630016	贵州省黔东南苗族侗族自治州台江县疾病预防控制中心	区县级
2579	522631004	贵州省黔东南苗族侗族自治州黎平县疾病预防控制中心	区县级
2580	522632001	贵州省黔东南苗族侗族自治州榕江县疾病预防控制中心	区县级
2581	522633003	贵州省黔东南苗族侗族自治州从江县疾病预防控制中心	区县级
2582	522634001	贵州省黔东南苗族侗族自治州雷山县疾病预防控制中心	区县级
2583	522635001	贵州省黔东南苗族侗族自治州麻江县疾病预防控制中心	区县级
2584	522636002	贵州省黔东南苗族侗族自治州丹寨县疾病预防控制中心	区县级
2585	522701033	贵州省黔南布依族苗族自治州疾病预防控制中心	地市级
2586	522701008	贵州省黔南布依族苗族自治州都匀市疾病预防控制中心	区县级
2587	522702020	贵州省黔南布依族苗族自治州福泉市疾病预防控制中心	区县级
2588	522722004	贵州省黔南布依族苗族自治州荔波县疾病预防控制中心	区县级
2589	522723023	贵州省黔南布依族苗族自治州贵定县疾病预防控制中心	区县级
2590	522725001	贵州省黔南布依族苗族自治州瓮安县疾病预防控制中心	区县级
2591	522726003	贵州省黔南布依族苗族自治州独山县疾病预防控制中心	区县级
2592	522727001	贵州省黔南布依族苗族自治州平塘县疾病预防控制中心	区县级
2593	522728033	贵州省黔南布依族苗族自治州罗甸县疾病预防控制中心	区县级
2594	522729002	贵州省黔南布依族苗族自治州长顺县疾病预防控制中心	区县级
2595	522730001	贵州省黔南布依族苗族自治州龙里县疾病预防控制中心	区县级
2596	522731003	贵州省黔南布依族苗族自治州惠水县疾病预防控制中心	区县级
2597	522732001	贵州省黔南布依族苗族自治州三都水族自治县疾病预防控制中心	区县级
2598	522801008	贵州省贵安新区疾病预防控制中心	地市级
2599	530112029	云南省疾病预防控制中心	省级
2600	530112028	云南省昆明市疾病预防控制中心	地市级

续表

序号	机构编码	机构名称	机构级别
2601	530102010	云南省昆明市五华区疾病预防控制中心	区县级
2602	530103010	云南省昆明市盘龙区疾病预防控制中心	区县级
2603	530111000	云南省昆明市官渡区疾病预防控制中心	区县级
2604	530112002	云南省昆明市西山区疾病预防控制中心	区县级
2605	530113004	云南省昆明市东川区疾病预防控制中心	区县级
2606	530114004	云南省昆明市呈贡区疾病预防控制中心	区县级
2607	530115004	云南省昆明市晋宁区疾病预防控制中心	区县级
2608	530124003	云南省昆明市富民县疾病预防控制中心	区县级
2609	530125003	云南省昆明市宜良县疾病预防控制中心	区县级
2610	530126002	云南省昆明市石林彝族自治县疾病预防控制中心	区县级
2611	530127001	云南省昆明市嵩明县疾病预防控制中心	区县级
2612	530128004	云南省昆明市禄劝彝族苗族自治县疾病预防控制中心	区县级
2613	530129002	云南省昆明市寻甸回族彝族自治县疾病预防控制中心	区县级
2614	530181001	云南省昆明市安宁市疾病预防控制中心	区县级
2615	530302025	云南省曲靖市疾病预防控制中心	地市级
2616	530302026	云南省曲靖市麒麟区疾病预防控制中心	区县级
2617	530303013	云南省曲靖市沾益区疾病预防控制中心	区县级
2618	530304009	云南省曲靖市马龙区疾病预防控制中心	区县级
2619	530322016	云南省曲靖市陆良县疾病预防控制中心	区县级
2620	530323013	云南省曲靖市师宗县疾病预防控制中心	区县级
2621	530324003	云南省曲靖市罗平县疾病预防控制中心	区县级
2622	530325017	云南省曲靖市富源县疾病预防控制中心	区县级
2623	530326029	云南省曲靖市会泽县疾病预防控制中心	区县级
2624	530381039	云南省曲靖市宣威市疾病预防控制中心	区县级
2625	530402005	云南省玉溪市疾病预防控制中心	地市级
2626	530402006	云南省玉溪市红塔区疾病预防控制中心	区县级
2627	530403001	云南省玉溪市江川区疾病预防控制中心	区县级
2628	530423004	云南省玉溪市通海县疾病预防控制中心	区县级
2629	530424001	云南省玉溪市华宁县疾病预防控制中心	区县级
2630	530425012	云南省玉溪市易门县疾病预防控制中心	区县级

续表

序号	机构编码	机构名称	机构级别
2631	530426001	云南省玉溪市峨山彝族自治县疾病预防控制中心	区县级
2632	530427004	云南省玉溪市新平彝族傣族自治县疾病预防控制中心	区县级
2633	530428004	云南省玉溪市元江哈尼族彝族傣族自治县疾病预防控制中心	区县级
2634	530481004	云南省玉溪市澄江市疾病预防控制中心	区县级
2635	530502052	云南省保山市疾病预防控制中心	地市级
2636	530502051	云南省保山市隆阳区疾病预防控制中心	区县级
2637	530521020	云南省保山市施甸县疾病预防控制中心	区县级
2638	530523010	云南省保山市龙陵县疾病预防控制中心	区县级
2639	530524000	云南省保山市昌宁县疾病预防控制中心	区县级
2640	530581005	云南省保山市腾冲市疾病预防控制中心	区县级
2641	530602008	云南省昭通市疾病预防控制中心	地市级
2642	530602029	云南省昭通市昭阳区疾病预防控制中心	区县级
2643	530621004	云南省昭通市鲁甸县疾病预防控制中心	区县级
2644	530622004	云南省昭通市巧家县疾病预防控制中心	区县级
2645	530623004	云南省昭通市盐津县疾病预防控制中心	区县级
2646	530624004	云南省昭通市大关县疾病预防控制中心	区县级
2647	530625004	云南省昭通市永善县疾病预防控制中心	区县级
2648	530626004	云南省昭通市绥江县疾病预防控制中心	区县级
2649	530627004	云南省昭通市镇雄县疾病预防控制中心	区县级
2650	530628004	云南省昭通市彝良县疾病预防控制中心	区县级
2651	530629004	云南省昭通市威信县疾病预防控制中心	区县级
2652	530681009	云南省昭通市水富市疾病预防控制中心	区县级
2653	530702002	云南省丽江市疾病预防控制中心	地市级
2654	530702004	云南省丽江市古城区疾病预防控制中心	区县级
2655	530721001	云南省丽江市玉龙纳西族自治县疾病预防控制中心	区县级
2656	530722001	云南省丽江市永胜县疾病预防控制中心	区县级
2657	530723014	云南省丽江市华坪县疾病预防控制中心	区县级
2658	530724003	云南省丽江市宁蒗彝族自治县疾病预防控制中心	区县级
2659	530802005	云南省普洱市疾病预防控制中心	地市级
2660	530802006	云南省普洱市思茅区疾病预防控制中心	区县级

续表

序号	机构编码	机构名称	机构级别
2661	530821005	云南省普洱市宁洱哈尼族彝族自治县疾病预防控制中心	区县级
2662	530822004	云南省普洱市墨江哈尼族自治县疾病预防控制中心	区县级
2663	530823001	云南省普洱市景东彝族自治县疾病预防控制中心	区县级
2664	530824001	云南省普洱市景谷傣族彝族自治县疾病预防控制中心	区县级
2665	530825004	云南省普洱市镇沅彝族哈尼族拉祜族自治县疾病预防控制中心	区县级
2666	530826002	云南省普洱市江城哈尼族彝族自治县疾病预防控制中心	区县级
2667	530827004	云南省普洱市孟连傣族拉祜族佤族自治县疾病预防控制中心	区县级
2668	530828001	云南省普洱市澜沧拉祜族自治县疾病预防控制中心	区县级
2669	530829004	云南省普洱市西盟佤族自治县疾病预防控制中心	区县级
2670	530902004	云南省临沧市疾病预防控制中心	地市级
2671	530902009	云南省临沧市临翔区疾病预防控制中心	区县级
2672	530921004	云南省临沧市凤庆县疾病预防控制中心	区县级
2673	530922003	云南省临沧市云县疾病预防控制中心	区县级
2674	530923003	云南省临沧市永德县疾病预防控制中心	区县级
2675	530924003	云南省临沧市镇康县疾病预防控制中心	区县级
2676	530925003	云南省临沧市双江拉祜族佤族布朗族傣族自治县疾病预防控制中心	区县级
2677	530926002	云南省临沧市耿马傣族佤族自治县疾病预防控制中心	区县级
2678	530927004	云南省临沧市沧源佤族自治县疾病预防控制中心	区县级
2679	532301001	云南省楚雄彝族自治州疾病预防控制中心	地市级
2680	532301007	云南省楚雄彝族自治州楚雄市疾病预防控制中心	区县级
2681	532302003	云南省楚雄彝族自治州禄丰市疾病预防控制中心	区县级
2682	532322003	云南省楚雄彝族自治州双柏县疾病预防控制中心	区县级
2683	532323005	云南省楚雄彝族自治州牟定县疾病预防控制中心	区县级
2684	532324004	云南省楚雄彝族自治州南华县疾病预防控制中心	区县级
2685	532325004	云南省楚雄彝族自治州姚安县疾病预防控制中心	区县级
2686	532326003	云南省楚雄彝族自治州大姚县疾病预防控制中心	区县级
2687	532327003	云南省楚雄彝族自治州永仁县疾病预防控制中心	区县级
2688	532328001	云南省楚雄彝族自治州元谋县疾病预防控制中心	区县级
2689	532329003	云南省楚雄彝族自治州武定县疾病预防控制中心	区县级
2690	532503022	云南省红河哈尼族彝族自治州疾病预防控制中心	地市级

续表

序号	机构编码	机构名称	机构级别
2691	532501000	云南省红河哈尼族彝族自治州个旧市疾病预防控制中心	区县级
2692	532502000	云南省红河哈尼族彝族自治州开远市疾病预防控制中心	区县级
2693	532503001	云南省红河哈尼族彝族自治州蒙自市疾病预防控制中心	区县级
2694	532504005	云南省红河哈尼族彝族自治州弥勒市疾病预防控制中心	区县级
2695	532523001	云南省红河哈尼族彝族自治州屏边苗族自治县疾病预防控制中心	区县级
2696	532524002	云南省红河哈尼族彝族自治州建水县疾病预防控制中心	区县级
2697	532525002	云南省红河哈尼族彝族自治州石屏县疾病预防控制中心	区县级
2698	532527004	云南省红河哈尼族彝族自治州泸西县疾病预防控制中心	区县级
2699	532528019	云南省红河哈尼族彝族自治州元阳县疾病预防控制中心	区县级
2700	532529004	云南省红河哈尼族彝族自治州红河县疾病预防控制中心	区县级
2701	532530033	云南省红河哈尼族彝族自治州金平苗族瑶族傣族自治县疾病预防控制中心	区县级
2702	532531002	云南省红河哈尼族彝族自治州绿春县疾病预防控制中心	区县级
2703	532532000	云南省红河哈尼族彝族自治州河口瑶族自治县疾病预防控制中心	区县级
2704	532601001	云南省文山壮族苗族自治州文山市疾病预防控制中心	区县级
2705	532601004	云南省文山壮族苗族自治州疾病预防控制中心	地市级
2706	532622000	云南省文山壮族苗族自治州砚山县疾病预防控制中心	区县级
2707	532623000	云南省文山壮族苗族自治州西畴县疾病预防控制中心	区县级
2708	532624000	云南省文山壮族苗族自治州麻栗坡县疾病预防控制中心	区县级
2709	532625000	云南省文山壮族苗族自治州马关县疾病预防控制中心	区县级
2710	532626000	云南省文山壮族苗族自治州丘北县疾病预防控制中心	区县级
2711	532627000	云南省文山壮族苗族自治州广南县疾病预防控制中心	区县级
2712	532628000	云南省文山壮族苗族自治州富宁县疾病预防控制中心	区县级
2713	532801006	云南省西双版纳傣族自治州疾病预防控制中心	地市级
2714	532801007	云南省西双版纳傣族自治州景洪市疾病预防控制中心	区县级
2715	532822002	云南省西双版纳傣族自治州勐海县疾病预防控制中心	区县级
2716	532823002	云南省西双版纳傣族自治州勐腊县疾病预防控制中心	区县级
2717	532901000	云南省大理白族自治州疾病预防控制中心	地市级
2718	532901012	云南省大理白族自治州大理市疾病预防控制中心	区县级
2719	532922021	云南省大理白族自治州漾濞彝族自治县疾病预防控制中心	区县级
2720	532923005	云南省大理白族自治州祥云县疾病预防控制中心	区县级

续表

序号	机构编码	机构名称	机构级别
2721	532924005	云南省大理白族自治州宾川县疾病预防控制中心	区县级
2722	532925001	云南省大理白族自治州弥渡县疾病预防控制中心	区县级
2723	532926003	云南省大理白族自治州南涧彝族自治县疾病预防控制中心	区县级
2724	532927003	云南省大理白族自治州巍山彝族回族自治县疾病预防控制中心	区县级
2725	532928014	云南省大理白族自治州永平县疾病预防控制中心	区县级
2726	532929019	云南省大理白族自治州云龙县疾病预防控制中心	区县级
2727	532930001	云南省大理白族自治州洱源县疾病预防控制中心	区县级
2728	532931000	云南省大理白族自治州剑川县疾病预防控制中心	区县级
2729	532932001	云南省大理白族自治州鹤庆县疾病预防控制中心	区县级
2730	533103029	云南省德宏傣族景颇族自治州疾病预防控制中心	地市级
2731	533102001	云南省德宏傣族景颇族自治州瑞丽市疾病预防控制中心	区县级
2732	533103001	云南省德宏傣族景颇族自治州芒市疾病预防控制中心	区县级
2733	533122011	云南省德宏傣族景颇族自治州梁河县疾病预防控制中心	区县级
2734	533123003	云南省德宏傣族景颇族自治州盈江县疾病预防控制中心	区县级
2735	533124000	云南省德宏傣族景颇族自治州陇川县疾病预防控制中心	区县级
2736	533301016	云南省怒江傈僳族自治州疾病预防控制中心	地市级
2737	533301001	云南省怒江傈僳族自治州泸水市疾病预防控制中心	区县级
2738	533323003	云南省怒江傈僳族自治州福贡县疾病预防控制中心	区县级
2739	533324003	云南省怒江傈僳族自治州贡山独龙族怒族自治县疾病预防控制中心	区县级
2740	533325001	云南省怒江傈僳族自治州兰坪白族普米族自治县疾病预防控制中心	区县级
2741	533401002	云南省迪庆藏族自治州疾病预防控制中心	地市级
2742	533401005	云南省迪庆藏族自治州香格里拉市疾病预防控制中心	区县级
2743	533422000	云南省迪庆藏族自治州德钦县疾病预防控制中心	区县级
2744	533423000	云南省迪庆藏族自治州维西傈僳族自治县疾病预防控制中心	区县级
2745	540102013	西藏自治区疾病预防控制中心	省级
2746	540102002	西藏自治区拉萨市疾病预防控制中心	地市级
2747	540102001	西藏自治区拉萨市城关区拉萨市城关区疾病预防控制中心	区县级
2748	540103001	西藏自治区拉萨市堆龙德庆区疾病预防控制中心	区县级
2749	540104001	西藏自治区拉萨市达孜区疾病预防控制中心	区县级
2750	540121002	西藏自治区拉萨市林周县疾病预防控制中心	区县级

续表

序号	机构编码	机构名称	机构级别
2751	540122002	西藏自治区拉萨市当雄县疾病预防控制中心	区县级
2752	540123002	西藏自治区拉萨市尼木县疾病预防控制中心	区县级
2753	540124002	西藏自治区拉萨市曲水县疾病预防控制中心	区县级
2754	540127002	西藏自治区拉萨市墨竹工卡县疾病预防控制中心	区县级
2755	540202007	西藏自治区日喀则市疾病预防控制中心	地市级
2756	540202006	西藏自治区日喀则市桑珠孜区疾病预防控制中心	区县级
2757	540221003	西藏自治区日喀则市南木林县疾病预防控制中心	区县级
2758	540222024	西藏自治区日喀则市江孜县疾病预防控制中心	区县级
2759	540223014	西藏自治区日喀则市定日县疾病预防控制中心	区县级
2760	540224001	西藏自治区日喀则市萨迦县疾病预防控制中心	区县级
2761	540225001	西藏自治区日喀则市拉孜县疾病预防控制中心	区县级
2762	540226002	西藏自治区日喀则市昂仁县疾病预防控制中心	区县级
2763	540227002	西藏自治区日喀则市谢通门县疾病预防控制中心	区县级
2764	540228013	西藏自治区日喀则市白朗县疾病预防控制中心	区县级
2765	540229003	西藏自治区日喀则市仁布县疾病预防控制中心	区县级
2766	540230009	西藏自治区日喀则市康马县疾病预防控制中心	区县级
2767	540231002	西藏自治区日喀则市定结县疾病预防控制中心	区县级
2768	540232001	西藏自治区日喀则市仲巴县疾病预防控制中心	区县级
2769	540233008	西藏自治区日喀则市亚东县疾病预防控制中心	区县级
2770	540234003	西藏自治区日喀则市吉隆县疾病预防控制中心	区县级
2771	540235003	西藏自治区日喀则市聂拉木县疾病预防控制中心	区县级
2772	540236002	西藏自治区日喀则市萨嘎县疾病预防控制中心	区县级
2773	540237001	西藏自治区日喀则市岗巴县疾病预防控制中心	区县级
2774	540302002	西藏自治区昌都市疾病预防控制中心	地市级
2775	540302006	西藏自治区昌都市卡若区疾病预防控制中心	区县级
2776	540321002	西藏自治区昌都市江达县疾病预防控制中心	区县级
2777	540322004	西藏自治区昌都市贡觉县疾病预防控制中心	区县级
2778	540323002	西藏自治区昌都市类乌齐县疾病预防控制中心	区县级
2779	540323015	西藏自治区昌都市类乌齐县疾病预防控制中心	区县级
2780	540324002	西藏自治区昌都市丁青县疾病预防控制中心	区县级

续表

序号	机构编码	机构名称	机构级别
2781	540325004	西藏自治区昌都市察雅县疾病预防控制中心	区县级
2782	540326003	西藏自治区昌都市八宿县疾病预防控制中心	区县级
2783	540327002	西藏自治区昌都市左贡县疾病预防控制中心	区县级
2784	540328002	西藏自治区昌都市芒康县疾病预防控制中心	区县级
2785	540329003	西藏自治区昌都市洛隆县疾病预防控制中心	区县级
2786	540330001	西藏自治区昌都市边坝县疾病预防控制中心	区县级
2787	540402005	西藏自治区林芝市疾病预防控制中心	地市级
2788	540402003	西藏自治区林芝市巴宜区疾病预防控制中心	区县级
2789	540421003	西藏自治区林芝市工布江达县疾病预防控制中心	区县级
2790	540422001	西藏自治区林芝市米林县疾病预防控制中心	区县级
2791	540423002	西藏自治区林芝市墨脱县疾病预防控制中心	区县级
2792	540424002	西藏自治区林芝市波密县疾病预防控制中心	区县级
2793	540425003	西藏自治区林芝市察隅县疾病预防控制中心	区县级
2794	540426003	西藏自治区林芝市朗县疾病预防控制中心	区县级
2795	540502002	西藏自治区山南市疾病预防控制中心	地市级
2796	540502003	西藏自治区山南市乃东区疾病预防控制中心	区县级
2797	540521002	西藏自治区山南市扎囊县疾病预防控制中心	区县级
2798	540522001	西藏自治区山南市贡嘎县疾病预防控制中心	区县级
2799	540523001	西藏自治区山南市桑日县疾病预防控制中心	区县级
2800	540524002	西藏自治区山南市琼结县疾病预防控制中心	区县级
2801	540525007	西藏自治区山南市曲松县疾病预防控制中心	区县级
2802	540526006	西藏自治区山南市措美县疾病预防控制中心	区县级
2803	540527001	西藏自治区山南市洛扎县疾病预防控制中心	区县级
2804	540528003	西藏自治区山南市加查县疾病预防控制中心	区县级
2805	540529003	西藏自治区山南市隆子县疾病预防控制中心	区县级
2806	540530003	西藏自治区山南市错那县疾病预防控制中心	区县级
2807	540531002	西藏自治区山南市浪卡子县疾病预防控制中心	区县级
2808	540602019	西藏自治区那曲市疾病预防控制中心	地市级
2809	540602003	西藏自治区那曲市色尼区疾病预防控制中心	区县级
2810	540621003	西藏自治区那曲市嘉黎县疾病预防控制中心	区县级

续表

序号	机构编码	机构名称	机构级别
2811	540622002	西藏自治区那曲市比如县疾病预防控制中心	区县级
2812	540623002	西藏自治区那曲市聂荣县疾病预防控制中心	区县级
2813	540624003	西藏自治区那曲市安多县疾病预防控制中心	区县级
2814	540625004	西藏自治区那曲市申扎县疾病预防控制中心	区县级
2815	540626004	西藏自治区那曲市索县疾病预防控制中心	区县级
2816	540627004	西藏自治区那曲市班戈县疾病预防控制中心	区县级
2817	540628002	西藏自治区那曲市巴青县疾病预防控制中心	区县级
2818	540629015	西藏自治区那曲市尼玛县疾病预防控制中心	区县级
2819	540630001	西藏自治区那曲市双湖县疾病预防控制中心	区县级
2820	542523002	西藏自治区阿里地区疾病预防控制中心	地市级
2821	542521002	西藏自治区阿里地区普兰县疾病预防控制中心	区县级
2822	542522002	西藏自治区阿里地区札达县疾病预防控制中心	区县级
2823	542523006	西藏自治区阿里地区噶尔县疾病预防控制中心	区县级
2824	542524002	西藏自治区阿里地区日土县疾病预防控制中心	区县级
2825	542525002	西藏自治区阿里地区革吉县疾病预防控制中心	区县级
2826	542526002	西藏自治区阿里地区改则县疾病预防控制中心	区县级
2827	542527002	西藏自治区阿里地区措勤县疾病预防控制中心	区县级
2828	610103028	陕西省疾病预防控制中心	省级
2829	610113023	陕西省西安市疾病预防控制中心	地市级
2830	610102021	陕西省西安市新城区疾病预防控制中心	区县级
2831	610103022	陕西省西安市碑林区疾病预防控制中心	区县级
2832	610104011	陕西省西安市莲湖区疾病预防控制中心	区县级
2833	610111010	陕西省西安市灞桥区疾病预防控制中心	区县级
2834	610112011	陕西省西安市未央区疾病预防控制中心	区县级
2835	610113047	陕西省西安市雁塔区疾病预防控制中心	区县级
2836	610114013	陕西省西安市阎良区疾病预防控制中心	区县级
2837	610115074	陕西省西安市临潼区疾病预防控制中心	区县级
2838	610116062	陕西省西安市长安区疾病预防控制中心	区县级
2839	610117002	陕西省西安市高陵区疾病预防控制中心	区县级
2840	610118019	陕西省西安市鄠邑区疾病预防控制中心	区县级

续表

序号	机构编码	机构名称	机构级别
2841	610122032	陕西省西安市蓝田县疾病预防控制中心	区县级
2842	610124003	陕西省西安市周至县疾病预防控制中心	区县级
2843	610130009	陕西省西安市西咸新区疾病预防控制中心	区县级
2844	610131072	陕西省西安市国际港务区疾病预防控制中心	区县级
2845	610132113	陕西省西安市高新区疾病预防控制中心	区县级
2846	610205007	陕西省铜川市疾病预防控制中心	地市级
2847	610202010	陕西省铜川市王益区疾病预防控制中心	区县级
2848	610203007	陕西省铜川市印台区疾病预防控制中心	区县级
2849	610204030	陕西省铜川市耀州区疾病预防控制中心	区县级
2850	610222003	陕西省铜川市宜君县疾病预防控制中心	区县级
2851	610302035	陕西省宝鸡市疾病预防控制中心	地市级
2852	610302020	陕西省宝鸡市渭滨区疾病预防控制中心	区县级
2853	610303000	陕西省宝鸡市金台区疾病预防控制中心	区县级
2854	610304044	陕西省宝鸡市陈仓区疾病预防控制中心	区县级
2855	610322014	陕西省宝鸡市凤翔县疾病预防控制中心	区县级
2856	610323015	陕西省宝鸡市岐山县疾病预防控制中心	区县级
2857	610324017	陕西省宝鸡市扶风县疾病预防控制中心	区县级
2858	610326014	陕西省宝鸡市眉县疾病预防控制中心	区县级
2859	610327021	陕西省宝鸡市陇县疾病预防控制中心	区县级
2860	610328015	陕西省宝鸡市千阳县疾病预防控制中心	区县级
2861	610329000	陕西省宝鸡市麟游县疾病预防控制中心	区县级
2862	610330016	陕西省宝鸡市凤县疾病预防控制中心	区县级
2863	610331013	陕西省宝鸡市太白县疾病预防控制中心	区县级
2864	610402010	陕西省咸阳市疾病预防控制中心	地市级
2865	610402023	陕西省咸阳市秦都区疾病预防控制中心	区县级
2866	610404009	陕西省咸阳市渭城区疾病预防控制中心	区县级
2867	610422022	陕西省咸阳市三原县疾病预防控制中心	区县级
2868	610423009	陕西省咸阳市泾阳县疾病预防控制中心	区县级
2869	610424013	陕西省咸阳市乾县疾病预防控制中心	区县级
2870	610425017	陕西省咸阳市礼泉县疾病预防控制中心	区县级

续表

序号	机构编码	机构名称	机构级别
2871	610426020	陕西省咸阳市永寿县疾病预防控制中心	区县级
2872	610428015	陕西省咸阳市长武县疾病预防控制中心	区县级
2873	610429004	陕西省咸阳市旬邑县疾病预防控制中心	区县级
2874	610430018	陕西省咸阳市淳化县疾病预防控制中心	区县级
2875	610431018	陕西省咸阳市武功县疾病预防控制中心	区县级
2876	610481033	陕西省咸阳市兴平市疾病预防控制中心	区县级
2877	610482015	陕西省咸阳市彬州市疾病预防控制中心	区县级
2878	610502073	陕西省渭南市疾病预防控制中心	地市级
2879	610502070	陕西省渭南市临渭区疾病预防控制中心	区县级
2880	610503022	陕西省渭南市华州区疾病预防控制中心	区县级
2881	610504004	陕西省渭南市经开区疾病预防控制中心	区县级
2882	610505001	陕西省渭南市高新区卫生管理与疾病控制中心	区县级
2883	610522025	陕西省渭南市潼关县疾病预防控制中心	区县级
2884	610523077	陕西省渭南市大荔县疾病预防控制中心	区县级
2885	610524024	陕西省渭南市合阳县疾病预防控制中心	区县级
2886	610525005	陕西省渭南市澄城县疾病预防控制中心	区县级
2887	610526067	陕西省渭南市蒲城县疾病预防控制中心	区县级
2888	610527032	陕西省渭南市白水县疾病预防控制中心	区县级
2889	610528075	陕西省渭南市富平县疾病预防控制中心	区县级
2890	610582029	陕西省渭南市华阴市疾病预防控制中心	区县级
2891	610602085	陕西省延安市疾病预防控制中心	地市级
2892	610602084	陕西省延安市宝塔区疾病预防控制中心	区县级
2893	610603018	陕西省延安市安塞区疾病预防控制中心	区县级
2894	610621023	陕西省延安市延长县疾病预防控制中心	区县级
2895	610622022	陕西省延安市延川县疾病预防控制中心	区县级
2896	610623030	陕西省延安市子长市疾病预防控制中心	区县级
2897	610625028	陕西省延安市志丹县疾病预防控制中心	区县级
2898	610626022	陕西省延安市吴起县疾病预防控制中心	区县级
2899	610627011	陕西省延安市甘泉县疾病预防控制中心	区县级
2900	610628023	陕西省延安市富县疾病预防控制中心	区县级

续表

序号	机构编码	机构名称	机构级别
2901	610629040	陕西省延安市洛川县疾病预防控制中心	区县级
2902	610630034	陕西省延安市宜川县疾病预防控制中心	区县级
2903	610631014	陕西省延安市黄龙县疾病预防控制中心	区县级
2904	610632041	陕西省延安市黄陵县疾病预防控制中心	区县级
2905	610702050	陕西省汉中市疾病预防控制中心	地市级
2906	610702053	陕西省汉中市汉台区疾病预防控制中心	区县级
2907	610703017	陕西省汉中市南郑区疾病预防控制中心	区县级
2908	610722067	陕西省汉中市城固县疾病预防控制中心	区县级
2909	610723025	陕西省汉中市洋县疾病预防控制中心	区县级
2910	610724025	陕西省汉中市西乡县疾病预防控制中心	区县级
2911	610725015	陕西省汉中市勉县疾病预防控制中心	区县级
2912	610726063	陕西省汉中市宁强县疾病预防控制中心	区县级
2913	610727030	陕西省汉中市略阳县疾病预防控制中心	区县级
2914	610728059	陕西省汉中市镇巴县疾病预防控制中心	区县级
2915	610729030	陕西省汉中市留坝县疾病预防控制中心	区县级
2916	610730015	陕西省汉中市佛坪县疾病预防控制中心	区县级
2917	610802092	陕西省榆林市疾病预防控制中心	地市级
2918	610802075	陕西省榆林市榆阳区疾病预防控制中心	区县级
2919	610803022	陕西省榆林市横山区疾病预防控制中心	区县级
2920	610824069	陕西省榆林市靖边县疾病预防控制中心	区县级
2921	610825079	陕西省榆林市定边县疾病预防控制中心	区县级
2922	610826038	陕西省榆林市绥德县疾病预防控制中心	区县级
2923	610827022	陕西省榆林市米脂县疾病预防控制中心	区县级
2924	610828052	陕西省榆林市佳县疾病预防控制中心	区县级
2925	610829004	陕西省榆林市吴堡县疾病预防控制中心	区县级
2926	610830026	陕西省榆林市清涧县疾病预防控制中心	区县级
2927	610831028	陕西省榆林市子洲县疾病预防控制中心	区县级
2928	610902075	陕西省安康市疾病预防控制中心	地市级
2929	610902074	陕西省安康市汉滨区疾病预防控制中心	区县级
2930	610921043	陕西省安康市汉阴县疾病预防控制中心	区县级

续表

序号	机构编码	机构名称	机构级别
2931	610922036	陕西省安康市石泉县疾病预防控制中心	区县级
2932	610923031	陕西省安康市宁陕县疾病预防控制中心	区县级
2933	610924056	陕西省安康市紫阳县疾病预防控制中心	区县级
2934	610925040	陕西省安康市岚皋县疾病预防控制中心	区县级
2935	610926016	陕西省安康市平利县疾病预防控制中心	区县级
2936	610927029	陕西省安康市镇坪县疾病预防控制中心	区县级
2937	610928038	陕西省安康市旬阳市疾病预防控制中心	区县级
2938	610929020	陕西省安康市白河县疾病预防控制中心	区县级
2939	611002083	陕西省商洛市疾病预防控制中心	地市级
2940	611002084	陕西省商洛市商州区疾病预防控制中心	区县级
2941	611021061	陕西省商洛市洛南县疾病预防控制中心	区县级
2942	611022051	陕西省商洛市丹凤县疾病预防控制中心	区县级
2943	611023041	陕西省商洛市商南县疾病预防控制中心	区县级
2944	611024074	陕西省商洛市山阳县疾病预防控制中心	区县级
2945	611025059	陕西省商洛市镇安县疾病预防控制中心	区县级
2946	611026045	陕西省商洛市柞水县疾病预防控制中心	区县级
2947	611101020	陕西省杨凌区疾病预防控制中心	区县级
2948	619021016	陕西省神木市疾病预防控制中心	区县级
2949	619022028	陕西省府谷县疾病预防控制中心	区县级
2950	619081036	陕西省韩城市疾病预防控制中心	区县级
2951	620102018	甘肃省疾病预防控制中心	省级
2952	620102002	甘肃省兰州市疾病预防控制中心	地市级
2953	620102000	甘肃省兰州市城关区疾病预防控制中心	区县级
2954	620103000	甘肃省兰州市七里河区疾病预防控制中心	区县级
2955	620104002	甘肃省兰州市西固区疾病预防控制中心	区县级
2956	620105001	甘肃省兰州市安宁区疾病预防控制中心	区县级
2957	620111003	甘肃省兰州市红古区疾病预防控制中心	区县级
2958	620121001	甘肃省兰州市永登县疾病预防控制中心	区县级
2959	620122000	甘肃省兰州市皋兰县疾病预防控制中心	区县级
2960	620123002	甘肃省兰州市榆中县疾病预防控制中心	区县级

续表

序号	机构编码	机构名称	机构级别
2961	620201009	甘肃省嘉峪关市疾病预防控制中心	地市级
2962	620302001	甘肃省金昌市疾病预防控制中心	地市级
2963	620302019	甘肃省金昌市金川区疾病预防控制中心	区县级
2964	620321004	甘肃省金昌市永昌县疾病预防控制中心	区县级
2965	620402000	甘肃省白银市疾病预防控制中心	地市级
2966	620402006	甘肃省白银市白银区疾病预防控制中心	区县级
2967	620403001	甘肃省白银市平川区疾病预防控制中心	区县级
2968	620421004	甘肃省白银市靖远县疾病预防控制中心	区县级
2969	620422002	甘肃省白银市会宁县疾病预防控制中心	区县级
2970	620423000	甘肃省白银市景泰县疾病预防控制中心	区县级
2971	620502009	甘肃省天水市疾病预防控制中心	地市级
2972	620502006	甘肃省天水市秦州区疾病预防控制中心	区县级
2973	620503001	甘肃省天水市麦积区疾病预防控制中心	区县级
2974	620521000	甘肃省天水市清水县疾病预防控制中心	区县级
2975	620522004	甘肃省天水市秦安县疾病预防控制中心	区县级
2976	620523003	甘肃省天水市甘谷县疾病预防控制中心	区县级
2977	620524000	甘肃省天水市武山县疾病预防控制中心	区县级
2978	620525009	甘肃省天水市张家川回族自治县疾病预防控制中心	区县级
2979	620602001	甘肃省武威市疾病预防控制中心	地市级
2980	620602006	甘肃省武威市凉州区疾病预防控制中心	区县级
2981	620621004	甘肃省武威市民勤县疾病预防控制中心	区县级
2982	620622001	甘肃省武威市古浪县疾病预防控制中心	区县级
2983	620623001	甘肃省武威市天祝藏族自治县疾病预防控制中心	区县级
2984	620702035	甘肃省张掖市疾病预防控制中心	地市级
2985	620702004	甘肃省张掖市甘州区疾病预防控制中心	区县级
2986	620721001	甘肃省张掖市肃南裕固族自治县疾病预防控制中心	区县级
2987	620722005	甘肃省张掖市民乐县疾病预防控制中心	区县级
2988	620723001	甘肃省张掖市临泽县疾病预防控制中心	区县级
2989	620724002	甘肃省张掖市高台县疾病预防控制中心	区县级
2990	620725005	甘肃省张掖市山丹县疾病预防控制中心	区县级

续表

序号	机构编码	机构名称	机构级别
2991	620802000	甘肃省平凉市疾病预防控制中心	地市级
2992	620802009	甘肃省平凉市崆峒区疾病预防控制中心	区县级
2993	620821002	甘肃省平凉市泾川县疾病预防控制中心	区县级
2994	620822002	甘肃省平凉市灵台县疾病预防控制中心	区县级
2995	620823001	甘肃省平凉市崇信县疾病预防控制中心	区县级
2996	620825004	甘肃省平凉市庄浪县疾病预防控制中心	区县级
2997	620826004	甘肃省平凉市静宁县疾病预防控制中心	区县级
2998	620881001	甘肃省平凉市华亭市疾病预防控制中心	区县级
2999	620902003	甘肃省酒泉市疾病预防控制中心	地市级
3000	620902008	甘肃省酒泉市肃州区疾病预防控制中心	区县级
3001	620921002	甘肃省酒泉市金塔县疾病预防控制中心	区县级
3002	620922003	甘肃省酒泉市瓜州县疾病预防控制中心	区县级
3003	620923002	甘肃省酒泉市肃北蒙古族自治县疾病预防控制中心	区县级
3004	620924003	甘肃省酒泉市阿克塞哈萨克族自治县疾病预防控制中心	区县级
3005	620981004	甘肃省酒泉市玉门市疾病预防控制中心	区县级
3006	620982005	甘肃省酒泉市敦煌市疾病预防控制中心	区县级
3007	621002002	甘肃省庆阳市疾病预防控制中心	地市级
3008	621002001	甘肃省庆阳市西峰区疾病预防控制中心	区县级
3009	621021009	甘肃省庆阳市庆城县疾病预防控制中心	区县级
3010	621022001	甘肃省庆阳市环县疾病预防控制中心	区县级
3011	621023004	甘肃省庆阳市华池县疾病预防控制中心	区县级
3012	621024001	甘肃省庆阳市合水县疾病预防控制中心	区县级
3013	621025002	甘肃省庆阳市正宁县疾病预防控制中心	区县级
3014	621026001	甘肃省庆阳市宁县疾病预防控制中心	区县级
3015	621027002	甘肃省庆阳市镇原县疾病预防控制中心	区县级
3016	621102004	甘肃省定西市疾病预防控制中心	地市级
3017	621102006	甘肃省定西市安定区疾病预防控制中心	区县级
3018	621121003	甘肃省定西市通渭县疾病预防控制中心	区县级
3019	621122006	甘肃省定西市陇西县疾病预防控制中心	区县级
3020	621123002	甘肃省定西市渭源县疾病预防控制中心	区县级

续表

序号	机构编码	机构名称	机构级别
3021	621124005	甘肃省定西市临洮县疾病预防控制中心	区县级
3022	621125002	甘肃省定西市漳县疾病预防控制中心	区县级
3023	621126003	甘肃省定西市岷县疾病预防控制中心	区县级
3024	621202005	甘肃省陇南市疾病预防控制中心	地市级
3025	621202001	甘肃省陇南市武都区疾病预防控制中心	区县级
3026	621221003	甘肃省陇南市成县疾病预防控制中心	区县级
3027	621222005	甘肃省陇南市文县疾病预防控制中心	区县级
3028	621223002	甘肃省陇南市宕昌县疾病预防控制中心	区县级
3029	621224002	甘肃省陇南市康县疾病预防控制中心	区县级
3030	621225004	甘肃省陇南市西和县疾病预防控制中心	区县级
3031	621226003	甘肃省陇南市礼县疾病预防控制中心	区县级
3032	621227002	甘肃省陇南市徽县疾病预防控制中心	区县级
3033	621228005	甘肃省陇南市两当县疾病预防控制中心	区县级
3034	622901014	甘肃省临夏回族自治州疾病预防控制中心	地市级
3035	622901003	甘肃省临夏回族自治州临夏市疾病预防控制中心	区县级
3036	622921002	甘肃省临夏回族自治州临夏县疾病预防控制中心	区县级
3037	622922021	甘肃省临夏回族自治州康乐县疾病预防控制中心	区县级
3038	622923002	甘肃省临夏回族自治州永靖县疾病预防控制中心	区县级
3039	622924002	甘肃省临夏回族自治州广河县疾病预防控制中心	区县级
3040	622925000	甘肃省临夏回族自治州和政县疾病预防控制中心	区县级
3041	622926002	甘肃省临夏回族自治州东乡族自治县疾病预防控制中心	区县级
3042	622927001	甘肃省临夏回族自治州积石山保安族东乡族撒拉族自治县疾病预防控制中心	区县级
3043	623001001	甘肃省甘南藏族自治州疾病预防控制中心	地市级
3044	623001000	甘肃省甘南藏族自治州合作市疾病预防控制中心	区县级
3045	623021000	甘肃省甘南藏族自治州临潭县疾病预防控制中心	区县级
3046	623022000	甘肃省甘南藏族自治州卓尼县疾病预防控制中心	区县级
3047	623023004	甘肃省甘南藏族自治州舟曲县疾病预防控制中心	区县级
3048	623024000	甘肃省甘南藏族自治州迭部县疾病预防控制中心	区县级
3049	623025002	甘肃省甘南藏族自治州玛曲县疾病预防控制中心	区县级
3050	623026002	甘肃省甘南藏族自治州碌曲县疾病预防控制中心	区县级

续表

序号	机构编码	机构名称	机构级别
3051	623027004	甘肃省甘南藏族自治州夏河县疾病预防控制中心	区县级
3052	623101004	甘肃省甘肃矿区疾病预防控制中心	地市级
3053	630102049	青海省疾病预防控制中心	省级
3054	630102004	青海省西宁市疾病预防控制中心	地市级
3055	630102006	青海省西宁市城东区疾病预防控制中心	区县级
3056	630103009	青海省西宁市城中区疾病预防控制中心	区县级
3057	630104003	青海省西宁市城西区疾病预防控制中心	区县级
3058	630105007	青海省西宁市城北区疾病预防控制中心	区县级
3059	630106004	青海省西宁市湟中区疾病预防控制中心	区县级
3060	630121003	青海省西宁市大通回族土族自治县疾病预防控制中心	区县级
3061	630123016	青海省西宁市湟源县疾病预防控制中心	区县级
3062	630203014	青海省海东市疾病预防控制中心	地市级
3063	630202002	青海省海东市乐都区疾病预防控制中心	区县级
3064	630203003	青海省海东市平安区疾病预防控制中心	区县级
3065	630222003	青海省海东市民和回族土族自治县疾病预防控制中心	区县级
3066	630223024	青海省海东市互助土族自治县疾病预防控制中心	区县级
3067	630224006	青海省海东市化隆回族自治县疾病控制中心	区县级
3068	630225001	青海省海东市循化撒拉族自治县疾病预防控制中心	区县级
3069	632223018	青海省海北藏族自治州疾病预防控制中心	地市级
3070	632224001	青海省海北藏族自治州刚察县疾病预防控制中心	区县级
3071	632221023	青海省海北藏族自治州门源回族自治县疾病预防控制中心	区县级
3072	632222003	青海省海北藏族自治州祁连县疾病预防控制保健中心	区县级
3073	632223017	青海省海北藏族自治州海晏县疾病预防控制中心	区县级
3074	632321000	青海省黄南藏族自治州疾病预防控制中心	地市级
3075	632321004	青海省黄南藏族自治州同仁市疾病预防控制中心	区县级
3076	632322001	青海省黄南藏族自治州尖扎县疾病预防控制中心	区县级
3077	632323003	青海省黄南藏族自治州泽库县疾病预防控制中心	区县级
3078	632324000	青海省黄南藏族自治州河南蒙古族自治县疾病预防控制中心	区县级
3079	632521004	青海省海南藏族自治州疾病预防控制中心	地市级
3080	632521011	青海省海南藏族自治州共和县疾病预防控制中心	区县级

续表

序号	机构编码	机构名称	机构级别
3081	632522011	青海省海南藏族自治州同德县疾病预防控制中心	区县级
3082	632523011	青海省海南藏族自治州贵德县疾病预防控制中心	区县级
3083	632524010	青海省海南藏族自治州兴海县疾病预防控制中心	区县级
3084	632525004	青海省海南藏族自治州贵南县疾病预防控制中心	区县级
3085	632621001	青海省果洛藏族自治州疾病预防控制保健中心	地市级
3086	632621005	青海省果洛藏族自治州玛沁县疾病预防控制保健中心	区县级
3087	632622013	青海省果洛藏族自治州班玛县疾病预防控制中心	区县级
3088	632623001	青海省果洛藏族自治州甘德县疾病预防控制中心	区县级
3089	632624011	青海省果洛藏族自治州达日县疾病预防控制中心	区县级
3090	632625002	青海省果洛藏族自治州久治县疾病预防控制服务中心	区县级
3091	632626002	青海省果洛藏族自治州玛多县疾病预防控制中心	区县级
3092	632701001	青海省玉树藏族自治州疾病预防控制中心	地市级
3093	632701005	青海省玉树藏族自治州玉树市疾病预防控制中心	区县级
3094	632722002	青海省玉树藏族自治州杂多县疾病预防控制中心	区县级
3095	632723003	青海省玉树藏族自治州称多县疾病预防控制中心	区县级
3096	632724001	青海省玉树藏族自治州治多县疾病预防控制中心	区县级
3097	632725003	青海省玉树藏族自治州囊谦县疾病预防控制中心	区县级
3098	632726002	青海省玉树藏族自治州曲麻莱县疾病预防控制中心	区县级
3099	632802010	青海省海西蒙古族藏族自治州疾病预防控制中心	地市级
3100	632801000	青海省海西蒙古族藏族自治州格尔木市疾病预防控制中心	区县级
3101	632802004	青海省海西蒙古族藏族自治州德令哈市疾病预防控制中心	区县级
3102	632803001	青海省海西蒙古族藏族自治州茫崖市疾病预防控制中心	区县级
3103	632821000	青海省海西蒙古族藏族自治州乌兰县疾病预防控制中心	区县级
3104	632822001	青海省海西蒙古族藏族自治州都兰县疾病预防控制中心	区县级
3105	632823003	青海省海西蒙古族藏族自治州天峻县疾病预防控制中心	区县级
3106	632825001	青海省海西蒙古族藏族自治州大柴旦行委疾病预防控制中心（大柴旦行委健康教育所）	区县级
3107	640104006	宁夏回族自治区疾病预防控制中心	省级
3108	640106014	宁夏回族自治区银川市疾病预防控制中心	地市级
3109	640104043	宁夏回族自治区银川市兴庆区疾病预防控制中心	区县级
3110	640105005	宁夏回族自治区银川市西夏区疾病预防控制中心	区县级

续表

序号	机构编码	机构名称	机构级别
3111	640106013	宁夏回族自治区银川市金凤区疾病预防控制中心	区县级
3112	640121003	宁夏回族自治区银川市永宁县疾病预防控制中心	区县级
3113	640122003	宁夏回族自治区银川市贺兰县疾病预防控制中心	区县级
3114	640181000	宁夏回族自治区银川市灵武市疾病预防控制中心	区县级
3115	640202003	宁夏回族自治区石嘴山市疾病预防控制中心	地市级
3116	640205006	宁夏回族自治区石嘴山市惠农区疾病预防控制中心	区县级
3117	640221025	宁夏回族自治区石嘴山市平罗县疾病预防控制中心	区县级
3118	640302001	宁夏回族自治区吴忠市疾病预防控制中心	地市级
3119	640303005	宁夏回族自治区吴忠市红寺堡区疾病预防控制中心	区县级
3120	640323001	宁夏回族自治区吴忠市盐池县疾病预防控制中心	区县级
3121	640324000	宁夏回族自治区吴忠市同心县疾病预防控制中心	区县级
3122	640381001	宁夏回族自治区吴忠市青铜峡市疾病预防控制中心	区县级
3123	640402024	宁夏回族自治区固原市疾病预防控制中心	地市级
3124	640402031	宁夏回族自治区固原市原州区疾病预防控制中心	区县级
3125	640422001	宁夏回族自治区固原市西吉县疾病预防控制中心	区县级
3126	640423022	宁夏回族自治区固原市隆德县疾病预防控制中心	区县级
3127	640424001	宁夏回族自治区固原市泾源县疾病预防控制中心	区县级
3128	640425000	宁夏回族自治区固原市彭阳县疾病预防控制中心	区县级
3129	640502003	宁夏回族自治区中卫市疾病预防控制中心	地市级
3130	640521022	宁夏回族自治区中卫市中宁县疾病预防控制中心	区县级
3131	640522028	宁夏回族自治区中卫市海原县疾病预防控制中心	区县级
3132	650102003	新疆维吾尔自治区疾病预防控制中心	省级
3133	650106004	新疆维吾尔自治区乌鲁木齐市疾病预防控制中心	地市级
3134	650102017	新疆维吾尔自治区乌鲁木齐市天山区疾病预防控制中心	区县级
3135	650103003	新疆维吾尔自治区乌鲁木齐市沙依巴克区疾病预防控制中心	区县级
3136	650104023	新疆维吾尔自治区乌鲁木齐市高新区(新市区)疾病预防控制中心	区县级
3137	650105003	新疆维吾尔自治区乌鲁木齐市水磨沟区疾病预防控制中心	区县级
3138	650106005	新疆乌鲁木齐市经济技术开发区(头屯河区)疾病预防控制中心	区县级
3139	650107000	新疆维吾尔自治区乌鲁木齐市达坂城区疾病预防控制中心	区县级
3140	650109001	新疆维吾尔自治区乌鲁木齐市米东区疾病预防控制中心	区县级

续表

序号	机构编码	机构名称	机构级别
3141	650121000	新疆维吾尔自治区乌鲁木齐市乌鲁木齐县疾病预防控制中心	区县级
3142	650203013	新疆维吾尔自治区克拉玛依市疾病预防控制中心	地市级
3143	650202005	新疆维吾尔自治区克拉玛依市独山子区疾病预防控制中心	区县级
3144	650203001	新疆维吾尔自治区克拉玛依市克拉玛依区疾病预防控制中心	区县级
3145	650204001	新疆维吾尔自治区克拉玛依市白碱滩区（克拉玛依高新技术产业开发区）疾病预防控制中心	区县级
3146	650205001	新疆维吾尔自治区克拉玛依市乌尔禾区疾病预防控制中心	区县级
3147	650402003	新疆维吾尔自治区吐鲁番市疾病预防控制中心	地市级
3148	650402019	新疆维吾尔自治区吐鲁番市高昌区疾病预防控制中心	区县级
3149	650421001	新疆维吾尔自治区吐鲁番市鄯善县疾病预防控制中心	区县级
3150	650422001	新疆维吾尔自治区吐鲁番市托克逊县疾病预防控制中心	区县级
3151	650502002	新疆维吾尔自治区哈密市疾病预防控制中心	地市级
3152	650502007	新疆维吾尔自治区哈密市伊州区疾病预防控制中心	区县级
3153	650521004	新疆维吾尔自治区哈密市巴里坤哈萨克自治县疾病预防控制中心	区县级
3154	650522002	新疆维吾尔自治区哈密市伊吾县疾病预防控制中心	区县级
3155	652301035	新疆维吾尔自治区昌吉回族自治州疾病预防控制中心	地市级
3156	652301036	新疆维吾尔自治区昌吉回族自治州昌吉市疾病预防控制中心	区县级
3157	652302005	新疆维吾尔自治区昌吉回族自治州阜康市疾病预防控制中心	区县级
3158	652323000	新疆维吾尔自治区昌吉回族自治州呼图壁县疾病预防控制中心	区县级
3159	652324003	新疆维吾尔自治区昌吉回族自治州玛纳斯县疾病预防控制中心	区县级
3160	652325002	新疆维吾尔自治区昌吉回族自治州奇台县疾病预防控制中心	区县级
3161	652327018	新疆维吾尔自治区昌吉回族自治州吉木萨尔县疾病预防控制中心	区县级
3162	652328001	新疆维吾尔自治区昌吉回族自治州木垒哈萨克自治县疾病预防控制中心	区县级
3163	652701022	新疆维吾尔自治区博尔塔拉蒙古自治州疾病预防控制中心	地市级
3164	652701021	新疆维吾尔自治区博尔塔拉蒙古自治州博乐市疾病预防控制中心	区县级
3165	652702001	新疆维吾尔自治区博尔塔拉蒙古自治州阿拉山口市疾病预防控制中心	区县级
3166	652722002	新疆维吾尔自治区博尔塔拉蒙古自治州精河县疾病预防控制中心	区县级
3167	652723000	新疆维吾尔自治区博尔塔拉蒙古自治州温泉县疾病预防控制中心	区县级
3168	652801046	新疆维吾尔自治区巴音郭楞蒙古自治州疾病预防控制中心	地市级

续表

序号	机构编码	机构名称	机构级别
3169	652801006	新疆维吾尔自治区巴音郭楞蒙古自治州库尔勒市疾病预防控制中心	区县级
3170	652822004	新疆维吾尔自治区巴音郭楞蒙古自治州轮台县疾病预防控制中心	区县级
3171	652823001	新疆维吾尔自治区巴音郭楞蒙古自治州尉犁县疾病预防控制中心	区县级
3172	652824002	新疆维吾尔自治区巴音郭楞蒙古自治州若羌县疾病预防控制中心	区县级
3173	652825003	新疆维吾尔自治区巴音郭楞蒙古自治州且末县疾病预防控制中心	区县级
3174	652826002	新疆维吾尔自治区巴音郭楞蒙古自治州焉耆县疾病预防控制中心	区县级
3175	652827002	新疆维吾尔自治区巴音郭楞蒙古自治州和静县疾病预防控制中心	区县级
3176	652828000	新疆维吾尔自治区巴音郭楞蒙古自治州和硕县疾病预防控制中心	区县级
3177	652829000	新疆维吾尔自治区巴音郭楞蒙古自治州博湖县疾病预防控制中心	区县级
3178	652901003	新疆维吾尔自治区阿克苏地区疾病预防控制中心	地市级
3179	652901041	新疆维吾尔自治区阿克苏地区阿克苏市疾病预防控制中心	区县级
3180	652902002	新疆维吾尔自治区阿克苏地区库车市疾病预防控制中心	区县级
3181	652922002	新疆维吾尔自治区阿克苏地区温宿县疾病预防控制中心	区县级
3182	652924015	新疆维吾尔自治区阿克苏地区沙雅县疾病预防控制中心	区县级
3183	652925003	新疆维吾尔自治区阿克苏地区新和县疾病预防控制中心	区县级
3184	652926019	新疆维吾尔自治区阿克苏地区拜城县疾病预防控制中心	区县级
3185	652927000	新疆维吾尔自治区阿克苏地区乌什县疾病预防控制中心	区县级
3186	652928001	新疆维吾尔自治区阿克苏地区阿瓦提县疾病预防控制中心	区县级
3187	652929002	新疆维吾尔自治区阿克苏地区柯坪县疾病预防控制中心	区县级
3188	653001012	新疆维吾尔自治区克孜勒苏柯尔克孜自治州疾病预防控制中心	地市级
3189	653001003	新疆维吾尔自治区克孜勒苏柯尔克孜自治州阿图什市疾病预防控制中心	区县级
3190	653022004	新疆维吾尔自治区克孜勒苏柯尔克孜自治州阿克陶县疾病预防控制中心	区县级
3191	653023002	新疆维吾尔自治区克孜勒苏柯尔克孜自治州阿合奇县疾病预防控制中心	区县级
3192	653024002	新疆维吾尔自治区克孜勒苏柯尔克孜自治州乌恰县疾病预防控制中心	区县级
3193	653101003	新疆维吾尔自治区喀什地区疾病预防控制中心	地市级
3194	653101000	新疆维吾尔自治区喀什地区喀什市疾病预防控制中心	区县级
3195	653121000	新疆维吾尔自治区喀什地区疏附县疾病预防控制中心	区县级
3196	653122000	新疆维吾尔自治区喀什地区疏勒县疾病预防控制中心	区县级

续表

序号	机构编码	机构名称	机构级别
3197	653123000	新疆维吾尔自治区喀什地区英吉沙县疾病预防控制中心	区县级
3198	653124000	新疆维吾尔自治区喀什地区泽普县疾病预防控制中心	区县级
3199	653125000	新疆维吾尔自治区喀什地区莎车县疾病预防控制中心	区县级
3200	653126000	新疆维吾尔自治区喀什地区叶城县疾病预防控制中心	区县级
3201	653127000	新疆维吾尔自治区喀什地区麦盖提县疾病预防控制中心	区县级
3202	653128000	新疆维吾尔自治区喀什地区岳普湖县疾病预防控制中心	区县级
3203	653129000	新疆维吾尔自治区喀什地区伽师县疾病预防控制中心	区县级
3204	653130000	新疆维吾尔自治区喀什地区巴楚县疾病预防控制中心	区县级
3205	653131000	新疆维吾尔自治区喀什地区塔什库尔干塔吉克自治县疾病预防控制中心	区县级
3206	653201005	新疆维吾尔自治区和田地区疾病预防控制中心	地市级
3207	653201022	新疆维吾尔自治区和田地区和田市疾病预防控制中心	区县级
3208	653221001	新疆维吾尔自治区和田地区和田县疾病预防控制中心	区县级
3209	653222000	新疆维吾尔自治区和田地区墨玉县疾病预防控制中心	区县级
3210	653223000	新疆维吾尔自治区和田地区皮山县疾病预防控制中心	区县级
3211	653224015	新疆维吾尔自治区和田地区洛浦县疾病预防控制中心	区县级
3212	653225003	新疆维吾尔自治区和田地区策勒县疾病预防控制中心	区县级
3213	653226004	新疆维吾尔自治区和田地区于田县疾病预防控制中心	区县级
3214	653227009	新疆维吾尔自治区和田地区民丰县疾病预防控制中心	区县级
3215	654002000	新疆维吾尔自治区伊犁哈萨克自治州疾病预防控制中心	地市级
3216	654002010	新疆维吾尔自治区伊犁哈萨克自治州伊宁市疾病预防控制中心	区县级
3217	654003000	新疆维吾尔自治区伊犁哈萨克自治州奎屯市疾病预防控制中心	区县级
3218	654004005	新疆维吾尔自治区伊犁哈萨克自治州霍尔果斯市疾病预防控制中心	区县级
3219	654021003	新疆维吾尔自治区伊犁哈萨克自治州伊宁县疾病预防控制中心	区县级
3220	654022000	新疆维吾尔自治区伊犁哈萨克自治州察布查尔锡伯自治县疾病预防控制中心	区县级
3221	654023000	新疆维吾尔自治区伊犁哈萨克自治州霍城县疾病预防控制中心	区县级
3222	654024000	新疆维吾尔自治区伊犁哈萨克自治州巩留县疾病预防控制中心	区县级
3223	654025002	新疆维吾尔自治区伊犁哈萨克自治州新源县疾病预防控制中心	区县级
3224	654026001	新疆维吾尔自治区伊犁哈萨克自治州昭苏县疾病预防控制中心	区县级

续表

序号	机构编码	机构名称	机构级别
3225	654027002	新疆维吾尔自治区伊犁哈萨克自治州特克斯县疾病预防控制中心	区县级
3226	654028003	新疆维吾尔自治区伊犁哈萨克自治州尼勒克县疾病预防控制中心	区县级
3227	654201001	新疆维吾尔自治区塔城地区塔城市疾病预防控制中心	地市级
3228	654201000	新疆维吾尔自治区塔城地区塔城市疾病预防控制中心	区县级
3229	654202001	新疆维吾尔自治区塔城地区乌苏市疾病预防控制中心	区县级
3230	654203017	新疆维吾尔自治区塔城地区沙湾市疾病预防控制中心	区县级
3231	654221029	新疆维吾尔自治区塔城地区额敏县疾病预防控制中心	区县级
3232	654224003	新疆维吾尔自治区塔城地区托里县疾病预防控制中心	区县级
3233	654225011	新疆维吾尔自治区塔城地区裕民县疾病预防控制中心	区县级
3234	654226013	新疆维吾尔自治区塔城地区和布克赛尔蒙古自治县疾病预防控制中心	区县级
3235	654301030	新疆维吾尔自治区阿勒泰地区疾病预防控制中心	地市级
3236	654301005	新疆维吾尔自治区阿勒泰地区阿勒泰市疾病预防控制中心	区县级
3237	654321002	新疆维吾尔自治区阿勒泰地区布尔津县疾病预防控制中心	区县级
3238	654322013	新疆维吾尔自治区阿勒泰地区富蕴县疾病预防控制中心	区县级
3239	654323011	新疆维吾尔自治区阿勒泰地区福海县疾病预防控制中心	区县级
3240	654324000	新疆维吾尔自治区阿勒泰地区哈巴河县疾病预防控制中心	区县级
3241	654325003	新疆维吾尔自治区阿勒泰地区青河县疾病预防控制中心	区县级
3242	654326003	新疆维吾尔自治区阿勒泰地区吉木乃县疾病预防控制中心	区县级
3243	660101000	新疆生产建设兵团疾病预防控制中心	省级
3244	661101001	新疆生产建设兵团第一师阿拉尔市疾病预防控制中心	地市级
3245	661111001	新疆生产建设兵团第一师 1 团疾病预防控制中心	区县级
3246	661112001	新疆生产建设兵团第一师 2 团疾病预防控制中心	区县级
3247	661113001	新疆生产建设兵团第一师 3 团疾病预防控制中心	区县级
3248	661114001	新疆生产建设兵团第一师 4 团疾病预防控制中心	区县级
3249	661115001	新疆生产建设兵团第一师 5 团疾病预防控制中心	区县级
3250	661116001	新疆生产建设兵团第一师 6 团疾病预防控制中心	区县级
3251	661117001	新疆生产建设兵团第一师 7 团疾病预防控制中心	区县级
3252	661118001	新疆生产建设兵团第一师 8 团疾病预防控制中心	区县级
3253	661119000	新疆生产建设兵团第一师 9 团疾病预防控制中心	区县级
3254	661120001	新疆生产建设兵团第一师 10 团疾病预防控制中心	区县级

续表

序号	机构编码	机构名称	机构级别
3255	661121001	新疆生产建设兵团第一师 11 团疾病预防控制中心	区县级
3256	661122001	新疆生产建设兵团第一师 12 团疾病预防控制中心	区县级
3257	661123001	新疆生产建设兵团第一师 13 团疾病预防控制中心	区县级
3258	661124001	新疆生产建设兵团第一师 14 团疾病预防控制中心	区县级
3259	661126001	新疆生产建设兵团第一师 16 团疾病预防控制中心	区县级
3260	661201000	新疆生产建设兵团第二师铁门关市疾病预防控制中心	地市级
3261	661211000	新疆生产建设兵团第二师 21 团疾病预防控制中心	区县级
3262	661212000	新疆生产建设兵团第二师 22 团疾病预防控制中心	区县级
3263	661214000	新疆生产建设兵团第二师 24 团疾病预防控制中心	区县级
3264	661215000	新疆生产建设兵团第二师 25 团疾病预防控制中心	区县级
3265	661217000	新疆生产建设兵团第二师 27 团疾病预防控制中心	区县级
3266	661219000	新疆生产建设兵团第二师 29 团疾病预防控制中心	区县级
3267	661220000	新疆生产建设兵团第二师 30 团疾病预防控制中心	区县级
3268	661221000	新疆生产建设兵团第二师 31 团疾病预防控制中心	区县级
3269	661223000	新疆生产建设兵团第二师 33 团疾病预防控制中心	区县级
3270	661224000	新疆生产建设兵团第二师 34 团疾病预防控制中心	区县级
3271	661226000	新疆生产建设兵团第二师 36 团疾病预防控制中心	区县级
3272	661227000	新疆生产建设兵团第二师 223 团疾病预防控制中心	区县级
3273	661228001	新疆生产建设兵团第二师 38 团疾病预防控制中心	区县级
3274	661229001	新疆生产建设兵团第二师 37 团疾病预防控制中心	区县级
3275	661301005	新疆生产建设兵团第三师图木舒克市疾病预防控制中心	地市级
3276	661311001	新疆生产建设兵团第三师 41 团疾病预防控制中心	区县级
3277	661312001	新疆生产建设兵团第三师 42 团疾病预防控制中心	区县级
3278	661314001	新疆生产建设兵团第三师 44 团疾病预防控制中心	区县级
3279	661315001	新疆生产建设兵团第三师 45 团疾病预防控制中心	区县级
3280	661316001	新疆生产建设兵团第三师 46 团疾病预防控制中心	区县级
3281	661318001	新疆生产建设兵团第三师 48 团疾病预防控制中心	区县级
3282	661319001	新疆生产建设兵团第三师 49 团疾病预防控制中心	区县级
3283	661320002	新疆生产建设兵团第三师 50 团疾病预防控制中心	区县级
3284	661321001	新疆生产建设兵团第三师 51 团疾病预防控制中心	区县级

续表

序号	机构编码	机构名称	机构级别
3285	661323001	新疆生产建设兵团第三师 53 团疾病预防控制中心	区县级
3286	661325000	新疆生产建设兵团第三师托云牧场疾病预防控制中心	区县级
3287	661329001	新疆生产建设兵团第三师伽师总场疾病预防控制中心	区县级
3288	661401001	新疆生产建设兵团第四师可克达拉市疾病预防控制中心	地市级
3289	661411001	新疆生产建设兵团第四师 61 团疾病预防控制中心	区县级
3290	661412000	新疆生产建设兵团第四师 62 团疾病预防控制中心	区县级
3291	661413001	新疆生产建设兵团第四师 63 团疾病预防控制中心	区县级
3292	661414001	新疆生产建设兵团第四师 64 团疾病预防控制中心	区县级
3293	661416001	新疆生产建设兵团第四师 66 团疾病预防控制中心	区县级
3294	661417001	新疆生产建设兵团第四师 67 团疾病预防控制中心	区县级
3295	661418001	新疆生产建设兵团第四师 68 团疾病预防控制中心	区县级
3296	661419001	新疆生产建设兵团第四师 69 团疾病预防控制中心	区县级
3297	661420001	新疆生产建设兵团第四师 70 团疾病预防控制中心	区县级
3298	661421001	新疆生产建设兵团第四师 71 团疾病预防控制中心	区县级
3299	661422001	新疆生产建设兵团第四师 72 团疾病预防控制中心	区县级
3300	661423001	新疆生产建设兵团第四师 73 团疾病预防控制中心	区县级
3301	661424001	新疆生产建设兵团第四师 74 团疾病预防控制中心	区县级
3302	661425001	新疆生产建设兵团第四师 75 团疾病预防控制中心	区县级
3303	661426001	新疆生产建设兵团第四师 76 团疾病预防控制中心	区县级
3304	661427001	新疆生产建设兵团第四师 77 团疾病预防控制中心	区县级
3305	661428001	新疆生产建设兵团第四师 78 团疾病预防控制中心	区县级
3306	661429001	新疆生产建设兵团第四师 79 团疾病预防控制中心	区县级
3307	661501002	新疆生产建设兵团第五师疾病预防控制中心	地市级
3308	661511001	新疆生产建设兵团第五师 81 团疾病预防控制中心	区县级
3309	661513001	新疆生产建设兵团第五师 83 团疾病预防控制中心	区县级
3310	661514001	新疆生产建设兵团第五师 84 团疾病预防控制中心	区县级
3311	661516001	新疆生产建设兵团第五师 86 团疾病预防控制中心	区县级
3312	661517001	新疆生产建设兵团第五师 87 团疾病预防控制中心	区县级
3313	661518001	新疆生产建设兵团第五师 88 团疾病预防控制中心	区县级
3314	661519001	新疆生产建设兵团第五师 89 团疾病预防控制中心	区县级

续表

序号	机构编码	机构名称	机构级别
3315	661520001	新疆生产建设兵团第五师 90 团疾病预防控制中心	区县级
3316	661521001	新疆生产建设兵团第五师 91 团疾病预防控制中心	区县级
3317	661601004	新疆生产建设兵团第六师五家渠市疾病预防控制中心	地市级
3318	661611001	新疆生产建设兵团第六师 101 团疾病预防控制中心	区县级
3319	661612001	新疆生产建设兵团第六师 102 团疾病预防控制中心	区县级
3320	661613001	新疆生产建设兵团第六师 103 团疾病预防控制中心	区县级
3321	661615001	新疆生产建设兵团第六师 105 团疾病预防控制中心	区县级
3322	661616001	新疆生产建设兵团第六师 106 团疾病预防控制中心	区县级
3323	661622001	新疆生产建设兵团第六师共青团农场疾病预防控制中心	区县级
3324	661623001	新疆生产建设兵团第六师芳草湖农场疾病预防控制中心	区县级
3325	661624001	新疆生产建设兵团第六师新湖农场疾病预防控制中心	区县级
3326	661625001	新疆生产建设兵团第六师奇台中心团场疾病预防控制中心	区县级
3327	661626000	新疆生产建设兵团第六师北塔山牧场疾病预防控制中心	区县级
3328	661627001	新疆生产建设兵团第六师土墩子农场疾病预防控制中心	区县级
3329	661628001	新疆生产建设兵团第六师六运湖农场疾病预防控制中心	区县级
3330	661629001	新疆生产建设兵团第六师红旗中心团场疾病预防控制中心	区县级
3331	661630001	新疆生产建设兵团第六师军户农场疾病预防控制中心	区县级
3332	661701000	新疆生产建设兵团第七师疾病预防控制中心	地市级
3333	661713001	新疆生产建设兵团第七师 123 团疾病预防控制中心	区县级
3334	661714001	新疆生产建设兵团第七师 124 团疾病预防控制中心	区县级
3335	661715001	新疆生产建设兵团第七师 125 团疾病预防控制中心	区县级
3336	661716000	新疆生产建设兵团第七师 126 团疾病预防控制中心	区县级
3337	661717001	新疆生产建设兵团第七师 127 团疾病预防控制中心	区县级
3338	661718001	新疆生产建设兵团第七师 128 团疾病预防控制中心	区县级
3339	661719000	新疆生产建设兵团第七师 129 团疾病预防控制中心	区县级
3340	661720000	新疆生产建设兵团第七师 130 团疾病预防控制中心	区县级
3341	661721000	新疆生产建设兵团第七师 131 团疾病预防控制中心	区县级
3342	661727000	新疆生产建设兵团第七师 137 团疾病预防控制中心	区县级
3343	661801024	新疆生产建设兵团第八师石河子市疾病预防控制中心	地市级
3344	661811001	新疆生产建设兵团第八师石河子 121 团疾病预防控制中心	区县级

续表

序号	机构编码	机构名称	机构级别
3345	661823001	新疆生产建设兵团第八师石河子 133 团疾病预防控制中心	区县级
3346	661824001	新疆生产建设兵团第八师石河子 134 团疾病预防控制中心	区县级
3347	661826001	新疆生产建设兵团第八师石河子 136 团疾病预防控制中心	区县级
3348	661831001	新疆生产建设兵团第八师石河子 141 团疾病预防控制中心	区县级
3349	661832001	新疆生产建设兵团第八师石河子 142 团疾病预防控制中心	区县级
3350	661833001	新疆生产建设兵团第八师石河子 143 团疾病预防控制中心	区县级
3351	661834001	新疆生产建设兵团第八师石河子 144 团疾病预防控制中心	区县级
3352	661835001	新疆生产建设兵团第八师石河子总场疾病预防控制中心	区县级
3353	661837001	新疆生产建设兵团第八师石河子 147 团疾病预防控制中心	区县级
3354	661838001	新疆生产建设兵团第八师石河子 148 团疾病预防控制中心	区县级
3355	661839001	新疆生产建设兵团第八师石河子 149 团疾病预防控制中心	区县级
3356	661840001	新疆生产建设兵团第八师石河子 150 团疾病预防控制中心	区县级
3357	661842001	新疆生产建设兵团第八师石河子 152 团疾病预防控制中心	区县级
3358	661901000	新疆生产建设兵团第九师疾病预防控制中心	地市级
3359	661911001	新疆生产建设兵团第九师 161 团疾病预防控制中心	区县级
3360	661912001	新疆生产建设兵团第九师 162 团疾病预防控制中心	区县级
3361	661913001	新疆生产建设兵团第九师 163 团疾病预防控制中心	区县级
3362	661914001	新疆生产建设兵团第九师 164 团疾病预防控制中心	区县级
3363	661915001	新疆生产建设兵团第九师 165 团疾病预防控制中心	区县级
3364	661916001	新疆生产建设兵团第九师 166 团疾病预防控制中心	区县级
3365	661917001	新疆生产建设兵团第九师 167 团疾病预防控制中心	区县级
3366	661918001	新疆生产建设兵团第九师 168 团疾病预防控制中心	区县级
3367	661919001	新疆生产建设兵团第九师 169 团疾病预防控制中心	区县级
3368	661920001	新疆生产建设兵团第九师 170 团疾病预防控制中心	区县级
3369	661921001	新疆生产建设兵团第九师团结农场疾病预防控制中心	区县级
3370	662001001	新疆生产建设兵团第十师疾病预防控制中心	地市级
3371	662011001	新疆生产建设兵团第十师 181 团疾病预防控制中心	区县级
3372	662012001	新疆生产建设兵团第十师 182 团疾病预防控制中心	区县级
3373	662013001	新疆生产建设兵团第十师 183 团疾病预防控制中心	区县级
3374	662014001	新疆生产建设兵团第十师 184 团疾病预防控制中心	区县级

续表

序号	机构编码	机构名称	机构级别
3375	662015001	新疆生产建设兵团第十师 185 团疾病预防控制中心	区县级
3376	662016001	新疆生产建设兵团第十师 186 团疾病预防控制中心	区县级
3377	662017001	新疆生产建设兵团第十师 187 团疾病预防控制中心	区县级
3378	662018001	新疆生产建设兵团第十师 188 团疾病预防控制中心预防医学门诊部	区县级
3379	662022001	新疆生产建设兵团第十师屯南煤业第十师一八四团第二疾病预防控制中心	区县级
3380	662101000	新疆生产建设兵团第十一师机关直属建工师疾病预防控制中心	地市级
3381	662116002	新疆生产建设兵团第十一师四运司师医院疾病预防控制中心	区县级
3382	662201000	新疆生产建设兵团第十二师疾病预防控制中心	地市级
3383	662211001	新疆生产建设兵团第十二师 104 团疾病预防控制中心	区县级
3384	662213001	新疆生产建设兵团第十二师三坪农场疾病预防控制中心	区县级
3385	662214001	新疆生产建设兵团第十二师五一农场疾病预防控制中心	区县级
3386	662215001	新疆生产建设兵团第十二师头屯河农场疾病预防控制中心	区县级
3387	662216001	新疆生产建设兵团第十二师西山农场疾病预防控制中心	区县级
3388	662217001	新疆生产建设兵团第十二师 221 团疾病预防控制中心	区县级
3389	662301001	新疆生产建设兵团第十三师疾病预防控制中心	地市级
3390	662311001	新疆生产建设兵团第十三师红星一场疾病预防控制中心	区县级
3391	662312001	新疆生产建设兵团第十三师红星二场疾病预防控制中心	区县级
3392	662314001	新疆生产建设兵团第十三师红星四场疾病预防控制中心	区县级
3393	662315001	新疆生产建设兵团第十三师黄田农场疾病预防控制中心	区县级
3394	662316001	新疆生产建设兵团第十三师火箭农场疾病预防控制中心	区县级
3395	662317001	新疆生产建设兵团第十三师柳树泉农场疾病预防控制中心	区县级
3396	662318001	新疆生产建设兵团第十三师红山农场疾病预防控制中心	区县级
3397	662319001	新疆生产建设兵团第十三师淖毛湖农场疾病预防控制中心	区县级
3398	662401001	新疆生产建设兵团第十四师昆玉市疾病预防控制中心	地市级
3399	662401004	新疆生产建设兵团第十四师昆玉市人民医院公共卫生科	区县级
3400	662411001	新疆生产建设兵团第十四师一牧场疾病预防控制中心	区县级
3401	662412002	新疆生产建设兵团第十四师 47 团疾病预防控制中心	区县级
3402	662413001	新疆生产建设兵团第十四师皮山农场疾病预防控制中心	区县级
3403	662415001	新疆生产建设兵团第十四师 225 团疾病预防控制中心	区县级

附录二 2022年末全国标准人口表

全国各地区标准人口数(2022年末)

单位:人

地区名称	总人口数
全国	1 409 749 831
北京市	21 841 258
北京市市辖区	21 841 258
北京市市辖区东城区	703 983
北京市市辖区西城区	1 099 989
北京市市辖区朝阳区	3 441 881
北京市市辖区丰台区	2 011 921
北京市市辖区石景山区	562 977
北京市市辖区海淀区	3 123 854
北京市市辖区门头沟区	395 973
北京市市辖区房山区	1 310 890
北京市市辖区通州区	1 842 796
北京市市辖区顺义区	1 324 810
北京市市辖区昌平区	2 266 666
北京市市辖区大兴区	1 716 503
北京市市辖区怀柔区	438 948
北京市市辖区平谷区	455 970
北京市市辖区密云区	525 949
北京市市辖区延庆区	343 958
北京市市辖区经济开发区	274 190
天津市	13 627 995
天津市市辖区	13 627 995
天津市市辖区和平区	343 948
天津市市辖区河东区	839 921
天津市市辖区河西区	803 961
天津市市辖区南开区	863 935
天津市市辖区河北区	628 945
天津市市辖区红桥区	428 959

续表

地区名称	总人口数
天津市市辖区东丽区	838 836
天津市市辖区西青区	1 185 781
天津市市辖区津南区	923 816
天津市市辖区北辰区	941 846
天津市市辖区武清区	1 138 842
天津市市辖区宝坻区	710 892
天津市市辖区滨海新区	2 023 603
天津市市辖区宁河区	386 932
天津市市辖区静海区	778 862
天津市市辖区蓟州区	788 916
河北省	74 199 013
河北省石家庄市	10 632 641
河北省石家庄市长安区	1 071 846
河北省石家庄市桥西区	990 119
河北省石家庄市新华区	811 302
河北省石家庄市井陉矿区	77 586
河北省石家庄市裕华区	781 669
河北省石家庄市藁城区	805 331
河北省石家庄市鹿泉区	596 562
河北省石家庄市栾城区	383 913
河北省石家庄市井陉县	244 921
河北省石家庄市正定县	541 058
河北省石家庄市行唐县	369 338
河北省石家庄市灵寿县	303 427
河北省石家庄市高邑县	174 930
河北省石家庄市深泽县	210 807
河北省石家庄市赞皇县	238 993
河北省石家庄市无极县	442 940
河北省石家庄市平山县	415 272
河北省石家庄市元氏县	386 094

续表

地区名称	总人口数
河北省石家庄市赵县	496 177
河北省石家庄市晋州市	502 995
河北省石家庄市新乐市	475 500
河北省石家庄市高新技术产业开发区	311 861
河北省唐山市	7 705 735
河北省唐山市路南区	337 160
河北省唐山市路北区	962 616
河北省唐山市古冶区	318 184
河北省唐山市开平区	281 361
河北省唐山市丰南区	655 556
河北省唐山市丰润区	808 348
河北省唐山市曹妃甸区	357 310
河北省唐山市滦南县	497 687
河北省唐山市乐亭县	475 998
河北省唐山市迁西县	360 730
河北省唐山市玉田县	653 951
河北省唐山市遵化市	702 900
河北省唐山市迁安市	776 954
河北省唐山市滦州市	516 980
河北省秦皇岛市	3 097 805
河北省秦皇岛市海港区	1 026 620
河北省秦皇岛市山海关区	163 952
河北省秦皇岛市北戴河区	129 452
河北省秦皇岛市抚宁区	289 908
河北省秦皇岛市青龙满族自治县	419 214
河北省秦皇岛市昌黎县	472 222
河北省秦皇岛市卢龙县	322 975
河北省秦皇岛市经济技术开发区	199 001
河北省秦皇岛市北戴河新区	74 461
河北省邯郸市	9 280 712

续表

地区名称	总人口数
河北省邯郸市邯山区	884 847
河北省邯郸市丛台区	865 196
河北省邯郸市复兴区	318 989
河北省邯郸市峰峰矿区	426 983
河北省邯郸市肥乡区	372 198
河北省邯郸市永年区	856 142
河北省邯郸市临漳县	574 526
河北省邯郸市成安县	389 934
河北省邯郸市大名县	706 363
河北省邯郸市涉县	372 730
河北省邯郸市磁县	429 836
河北省邯郸市邱县	205 294
河北省邯郸市鸡泽县	290 609
河北省邯郸市广平县	257 561
河北省邯郸市馆陶县	300 174
河北省邯郸市魏县	776 533
河北省邯郸市曲周县	453 071
河北省邯郸市武安市	799 726
河北省邢台市	7 025 769
河北省邢台市襄都区	544 732
河北省邢台市信都区	803 290
河北省邢台市任泽区	345 363
河北省邢台市南和区	353 278
河北省邢台市临城县	194 708
河北省邢台市内丘县	252 701
河北省邢台市柏乡县	164 410
河北省邢台市隆尧县	469 958
河北省邢台市宁晋县	729 179
河北省邢台市巨鹿县	338 117
河北省邢台市新河县	130 535

续表

地区名称	总人口数
河北省邢台市广宗县	274 342
河北省邢台市平乡县	317 821
河北省邢台市威县	484 684
河北省邢台市清河县	413 046
河北省邢台市临西县	320 413
河北省邢台市南宫市	390 323
河北省邢台市沙河市	498 869
河北省保定市	9 143 694
河北省保定市竞秀区	524 342
河北省保定市莲池区	919 922
河北省保定市满城区	490 656
河北省保定市清苑区	628 196
河北省保定市徐水区	608 618
河北省保定市涞水县	309 243
河北省保定市阜平县	189 005
河北省保定市定兴县	502 751
河北省保定市唐县	494 923
河北省保定市高阳县	311 103
河北省保定市涞源县	242 718
河北省保定市望都县	228 335
河北省保定市易县	474 808
河北省保定市曲阳县	564 311
河北省保定市蠡县	476 657
河北省保定市顺平县	262 952
河北省保定市博野县	219 421
河北省保定市涿州市	660 033
河北省保定市安国市	356 740
河北省保定市高碑店市	678 960
河北省张家口市	4 074 782
河北省张家口市桥东区	280 282

续表

地区名称	总人口数
河北省张家口市桥西区	280 788
河北省张家口市宣化区	544 217
河北省张家口市下花园区	64 247
河北省张家口市万全区	218 274
河北省张家口市崇礼区	105 716
河北省张家口市张北县	319 140
河北省张家口市康保县	134 011
河北省张家口市沽源县	163 823
河北省张家口市尚义县	100 908
河北省张家口市蔚县	403 426
河北省张家口市阳原县	200 826
河北省张家口市怀安县	175 247
河北省张家口市怀来县	343 121
河北省张家口市涿鹿县	287 779
河北省张家口市赤城县	192 279
河北省张家口市经济技术开发区	260 698
河北省承德市	3 320 817
河北省承德市双桥区	499 470
河北省承德市双滦区	190 240
河北省承德市鹰手营子矿区	54 803
河北省承德市承德县	334 108
河北省承德市兴隆县	266 430
河北省承德市滦平县	264 369
河北省承德市隆化县	341 801
河北省承德市丰宁满族自治县	320 334
河北省承德市宽城满族自治县	237 241
河北省承德市围场满族蒙古族自治县	416 886
河北省承德市平泉市	395 135
河北省沧州市	7 314 785
河北省沧州市新华区	293 091

续表

地区名称	总人口数
河北省沧州市运河区	542 750
河北省沧州市沧县	624 030
河北省沧州市青县	420 686
河北省沧州市东光县	339 769
河北省沧州市海兴县	188 684
河北省沧州市盐山县	411 328
河北省沧州市肃宁县	340 642
河北省沧州市南皮县	346 567
河北省沧州市吴桥县	215 875
河北省沧州市献县	567 123
河北省沧州市孟村回族自治县	203 435
河北省沧州市泊头市	577 459
河北省沧州市任丘市	821 315
河北省沧州市渤海新区黄骅市	523 725
河北省沧州市河间市	801 255
河北省沧州市中捷产业园区	46 127
河北省沧州市南大港管理区	50 924
河北省廊坊市	5 494 827
河北省廊坊市安次区	491 743
河北省廊坊市广阳区	682 994
河北省廊坊市固安县	575 771
河北省廊坊市永清县	382 994
河北省廊坊市香河县	446 785
河北省廊坊市大城县	480 034
河北省廊坊市文安县	542 850
河北省廊坊市大厂回族自治县	171 123
河北省廊坊市霸州市	748 585
河北省廊坊市三河市	971 948
河北省衡水市	4 166 799
河北省衡水市桃城区	764 158

续表

地区名称	总人口数
河北省衡水市冀州区	386 666
河北省衡水市枣强县	358 328
河北省衡水市武邑县	260 461
河北省衡水市武强县	172 878
河北省衡水市饶阳县	248 840
河北省衡水市安平县	320 692
河北省衡水市故城县	436 648
河北省衡水市景县	455 283
河北省衡水市阜城县	288 088
河北省衡水市深州市	474 757
河北省雄安新区	1 273 890
河北省雄安新区雄县	505 513
河北省雄安新区容城县	288 844
河北省雄安新区安新县	479 533
河北省省直辖县行政区划	1 666 757
河北省省直辖县行政区划定州市	1 075 871
河北省省直辖县行政区划辛集市	590 886
山西省	34 809 281
山西省太原市	5 434 390
山西省太原市小店区	1 444 914
山西省太原市迎泽区	606 674
山西省太原市杏花岭区	784 178
山西省太原市尖草坪区	544 985
山西省太原市万柏林区	979 898
山西省太原市晋源区	326 730
山西省太原市清徐县	324 398
山西省太原市阳曲县	120 286
山西省太原市娄烦县	90 519
山西省太原市古交市	211 808
山西省大同市	3 099 542

续表

地区名称	总人口数
山西省大同市新荣区	88 949
山西省大同市平城区	1 134 217
山西省大同市云冈区	688 275
山西省大同市云州区	138 562
山西省大同市阳高县	186 591
山西省大同市天镇县	156 278
山西省大同市广灵县	150 770
山西省大同市灵丘县	208 780
山西省大同市浑源县	232 086
山西省大同市左云县	115 034
山西省阳泉市	1 310 799
山西省阳泉市城区	226 707
山西省阳泉市矿区	232 128
山西省阳泉市郊区	278 162
山西省阳泉市平定县	299 068
山西省阳泉市盂县	274 734
山西省长治市	3 141 543
山西省长治市潞州区	899 208
山西省长治市上党区	320 751
山西省长治市屯留区	255 253
山西省长治市潞城区	219 478
山西省长治市襄垣县	252 342
山西省长治市平顺县	111 857
山西省长治市黎城县	129 885
山西省长治市壶关县	233 154
山西省长治市长子县	290 052
山西省长治市武乡县	150 022
山西省长治市沁县	133 911
山西省长治市沁源县	145 630
山西省晋城市	2 188 636

续表

地区名称	总人口数
山西省晋城市城区	589 004
山西省晋城市沁水县	193 252
山西省晋城市阳城县	344 925
山西省晋城市陵川县	201 593
山西省晋城市泽州县	408 742
山西省晋城市高平市	451 120
山西省朔州市	1 590 771
山西省朔州市朔城区	575 565
山西省朔州市平鲁区	150 241
山西省朔州市山阴县	195 060
山西省朔州市应县	238 071
山西省朔州市右玉县	86 236
山西省朔州市怀仁市	345 598
山西省晋中市	3 393 541
山西省晋中市榆次区	927 022
山西省晋中市太谷区	329 128
山西省晋中市榆社县	110 787
山西省晋中市左权县	143 279
山西省晋中市和顺县	120 068
山西省晋中市昔阳县	187 912
山西省晋中市寿阳县	197 323
山西省晋中市祁县	251 615
山西省晋中市平遥县	447 492
山西省晋中市灵石县	244 654
山西省晋中市介休市	434 261
山西省运城市	4 717 362
山西省运城市盐湖区	943 921
山西省运城市临猗县	471 489
山西省运城市万荣县	353 859
山西省运城市闻喜县	348 321

续表

地区名称	总人口数
山西省运城市稷山县	310 254
山西省运城市新绛县	276 566
山西省运城市绛县	222 015
山西省运城市垣曲县	193 942
山西省运城市夏县	281 928
山西省运城市平陆县	200 227
山西省运城市芮城县	335 220
山西省运城市永济市	390 191
山西省运城市河津市	389 429
山西省忻州市	2 655 693
山西省忻州市忻府区	584 964
山西省忻州市定襄县	189 565
山西省忻州市五台县	227 192
山西省忻州市代县	174 715
山西省忻州市繁峙县	246 288
山西省忻州市宁武县	133 792
山西省忻州市静乐县	116 802
山西省忻州市神池县	74 067
山西省忻州市五寨县	98 143
山西省忻州市岢岚县	67 927
山西省忻州市河曲县	120 861
山西省忻州市保德县	142 498
山西省忻州市偏关县	71 544
山西省忻州市原平市	407 335
山西省临汾市	3 906 397
山西省临汾市尧都区	966 181
山西省临汾市曲沃县	210 905
山西省临汾市翼城县	256 290
山西省临汾市襄汾县	413 493
山西省临汾市洪洞县	622 076

续表

地区名称	总人口数
山西省临汾市古县	77 684
山西省临汾市安泽县	73 669
山西省临汾市浮山县	95 624
山西省临汾市吉县	84 863
山西省临汾市乡宁县	202 082
山西省临汾市大宁县	50 664
山西省临汾市隰县	88 825
山西省临汾市永和县	48 663
山西省临汾市蒲县	93 192
山西省临汾市汾西县	101 613
山西省临汾市侯马市	252 408
山西省临汾市霍州市	268 165
山西省吕梁市	3 370 607
山西省吕梁市离石区	467 448
山西省吕梁市文水县	366 412
山西省吕梁市交城县	222 963
山西省吕梁市兴县	179 953
山西省吕梁市临县	387 112
山西省吕梁市柳林县	284 229
山西省吕梁市石楼县	95 551
山西省吕梁市岚县	145 740
山西省吕梁市方山县	111 014
山西省吕梁市中阳县	136 762
山西省吕梁市交口县	93 621
山西省吕梁市孝义市	474 667
山西省吕梁市汾阳市	405 135
内蒙古自治区	24 011 735
内蒙古自治区呼和浩特市	3 480 884
内蒙古自治区呼和浩特市新城区	711 730
内蒙古自治区呼和浩特市回民区	443 829

续表

地区名称	总人口数
内蒙古自治区呼和浩特市玉泉区	535 787
内蒙古自治区呼和浩特市赛罕区	902 852
内蒙古自治区呼和浩特市土默特左旗	396 166
内蒙古自治区呼和浩特市托克托县	162 933
内蒙古自治区呼和浩特市和林格尔县	159 690
内蒙古自治区呼和浩特市清水河县	74 679
内蒙古自治区呼和浩特市武川县	93 218
内蒙古自治区包头市	2 727 987
内蒙古自治区包头市东河区	488 483
内蒙古自治区包头市昆都仑区	797 038
内蒙古自治区包头市青山区	540 953
内蒙古自治区包头市石拐区	24 843
内蒙古自治区包头市白云鄂博矿区	22 891
内蒙古自治区包头市九原区	249 757
内蒙古自治区包头市稀土高新技术产业开发区	188 103
内蒙古自治区包头市土默特右旗	232 436
内蒙古自治区包头市固阳县	115 674
内蒙古自治区包头市达尔罕茂明安联合旗	67 809
内蒙古自治区乌海市	565 364
内蒙古自治区乌海市海勃湾区	345 126
内蒙古自治区乌海市海南区	96 207
内蒙古自治区乌海市乌达区	124 031
内蒙古自治区赤峰市	4 023 085
内蒙古自治区赤峰市红山区	477 751
内蒙古自治区赤峰市元宝山区	287 997
内蒙古自治区赤峰市松山区	721 223
内蒙古自治区赤峰市阿鲁科尔沁旗	236 752
内蒙古自治区赤峰市巴林左旗	273 405
内蒙古自治区赤峰市巴林右旗	153 298
内蒙古自治区赤峰市林西县	183 373

续表

地区名称	总人口数
内蒙古自治区赤峰市克什克腾旗	183 129
内蒙古自治区赤峰市翁牛特旗	328 467
内蒙古自治区赤峰市喀喇沁旗	258 584
内蒙古自治区赤峰市宁城县	477 527
内蒙古自治区赤峰市敖汉旗	441 579
内蒙古自治区通辽市	2 862 255
内蒙古自治区通辽市科尔沁区	934 761
内蒙古自治区通辽市科尔沁左翼中旗	394 132
内蒙古自治区通辽市科尔沁左翼后旗	316 679
内蒙古自治区通辽市开鲁县	308 776
内蒙古自治区通辽市库伦旗	148 983
内蒙古自治区通辽市奈曼旗	370 814
内蒙古自治区通辽市扎鲁特旗	248 696
内蒙古自治区通辽市霍林郭勒市	139 414
内蒙古自治区鄂尔多斯市	2 157 013
内蒙古自治区鄂尔多斯市东胜区	588 818
内蒙古自治区鄂尔多斯市康巴什区	122 376
内蒙古自治区鄂尔多斯市达拉特旗	323 869
内蒙古自治区鄂尔多斯市准格尔旗	355 228
内蒙古自治区鄂尔多斯市鄂托克前旗	91 965
内蒙古自治区鄂尔多斯市鄂托克旗	161 725
内蒙古自治区鄂尔多斯市杭锦旗	109 252
内蒙古自治区鄂尔多斯市乌审旗	157 575
内蒙古自治区鄂尔多斯市伊金霍洛旗	246 205
内蒙古自治区呼伦贝尔市	2 224 064
内蒙古自治区呼伦贝尔市海拉尔区	369 276
内蒙古自治区呼伦贝尔市扎赉诺尔区	84 749
内蒙古自治区呼伦贝尔市阿荣旗	254 790
内蒙古自治区呼伦贝尔市莫力达瓦达斡尔族自治旗	225 840
内蒙古自治区呼伦贝尔市鄂伦春自治旗	170 453

续表

地区名称	总人口数
内蒙古自治区呼伦贝尔市鄂温克族自治旗	138 813
内蒙古自治区呼伦贝尔市陈巴尔虎旗	49 663
内蒙古自治区呼伦贝尔市新巴尔虎左旗	36 528
内蒙古自治区呼伦贝尔市新巴尔虎右旗	38 022
内蒙古自治区呼伦贝尔市满洲里市	149 785
内蒙古自治区呼伦贝尔市牙克石市	251 687
内蒙古自治区呼伦贝尔市扎兰屯市	316 730
内蒙古自治区呼伦贝尔市额尔古纳市	67 731
内蒙古自治区呼伦贝尔市根河市	69 997
内蒙古自治区巴彦淖尔市	1 531 074
内蒙古自治区巴彦淖尔市临河区	591 937
内蒙古自治区巴彦淖尔市五原县	220 831
内蒙古自治区巴彦淖尔市磴口县	88 280
内蒙古自治区巴彦淖尔市乌拉特前旗	252 837
内蒙古自治区巴彦淖尔市乌拉特中旗	110 209
内蒙古自治区巴彦淖尔市乌拉特后旗	53 333
内蒙古自治区巴彦淖尔市杭锦后旗	213 647
内蒙古自治区乌兰察布市	1 678 439
内蒙古自治区乌兰察布市集宁区	430 841
内蒙古自治区乌兰察布市卓资县	82 837
内蒙古自治区乌兰察布市化德县	92 882
内蒙古自治区乌兰察布市商都县	169 019
内蒙古自治区乌兰察布市兴和县	163 508
内蒙古自治区乌兰察布市凉城县	115 405
内蒙古自治区乌兰察布市察哈尔右翼前旗	121 537
内蒙古自治区乌兰察布市察哈尔右翼中旗	83 326
内蒙古自治区乌兰察布市察哈尔右翼后旗	100 525
内蒙古自治区乌兰察布市四子王旗	126 332
内蒙古自治区乌兰察布市丰镇市	192 227
内蒙古自治区兴安盟	1 402 674

续表

地区名称	总人口数
内蒙古自治区兴安盟乌兰浩特市	355 161
内蒙古自治区兴安盟阿尔山市	32 006
内蒙古自治区兴安盟科尔沁右翼前旗	281 934
内蒙古自治区兴安盟科尔沁右翼中旗	204 955
内蒙古自治区兴安盟扎赉特旗	311 477
内蒙古自治区兴安盟突泉县	217 141
内蒙古自治区锡林郭勒盟	1 098 751
内蒙古自治区锡林郭勒盟二连浩特市	75 963
内蒙古自治区锡林郭勒盟锡林浩特市	350 223
内蒙古自治区锡林郭勒盟阿巴嘎旗	38 141
内蒙古自治区锡林郭勒盟苏尼特左旗	33 347
内蒙古自治区锡林郭勒盟苏尼特右旗	61 342
内蒙古自治区锡林郭勒盟东乌珠穆沁旗	70 113
内蒙古自治区锡林郭勒盟西乌珠穆沁旗	98 655
内蒙古自治区锡林郭勒盟太仆寺旗	106 829
内蒙古自治区锡林郭勒盟镶黄旗	27 064
内蒙古自治区锡林郭勒盟正镶白旗	42 106
内蒙古自治区锡林郭勒盟正蓝旗	69 054
内蒙古自治区锡林郭勒盟多伦县	102 689
内蒙古自治区锡林郭勒盟乌拉盖管理区	23 225
内蒙古自治区阿拉善盟	260 145
内蒙古自治区阿拉善盟阿拉善左旗	202 079
内蒙古自治区阿拉善盟阿拉善右旗	22 369
内蒙古自治区阿拉善盟额济纳旗	35 697
辽宁省	41 970 967
辽宁省沈阳市	9 158 712
辽宁省沈阳市和平区	738 114
辽宁省沈阳市沈河区	790 318
辽宁省沈阳市大东区	761 930
辽宁省沈阳市皇姑区	885 560

续表

地区名称	总人口数
辽宁省沈阳市铁西区	1 348 942
辽宁省沈阳市苏家屯区	529 321
辽宁省沈阳市浑南区	806 807
辽宁省沈阳市沈北新区	625 477
辽宁省沈阳市于洪区	1 076 041
辽宁省沈阳市辽中区	399 279
辽宁省沈阳市康平县	281 142
辽宁省沈阳市法库县	344 335
辽宁省沈阳市新民市	571 446
辽宁省大连市	7 393 728
辽宁省大连市中山区	386 067
辽宁省大连市西岗区	303 013
辽宁省大连市沙河口区	666 057
辽宁省大连市甘井子区	1 536 964
辽宁省大连市旅顺口区	354 157
辽宁省大连市金州区	1 549 881
辽宁省大连市普兰店区	623 509
辽宁省大连市长海县	64 239
辽宁省大连市瓦房店市	794 469
辽宁省大连市庄河市	719 091
辽宁省大连市长兴岛经济技术开发区	86 241
辽宁省大连市大连高新技术产业园区	310 040
辽宁省鞍山市	3 257 718
辽宁省鞍山市铁东区	505 896
辽宁省鞍山市铁西区	404 708
辽宁省鞍山市立山区	524 605
辽宁省鞍山市千山区	93 912
辽宁省鞍山市台安县	289 793
辽宁省鞍山市岫岩满族自治县	398 027
辽宁省鞍山市海城市	1 040 777

续表

地区名称	总人口数
辽宁省抚顺市	1 697 535
辽宁省抚顺市新抚区	219 771
辽宁省抚顺市东洲区	232 854
辽宁省抚顺市望花区	263 569
辽宁省抚顺市顺城区	462 048
辽宁省抚顺市抚顺县	79 801
辽宁省抚顺市新宾满族自治县	209 501
辽宁省抚顺市清原满族自治县	229 991
辽宁省本溪市	1 300 692
辽宁省本溪市平山区	223 082
辽宁省本溪市溪湖区	202 411
辽宁省本溪市明山区	376 272
辽宁省本溪市南芬区	54 691
辽宁省本溪市本溪满族自治县	222 032
辽宁省本溪市桓仁满族自治县	222 204
辽宁省丹东市	2 140 512
辽宁省丹东市元宝区	200 455
辽宁省丹东市振兴区	420 070
辽宁省丹东市振安区	188 717
辽宁省丹东市宽甸满族自治县	322 070
辽宁省丹东市东港市	553 452
辽宁省丹东市凤城市	455 748
辽宁省锦州市	2 642 778
辽宁省锦州市古塔区	249 995
辽宁省锦州市凌河区	398 500
辽宁省锦州市滨海新区	99 882
辽宁省锦州市太和区	174 522
辽宁省锦州市黑山县	432 636
辽宁省锦州市义县	294 108
辽宁省锦州市凌海市	400 369

续表

地区名称	总人口数
辽宁省锦州市北镇市	409 696
辽宁省锦州市松山新区	183 070
辽宁省营口市	2 294 677
辽宁省营口市站前区	259 850
辽宁省营口市西市区	211 665
辽宁省营口市鲅鱼圈区	542 582
辽宁省营口市老边区	146 693
辽宁省营口市盖州市	542 492
辽宁省营口市大石桥市	591 395
辽宁省阜新市	1 611 521
辽宁省阜新市海州区	232 090
辽宁省阜新市新邱区	66 042
辽宁省阜新市太平区	140 391
辽宁省阜新市清河门区	50 997
辽宁省阜新市细河区	273 886
辽宁省阜新市阜新蒙古族自治县	526 386
辽宁省阜新市彰武县	321 729
辽宁省辽阳市	1 575 103
辽宁省辽阳市白塔区	357 861
辽宁省辽阳市文圣区	159 852
辽宁省辽阳市宏伟区	141 332
辽宁省辽阳市弓长岭区	80 043
辽宁省辽阳市太子河区	133 490
辽宁省辽阳市辽阳县	357 739
辽宁省辽阳市灯塔市	344 786
辽宁省盘锦市	1 383 239
辽宁省盘锦市双台子区	213 806
辽宁省盘锦市兴隆台区	530 372
辽宁省盘锦市大洼区	423 497
辽宁省盘锦市盘山县	215 564

续表

地区名称	总人口数
辽宁省铁岭市	2 319 232
辽宁省铁岭市银州区	372 816
辽宁省铁岭市清河区	84 020
辽宁省铁岭市铁岭县	312 737
辽宁省铁岭市西丰县	216 563
辽宁省铁岭市昌图县	684 738
辽宁省铁岭市调兵山市	199 954
辽宁省铁岭市开原市	448 404
辽宁省朝阳市	2 810 578
辽宁省朝阳市双塔区	464 668
辽宁省朝阳市龙城区	222 753
辽宁省朝阳市朝阳县	390 281
辽宁省朝阳市建平县	441 136
辽宁省朝阳市喀喇沁左翼蒙古族自治县	335 521
辽宁省朝阳市北票市	427 524
辽宁省朝阳市凌源市	528 695
辽宁省葫芦岛市	2 384 942
辽宁省葫芦岛市连山区	466 335
辽宁省葫芦岛市龙港区	294 431
辽宁省葫芦岛市南票区	180 167
辽宁省葫芦岛市绥中县	527 320
辽宁省葫芦岛市建昌县	438 589
辽宁省葫芦岛市兴城市	478 100
吉林省	23 475 002
吉林省长春市	9 064 895
吉林省长春市南关区	662 263
吉林省长春市宽城区	674 166
吉林省长春市朝阳区	616 954
吉林省长春市二道区	525 772
吉林省长春市绿园区	719 969

续表

地区名称	总人口数
吉林省长春市双阳区	330 283
吉林省长春市九台区	563 371
吉林省长春市农安县	860 451
吉林省长春市榆树市	828 052
吉林省长春市德惠市	684 050
吉林省长春市公主岭市	854 257
吉林省长春市经济技术开发区	434 080
吉林省长春市净月高新技术产业开发区	412 886
吉林省长春市汽车经济技术开发区	322 174
吉林省长春市莲花山生态旅游度假区	37 893
吉林省长春市长春新区	538 274
吉林省吉林市	3 520 670
吉林省吉林市昌邑区	575 037
吉林省吉林市龙潭区	365 192
吉林省吉林市船营区	459 343
吉林省吉林市丰满区	454 977
吉林省吉林市永吉县	230 275
吉林省吉林市蛟河市	313 475
吉林省吉林市桦甸市	326 056
吉林省吉林市舒兰市	387 610
吉林省吉林市磐石市	353 808
吉林省吉林市吉林经济技术开发区	54 897
吉林省四平市	1 697 779
吉林省四平市铁西区	302 295
吉林省四平市铁东区	300 591
吉林省四平市梨树县	494 200
吉林省四平市伊通满族自治县	305 338
吉林省四平市双辽市	295 355
吉林省辽源市	957 850
吉林省辽源市龙山区	322 083

续表

地区名称	总人口数
吉林省辽源市西安区	133 196
吉林省辽源市东丰县	289 778
吉林省辽源市东辽县	212 793
吉林省通化市	1 223 800
吉林省通化市东昌区	343 096
吉林省通化市二道江区	87 525
吉林省通化市通化县	161 978
吉林省通化市辉南县	219 073
吉林省通化市柳河县	254 486
吉林省通化市集安市	157 642
吉林省白山市	905 852
吉林省白山市浑江区	299 809
吉林省白山市江源区	133 259
吉林省白山市抚松县	202 760
吉林省白山市靖宇县	101 674
吉林省白山市长白朝鲜族自治县	54 256
吉林省白山市临江市	114 094
吉林省松原市	2 160 784
吉林省松原市宁江区	703 778
吉林省松原市前郭尔罗斯蒙古族自治县	384 981
吉林省松原市长岭县	426 827
吉林省松原市乾安县	193 846
吉林省松原市扶余市	451 352
吉林省白城市	1 480 795
吉林省白城市洮北区	464 850
吉林省白城市镇赉县	204 213
吉林省白城市通榆县	265 026
吉林省白城市洮南市	290 966
吉林省白城市大安市	255 740
吉林省延边朝鲜族自治州	1 899 791

续表

地区名称	总人口数
吉林省延边朝鲜族自治州延吉市	674 571
吉林省延边朝鲜族自治州图们市	82 815
吉林省延边朝鲜族自治州敦化市	384 305
吉林省延边朝鲜族自治州珲春市	235 165
吉林省延边朝鲜族自治州龙井市	125 770
吉林省延边朝鲜族自治州和龙市	114 062
吉林省延边朝鲜族自治州汪清县	162 740
吉林省延边朝鲜族自治州安图县	120 363
吉林省梅河口市	501 865
吉林省梅河口市梅河口县	501 865
吉林省长白山保护开发区管理委员会	60 921
吉林省长白山保护开发区管理委员会池北经济区	22 552
吉林省长白山保护开发区管理委员会池西经济区	19 185
吉林省长白山保护开发区管理委员会池南经济区	19 184
黑龙江省	30 991 390
黑龙江省哈尔滨市	9 824 425
黑龙江省哈尔滨市道里区	1 084 626
黑龙江省哈尔滨市南岗区	1 379 806
黑龙江省哈尔滨市道外区	800 940
黑龙江省哈尔滨市平房区	236 669
黑龙江省哈尔滨市松北区	777 599
黑龙江省哈尔滨市香坊区	1 110 235
黑龙江省哈尔滨市呼兰区	397 224
黑龙江省哈尔滨市阿城区	494 134
黑龙江省哈尔滨市双城区	625 514
黑龙江省哈尔滨市依兰县	248 034
黑龙江省哈尔滨市方正县	176 584
黑龙江省哈尔滨市宾县	426 985
黑龙江省哈尔滨市巴彦县	404 283
黑龙江省哈尔滨市木兰县	169 388

续表

地区名称	总人口数
黑龙江省哈尔滨市通河县	172 738
黑龙江省哈尔滨市延寿县	175 539
黑龙江省哈尔滨市尚志市	445 872
黑龙江省哈尔滨市五常市	698 255
黑龙江省齐齐哈尔市	3 939 152
黑龙江省齐齐哈尔市龙沙区	349 991
黑龙江省齐齐哈尔市建华区	328 624
黑龙江省齐齐哈尔市铁锋区	266 017
黑龙江省齐齐哈尔市昂昂溪区	66 571
黑龙江省齐齐哈尔市富拉尔基区	193 120
黑龙江省齐齐哈尔市碾子山区	55 312
黑龙江省齐齐哈尔市梅里斯达斡尔族区	123 666
黑龙江省齐齐哈尔市龙江县	398 310
黑龙江省齐齐哈尔市依安县	339 546
黑龙江省齐齐哈尔市泰来县	239 339
黑龙江省齐齐哈尔市甘南县	277 041
黑龙江省齐齐哈尔市富裕县	214 878
黑龙江省齐齐哈尔市克山县	244 108
黑龙江省齐齐哈尔市克东县	150 573
黑龙江省齐齐哈尔市拜泉县	270 973
黑龙江省齐齐哈尔市讷河市	421 083
黑龙江省鸡西市	1 448 981
黑龙江省鸡西市鸡冠区	394 283
黑龙江省鸡西市恒山区	85 316
黑龙江省鸡西市滴道区	64 244
黑龙江省鸡西市梨树区	38 733
黑龙江省鸡西市城子河区	68 077
黑龙江省鸡西市麻山区	16 862
黑龙江省鸡西市鸡东县	201 450
黑龙江省鸡西市虎林市	255 960

续表

地区名称	总人口数
黑龙江省鸡西市密山市	324 056
黑龙江省鹤岗市	859 966
黑龙江省鹤岗市向阳区	70 609
黑龙江省鹤岗市工农区	133 783
黑龙江省鹤岗市南山区	116 705
黑龙江省鹤岗市兴安区	96 287
黑龙江省鹤岗市东山区	93 628
黑龙江省鹤岗市兴山区	20 535
黑龙江省鹤岗市萝北县	195 559
黑龙江省鹤岗市绥滨县	132 860
黑龙江省双鸭山市	1 169 970
黑龙江省双鸭山市尖山区	258 934
黑龙江省双鸭山市岭东区	26 869
黑龙江省双鸭山市四方台区	38 754
黑龙江省双鸭山市宝山区	70 932
黑龙江省双鸭山市集贤县	234 157
黑龙江省双鸭山市友谊县	96 777
黑龙江省双鸭山市宝清县	318 170
黑龙江省双鸭山市饶河县	125 377
黑龙江省大庆市	2 727 049
黑龙江省大庆市萨尔图区	562 355
黑龙江省大庆市龙凤区	285 127
黑龙江省大庆市让胡路区	586 394
黑龙江省大庆市红岗区	128 168
黑龙江省大庆市大同区	178 260
黑龙江省大庆市肇州县	293 762
黑龙江省大庆市肇源县	317 073
黑龙江省大庆市林甸县	183 970
黑龙江省大庆市杜尔伯特蒙古族自治县	191 940
黑龙江省伊春市	837 932

续表

地区名称	总人口数
黑龙江省伊春市伊美区	168 332
黑龙江省伊春市乌翠区	69 920
黑龙江省伊春市友好区	52 312
黑龙江省伊春市嘉荫县	53 554
黑龙江省伊春市汤旺县	31 172
黑龙江省伊春市丰林县	58 324
黑龙江省伊春市大箐山县	53 931
黑龙江省伊春市南岔县	77 744
黑龙江省伊春市金林区	58 467
黑龙江省伊春市铁力市	214 176
黑龙江省佳木斯市	2 102 002
黑龙江省佳木斯市向阳区	291 789
黑龙江省佳木斯市前进区	178 129
黑龙江省佳木斯市东风区	119 173
黑龙江省佳木斯市郊区	261 924
黑龙江省佳木斯市桦南县	275 142
黑龙江省佳木斯市桦川县	139 964
黑龙江省佳木斯市汤原县	166 307
黑龙江省佳木斯市同江市	100 301
黑龙江省佳木斯市富锦市	295 856
黑龙江省佳木斯市抚远市	54 265
黑龙江省佳木斯市建三江农科区	219 152
黑龙江省七台河市	666 943
黑龙江省七台河市新兴区	154 045
黑龙江省七台河市桃山区	199 854
黑龙江省七台河市茄子河区	124 383
黑龙江省七台河市勃利县	188 661
黑龙江省牡丹江市	2 221 011
黑龙江省牡丹江市东安区	218 214
黑龙江省牡丹江市阳明区	187 690

续表

地区名称	总人口数
黑龙江省牡丹江市爱民区	270 928
黑龙江省牡丹江市西安区	238 785
黑龙江省牡丹江市林口县	227 732
黑龙江省牡丹江市绥芬河市	111 196
黑龙江省牡丹江市海林市	280 163
黑龙江省牡丹江市宁安市	308 930
黑龙江省牡丹江市穆棱市	189 086
黑龙江省牡丹江市东宁市	188 287
黑龙江省黑河市	1 250 956
黑龙江省黑河市爱辉区	222 527
黑龙江省黑河市逊克县	79 343
黑龙江省黑河市孙吴县	70 943
黑龙江省黑河市北安市	298 029
黑龙江省黑河市五大连池市	235 595
黑龙江省黑河市嫩江市	344 519
黑龙江省绥化市	3 630 095
黑龙江省绥化市北林区	689 035
黑龙江省绥化市望奎县	274 914
黑龙江省绥化市兰西县	296 317
黑龙江省绥化市青冈县	276 010
黑龙江省绥化市庆安县	250 089
黑龙江省绥化市明水县	190 587
黑龙江省绥化市绥棱县	203 282
黑龙江省绥化市安达市	344 558
黑龙江省绥化市肇东市	643 049
黑龙江省绥化市海伦市	462 254
黑龙江省大兴安岭地区	312 908
黑龙江省大兴安岭地区漠河市	50 498
黑龙江省大兴安岭地区呼玛县	33 853
黑龙江省大兴安岭地区塔河县	47 338

续表

地区名称	总人口数
黑龙江省大兴安岭地区加格达奇区	131 125
黑龙江省大兴安岭地区松岭区	15 186
黑龙江省大兴安岭地区新林区	19 324
黑龙江省大兴安岭地区呼中区	15 584
上海市	24 745 588
上海市市辖区	24 745 588
上海市市辖区黄浦区	507 532
上海市市辖区徐汇区	1 097 392
上海市市辖区长宁区	684 517
上海市市辖区静安区	939 422
上海市市辖区普陀区	1 242 322
上海市市辖区虹口区	681 493
上海市市辖区杨浦区	1 198 341
上海市市辖区闵行区	2 687 768
上海市市辖区宝山区	2 270 884
上海市市辖区嘉定区	1 891 964
上海市市辖区浦东新区	5 779 665
上海市市辖区金山区	823 387
上海市市辖区松江区	1 953 953
上海市市辖区青浦区	1 265 199
上海市市辖区奉贤区	1 125 262
上海市市辖区崇明区	596 487
江苏省	85 154 014
江苏省南京市	9 491 298
江苏省南京市玄武区	544 871
江苏省南京市秦淮区	748 175
江苏省南京市建邺区	544 538
江苏省南京市南京鼓楼区	950 290
江苏省南京市浦口区	409 171
江苏省南京市栖霞区	1 007 725

续表

地区名称	总人口数
江苏省南京市雨花台区	622 700
江苏省南京市江宁区	1 972 580
江苏省南京市六合区	643 794
江苏省南京市溧水区	500 412
江苏省南京市高淳区	434 958
江苏省南京市江北新区	1 112 084
江苏省无锡市	7 491 119
江苏省无锡市锡山区	893 367
江苏省无锡市惠山区	905 817
江苏省无锡市滨湖区	596 524
江苏省无锡市梁溪区	991 846
江苏省无锡市新吴区	731 238
江苏省无锡市江阴市	1 771 544
江苏省无锡市宜兴市	1 273 189
江苏省无锡市无锡经济开发区	327 594
江苏省徐州市	9 019 243
江苏省徐州市徐州鼓楼区	431 057
江苏省徐州市云龙区	480 497
江苏省徐州市贾汪区	459 208
江苏省徐州市泉山区	510 812
江苏省徐州市铜山区	1 254 234
江苏省徐州市丰县	900 629
江苏省徐州市沛县	1 002 601
江苏省徐州市睢宁县	1 048 980
江苏省徐州市新沂市	968 782
江苏省徐州市邳州市	1 458 378
江苏省徐州市徐州经济开发区	389 338
江苏省徐州市徐州淮海国际港务区	114 727
江苏省常州市	5 366 108
江苏省常州市天宁区	679 750

续表

地区名称	总人口数
江苏省常州市钟楼区	670 752
江苏省常州市经开区	428 846
江苏省常州市新北区	903 454
江苏省常州市武进区	1 303 230
江苏省常州市金坛区	593 912
江苏省常州市溧阳市	786 164
江苏省苏州市	12 911 292
江苏省苏州市虎丘区	851 638
江苏省苏州市吴中区	1 420 028
江苏省苏州市相城区	911 408
江苏省苏州市姑苏区	933 876
江苏省苏州市吴江区	1 573 146
江苏省苏州市常熟市	1 675 379
江苏省苏州市张家港市	1 434 803
江苏省苏州市昆山市	2 117 550
江苏省苏州市太仓市	830 928
江苏省苏州市工业园区	1 162 536
江苏省南通市	7 744 263
江苏省南通市通州区	1 122 842
江苏省南通市崇川区	1 212 625
江苏省南通市海门区	992 075
江苏省南通市如东县	840 205
江苏省南通市启东市	964 331
江苏省南通市如皋市	1 238 889
江苏省南通市海安市	872 764
江苏省南通市南通开发区	316 421
江苏省南通市苏锡通产业园区	91 895
江苏省南通市通州湾示范区	92 216
江苏省连云港市	4 601 095
江苏省连云港市连云区	207 219

续表

地区名称	总人口数
江苏省连云港市海州区	943 623
江苏省连云港市赣榆区	1 029 932
江苏省连云港市东海县	1 023 970
江苏省连云港市灌云县	707 000
江苏省连云港市灌南县	596 796
江苏省连云港市连云港开发区	92 555
江苏省淮安市	4 553 102
江苏省淮安市淮安区	907 434
江苏省淮安市淮阴区	762 715
江苏省淮安市开发区	298 264
江苏省淮安市清江浦区	615 442
江苏省淮安市洪泽区	288 743
江苏省淮安市涟水县	804 039
江苏省淮安市盱眙县	587 619
江苏省淮安市金湖县	288 846
江苏省盐城市	6 690 176
江苏省盐城市亭湖区	1 154 557
江苏省盐城市盐都区	629 097
江苏省盐城市大丰区	658 123
江苏省盐城市响水县	450 036
江苏省盐城市滨海县	802 274
江苏省盐城市阜宁县	774 804
江苏省盐城市射阳县	739 472
江苏省盐城市建湖县	592 573
江苏省盐城市东台市	889 240
江苏省扬州市	4 583 099
江苏省扬州市广陵区	551 904
江苏省扬州市邗江区	743 687
江苏省扬州市江都区	937 141
江苏省扬州市宝应县	658 694

续表

地区名称	总人口数
江苏省扬州市仪征市	533 780
江苏省扬州市高邮市	708 899
江苏省扬州市扬州经济技术开发区	244 247
江苏省扬州市蜀冈瘦西湖风景名胜区	137 296
江苏省扬州市生态科技新城	67 451
江苏省镇江市	3 222 058
江苏省镇江市京口区	359 224
江苏省镇江市润州区	303 756
江苏省镇江市丹徒区	351 271
江苏省镇江市丹阳市	987 016
江苏省镇江市扬中市	314 228
江苏省镇江市句容市	638 839
江苏省镇江市镇江新区	267 724
江苏省泰州市	4 506 073
江苏省泰州市海陵区	583 903
江苏省泰州市医药高新技术产业开发区（泰州市高港区）	488 266
江苏省泰州市姜堰区	670 443
江苏省泰州市兴化市	1 117 385
江苏省泰州市靖江市	659 478
江苏省泰州市泰兴市	986 598
江苏省宿迁市	4 975 088
江苏省宿迁市宿城区	718 115
江苏省宿迁市宿豫区	606 653
江苏省宿迁市沭阳县	1 644 646
江苏省宿迁市泗阳县	812 447
江苏省宿迁市泗洪县	841 235
江苏省宿迁市市经济开发区	196 212
江苏省宿迁市洋河新区	155 780
浙江省	65 770 846
浙江省杭州市	12 376 309

续表

地区名称	总人口数
浙江省杭州市上城区	1 458 696
浙江省杭州市拱墅区	1 224 332
浙江省杭州市西湖区	1 114 449
浙江省杭州市滨江区	519 290
浙江省杭州市萧山区	2 061 114
浙江省杭州市余杭区	1 263 732
浙江省杭州市富阳区	849 931
浙江省杭州市临安区	645 985
浙江省杭州市临平区	1 210 213
浙江省杭州市钱塘区	790 649
浙江省杭州市桐庐县	446 432
浙江省杭州市淳安县	322 197
浙江省杭州市建德市	445 304
浙江省杭州市西湖风景名胜区	23 985
浙江省宁波市	9 618 187
浙江省宁波市海曙区	1 073 077
浙江省宁波市江北区	504 435
浙江省宁波市北仑区	857 454
浙江省宁波市镇海区	671 618
浙江省宁波市鄞州区	1 521 230
浙江省宁波市奉化区	591 236
浙江省宁波市象山县	562 001
浙江省宁波市宁海县	692 718
浙江省宁波市余姚市	1 277 237
浙江省宁波市慈溪市	1 867 181
浙江省温州市	9 678 777
浙江省温州市鹿城区	1 194 887
浙江省温州市龙湾区	747 326
浙江省温州市瓯海区	989 522
浙江省温州市洞头区	152 061

续表

地区名称	总人口数
浙江省温州市永嘉县	861 008
浙江省温州市平阳县	853 214
浙江省温州市苍南县	835 731
浙江省温州市文成县	283 400
浙江省温州市泰顺县	263 056
浙江省温州市瑞安市	1 544 838
浙江省温州市乐清市	1 479 092
浙江省温州市龙港市	474 642
浙江省嘉兴市	5 551 071
浙江省嘉兴市南湖区	881 680
浙江省嘉兴市秀洲区	700 242
浙江省嘉兴市嘉善县	650 195
浙江省嘉兴市海盐县	457 412
浙江省嘉兴市海宁市	1 109 358
浙江省嘉兴市平湖市	689 741
浙江省嘉兴市桐乡市	1 062 443
浙江省湖州市	3 413 060
浙江省湖州市吴兴区	1 050 880
浙江省湖州市南浔区	557 274
浙江省湖州市德清县	546 730
浙江省湖州市长兴县	671 671
浙江省湖州市安吉县	586 505
浙江省绍兴市	5 353 347
浙江省绍兴市越城区	1 099 003
浙江省绍兴市柯桥区	1 128 805
浙江省绍兴市上虞区	798 784
浙江省绍兴市新昌县	412 964
浙江省绍兴市诸暨市	1 233 347
浙江省绍兴市嵊州市	680 444
浙江省金华市	7 126 910

续表

地区名称	总人口数
浙江省金华市婺城区	976 755
浙江省金华市金东区	517 643
浙江省金华市武义县	456 473
浙江省金华市浦江县	453 217
浙江省金华市磐安县	173 621
浙江省金华市兰溪市	577 092
浙江省金华市义乌市	1 893 608
浙江省金华市东阳市	1 100 412
浙江省金华市永康市	978 089
浙江省衢州市	2 290 126
浙江省衢州市柯城区	541 895
浙江省衢州市衢江区	381 486
浙江省衢州市常山县	256 661
浙江省衢州市开化县	255 333
浙江省衢州市龙游县	354 307
浙江省衢州市江山市	500 444
浙江省舟山市	1 169 896
浙江省舟山市定海区	539 341
浙江省舟山市普陀区	361 370
浙江省舟山市岱山县	203 746
浙江省舟山市嵊泗县	65 439
浙江省台州市	6 678 136
浙江省台州市椒江区	845 925
浙江省台州市黄岩区	720 063
浙江省台州市路桥区	642 014
浙江省台州市三门县	373 594
浙江省台州市天台县	467 392
浙江省台州市仙居县	425 219
浙江省台州市温岭市	1 426 983
浙江省台州市临海市	1 123 985

续表

地区名称	总人口数
浙江省台州市玉环市	652 961
浙江省丽水市	2 515 027
浙江省丽水市莲都区	580 372
浙江省丽水市青田县	504 232
浙江省丽水市缙云县	401 826
浙江省丽水市遂昌县	191 881
浙江省丽水市松阳县	203 695
浙江省丽水市云和县	128 401
浙江省丽水市庆元县	141 524
浙江省丽水市景宁畲族自治县	110 043
浙江省丽水市龙泉市	253 053
安徽省	61 274 658
安徽省合肥市	9 634 802
安徽省合肥市瑶海区	1 375 121
安徽省合肥市庐阳区	720 031
安徽省合肥市蜀山区	1 963 153
安徽省合肥市包河区	1 265 107
安徽省合肥市长丰县	800 066
安徽省合肥市肥东县	902 088
安徽省合肥市肥西县	988 108
安徽省合肥市庐江县	891 081
安徽省合肥市巢湖市	730 047
安徽省芜湖市	3 731 305
安徽省芜湖市镜湖区	487 014
安徽省芜湖市鸠江区	748 087
安徽省芜湖市弋江区	625 051
安徽省芜湖市湾沚区	352 041
安徽省芜湖市繁昌区	252 019
安徽省芜湖市南陵县	438 028
安徽省芜湖市无为市	829 065

续表

地区名称	总人口数
安徽省蚌埠市	3 309 261
安徽省蚌埠市龙子湖区	276 033
安徽省蚌埠市蚌山区	391 017
安徽省蚌埠市禹会区	389 036
安徽省蚌埠市淮上区	285 022
安徽省蚌埠市怀远县	938 075
安徽省蚌埠市五河县	529 035
安徽省蚌埠市固镇县	501 043
安徽省淮南市	3 028 245
安徽省淮南市大通区	166 021
安徽省淮南市田家庵区	742 031
安徽省淮南市谢家集区	220 004
安徽省淮南市八公山区	116 017
安徽省淮南市潘集区	323 023
安徽省淮南市凤台县	630 063
安徽省淮南市寿县	831 086
安徽省马鞍山市	2 186 179
安徽省马鞍山市花山区	460 026
安徽省马鞍山市雨山区	359 967
安徽省马鞍山市博望区	162 023
安徽省马鞍山市当涂县	451 104
安徽省马鞍山市含山县	340 020
安徽省马鞍山市和县	413 039
安徽省淮北市	1 950 117
安徽省淮北市杜集区	230 016
安徽省淮北市相山区	561 014
安徽省淮北市烈山区	241 014
安徽省淮北市濉溪县	918 073
安徽省铜陵市	1 301 059
安徽省铜陵市铜官区	452 015

续表

地区名称	总人口数
安徽省铜陵市义安区	225 014
安徽省铜陵市郊区	161 001
安徽省铜陵市枞阳县	463 029
安徽省安庆市	4 156 261
安徽省安庆市迎江区	283 006
安徽省安庆市大观区	210 996
安徽省安庆市宜秀区	317 022
安徽省安庆市怀宁县	494 042
安徽省安庆市太湖县	431 043
安徽省安庆市宿松县	609 055
安徽省安庆市望江县	459 021
安徽省安庆市岳西县	322 019
安徽省安庆市桐城市	590 038
安徽省安庆市潜山市	440 019
安徽省黄山市	1 323 108
安徽省黄山市屯溪区	299 010
安徽省黄山市黄山区	146 018
安徽省黄山市徽州区	98 014
安徽省黄山市歙县	355 036
安徽省黄山市休宁县	207 007
安徽省黄山市黟县	75 009
安徽省黄山市祁门县	143 014
安徽省滁州市	4 051 340
安徽省滁州市琅琊区	361 037
安徽省滁州市南谯区	447 034
安徽省滁州市来安县	424 031
安徽省滁州市全椒县	402 026
安徽省滁州市定远县	677 065
安徽省滁州市凤阳县	639 071
安徽省滁州市天长市	612 050

续表

地区名称	总人口数
安徽省滁州市明光市	489 026
安徽省阜阳市	8 141 581
安徽省阜阳市颍州区	995 061
安徽省阜阳市颍东区	537 041
安徽省阜阳市颍泉区	594 042
安徽省阜阳市临泉县	1 643 105
安徽省阜阳市太和县	1 369 106
安徽省阜阳市阜南县	1 170 088
安徽省阜阳市颍上县	1 194 105
安徽省阜阳市界首市	639 033
安徽省宿州市	5 300 374
安徽省宿州市埇桥区	1 775 126
安徽省宿州市砀山县	763 056
安徽省宿州市萧县	1 039 069
安徽省宿州市灵璧县	971 067
安徽省宿州市泗县	752 056
安徽省六安市	4 378 357
安徽省六安市金安区	833 053
安徽省六安市裕安区	924 066
安徽省六安市叶集区	216 018
安徽省六安市霍邱县	940 089
安徽省六安市舒城县	690 053
安徽省六安市金寨县	492 060
安徽省六安市霍山县	283 018
安徽省亳州市	4 959 398
安徽省亳州市谯城区	1 527 115
安徽省亳州市涡阳县	1 162 092
安徽省亳州市蒙城县	1 097 093
安徽省亳州市利辛县	1 173 098
安徽省池州市	1 328 048

续表

地区名称	总人口数
安徽省池州市贵池区	612 031
安徽省池州市东至县	393 019
安徽省池州市石台县	77 991
安徽省池州市青阳县	245 007
安徽省宣城市	2 495 223
安徽省宣城市宣州区	773 051
安徽省宣城市郎溪县	312 035
安徽省宣城市泾县	271 017
安徽省宣城市绩溪县	137 019
安徽省宣城市旌德县	110 017
安徽省宣城市宁国市	389 041
安徽省宣城市广德市	503 043
福建省	41 882 568
福建省福州市	8 066 691
福建省福州市鼓楼区	690 267
福建省福州市台江区	425 914
福建省福州市仓山区	1 190 686
福建省福州市马尾区	301 203
福建省福州市晋安区	820 042
福建省福州市长乐区	819 314
福建省福州市闽侯县	984 540
福建省福州市连江县	633 304
福建省福州市罗源县	253 478
福建省福州市闽清县	253 725
福建省福州市永泰县	279 047
福建省福州市福清市	1 415 171
福建省厦门市	5 308 235
福建省厦门市思明区	1 096 690
福建省厦门市海沧区	600 592
福建省厦门市湖里区	1 067 244

续表

地区名称	总人口数
福建省厦门市集美区	1 069 154
福建省厦门市同安区	880 185
福建省厦门市翔安区	594 370
福建省莆田市	3 199 252
福建省莆田市城厢区	553 773
福建省莆田市涵江区	482 374
福建省莆田市荔城区	681 092
福建省莆田市秀屿区	488 642
福建省莆田市湄洲湾北岸经济开发区	83 588
福建省莆田市湄洲岛区	34 314
福建省莆田市仙游县	875 469
福建省三明市	2 455 121
福建省三明市三元区	416 137
福建省三明市明溪县	96 343
福建省三明市清流县	115 184
福建省三明市宁化县	255 227
福建省三明市大田县	293 812
福建省三明市尤溪县	334 722
福建省三明市沙县区	244 772
福建省三明市将乐县	141 418
福建省三明市泰宁县	101 609
福建省三明市建宁县	111 531
福建省三明市永安市	344 366
福建省泉州市	8 879 513
福建省泉州市鲤城区	408 538
福建省泉州市丰泽区	723 055
福建省泉州市洛江区	255 673
福建省泉州市泉港区	366 216
福建省泉州市泉州经济技术开发区	33 423
福建省泉州市台商投资区	257 741

续表

地区名称	总人口数
福建省泉州市惠安县	775 137
福建省泉州市安溪县	991 825
福建省泉州市永春县	415 435
福建省泉州市德化县	329 161
福建省泉州市石狮市	695 980
福建省泉州市晋江市	2 091 789
福建省泉州市南安市	1 535 540
福建省漳州市	5 068 334
福建省漳州市芗城区	645 794
福建省漳州市龙文区	313 814
福建省漳州市漳州台商投资区	250 410
福建省漳州市漳州招商局经济技术开发区	56 692
福建省漳州市漳州高新技术产业开发区	182 963
福建省漳州市漳州古雷港经济开发区	206 974
福建省漳州市云霄县	405 840
福建省漳州市漳浦县	639 535
福建省漳州市诏安县	553 474
福建省漳州市长泰区	225 125
福建省漳州市东山县	216 180
福建省漳州市南靖县	257 219
福建省漳州市平和县	447 877
福建省漳州市华安县	131 631
福建省漳州市龙海区	534 806
福建省南平市	2 651 142
福建省南平市延平区	458 094
福建省南平市建阳区	345 058
福建省南平市顺昌县	172 759
福建省南平市浦城县	286 600
福建省南平市光泽县	126 104
福建省南平市松溪县	126 972

续表

地区名称	总人口数
福建省南平市政和县	174 925
福建省南平市邵武市	271 128
福建省南平市武夷山市	258 894
福建省南平市建瓯市	430 608
福建省龙岩市	2 716 141
福建省龙岩市新罗区	861 768
福建省龙岩市永定区	330 329
福建省龙岩市长汀县	387 951
福建省龙岩市上杭县	366 595
福建省龙岩市武平县	271 373
福建省龙岩市连城县	245 201
福建省龙岩市漳平市	252 924
福建省宁德市	3 156 097
福建省宁德市蕉城区	645 453
福建省宁德市霞浦县	468 105
福建省宁德市古田县	317 384
福建省宁德市屏南县	137 352
福建省宁德市寿宁县	175 037
福建省宁德市周宁县	146 757
福建省宁德市柘荣县	91 630
福建省宁德市福安市	615 910
福建省宁德市福鼎市	558 469
福建省平潭综合实验区	382 042
福建省平潭综合实验区平潭县	382 042
江西省	45 280 148
江西省南昌市	6 537 971
江西省南昌市东湖区	440 526
江西省南昌市西湖区	508 762
江西省南昌市青云谱区	365 413
江西省南昌市青山湖区	697 189

续表

地区名称	总人口数
江西省南昌市新建区	858 862
江西省南昌市红谷滩区	589 852
江西省南昌市南昌县	1 218 389
江西省南昌市安义县	259 439
江西省南昌市进贤县	634 107
江西省南昌市南昌经济技术开发区	490 841
江西省南昌市高新区	474 591
江西省景德镇市	1 621 926
江西省景德镇市昌江区	233 433
江西省景德镇市珠山区	389 782
江西省景德镇市浮梁县	249 921
江西省景德镇市乐平市	748 790
江西省萍乡市	1 808 890
江西省萍乡市安源区	598 805
江西省萍乡市湘东区	308 190
江西省萍乡市莲花县	214 892
江西省萍乡市上栗县	430 104
江西省萍乡市芦溪县	256 899
江西省九江市	4 557 897
江西省九江市濂溪区	423 373
江西省九江市浔阳区	436 711
江西省九江市柴桑区	316 592
江西省九江市武宁县	317 097
江西省九江市修水县	700 506
江西省九江市永修县	310 770
江西省九江市德安县	164 235
江西省九江市都昌县	568 968
江西省九江市湖口县	223 527
江西省九江市彭泽县	279 063
江西省九江市瑞昌市	397 111

续表

地区名称	总人口数
江西省九江市共青城市	191 857
江西省九江市庐山市	228 087
江西省新余市	1 202 909
江西省新余市渝水区	937 299
江西省新余市分宜县	265 610
江西省鹰潭市	1 155 904
江西省鹰潭市月湖区	311 471
江西省鹰潭市余江区	325 317
江西省鹰潭市贵溪市	519 116
江西省赣州市	8 987 910
江西省赣州市章贡区	656 115
江西省赣州市南康区	844 336
江西省赣州市赣县区	588 619
江西省赣州市信丰县	669 230
江西省赣州市大余县	262 054
江西省赣州市上犹县	265 975
江西省赣州市崇义县	176 305
江西省赣州市安远县	344 719
江西省赣州市定南县	208 595
江西省赣州市全南县	168 261
江西省赣州市宁都县	696 967
江西省赣州市于都县	901 816
江西省赣州市兴国县	711 833
江西省赣州市会昌县	450 375
江西省赣州市寻乌县	278 706
江西省赣州市石城县	281 293
江西省赣州市瑞金市	609 085
江西省赣州市龙南市	316 923
江西省赣州市赣州经济技术开发区	556 703
江西省吉安市	4 422 893

续表

地区名称	总人口数
江西省吉安市吉州区	407 845
江西省吉安市青原区	244 992
江西省吉安市吉安县	462 799
江西省吉安市吉水县	415 763
江西省吉安市峡江县	147 686
江西省吉安市新干县	281 951
江西省吉安市永丰县	384 260
江西省吉安市泰和县	461 079
江西省吉安市遂川县	505 348
江西省吉安市万安县	247 140
江西省吉安市安福县	323 631
江西省吉安市永新县	387 083
江西省吉安市井冈山市	153 316
江西省宜春市	4 969 938
江西省宜春市袁州区	1 141 202
江西省宜春市奉新县	264 619
江西省宜春市万载县	481 693
江西省宜春市上高县	338 594
江西省宜春市宜丰县	248 746
江西省宜春市靖安县	119 688
江西省宜春市铜鼓县	114 672
江西省宜春市丰城市	1 048 874
江西省宜春市樟树市	477 717
江西省宜春市高安市	734 133
江西省抚州市	3 578 952
江西省抚州市临川区	1 126 333
江西省抚州市东乡区	369 445
江西省抚州市南城县	279 743
江西省抚州市黎川县	200 706
江西省抚州市南丰县	265 587

续表

地区名称	总人口数
江西省抚州市崇仁县	297 312
江西省抚州市乐安县	301 375
江西省抚州市宜黄县	196 596
江西省抚州市金溪县	248 745
江西省抚州市资溪县	93 232
江西省抚州市广昌县	199 878
江西省上饶市	6 434 958
江西省上饶市信州区	573 059
江西省上饶市广丰区	784 183
江西省上饶市广信区	746 588
江西省上饶市玉山县	511 536
江西省上饶市铅山县	366 965
江西省上饶市横峰县	183 670
江西省上饶市弋阳县	332 280
江西省上饶市余干县	826 916
江西省上饶市鄱阳县	1 164 865
江西省上饶市万年县	350 810
江西省上饶市婺源县	308 893
江西省上饶市德兴市	285 193
山东省	101 624 535
山东省济南市	9 414 578
山东省济南市历下区	840 773
山东省济南市市中区	928 073
山东省济南市槐荫区	696 231
山东省济南市天桥区	739 009
山东省济南市历城区	1 150 155
山东省济南市长清区	609 789
山东省济南市章丘区	1 099 511
山东省济南市济阳区	410 162
山东省济南市莱芜区	989 362

续表

地区名称	总人口数
山东省济南市钢城区	292 801
山东省济南市平阴县	318 620
山东省济南市商河县	521 485
山东省济南市开发区	439 651
山东省济南市南部山区管理委员会	208 476
山东省济南市济南新旧动能转换起步区	170 480
山东省青岛市	10 341 530
山东省青岛市市南区	498 468
山东省青岛市市北区	1 127 501
山东省青岛市黄岛区	1 976 568
山东省青岛市崂山区	519 263
山东省青岛市李沧区	767 604
山东省青岛市城阳区	1 156 344
山东省青岛市即墨区	1 380 225
山东省青岛市胶州市	997 355
山东省青岛市平度市	1 195 652
山东省青岛市莱西市	722 550
山东省淄博市	4 705 707
山东省淄博市淄川区	619 527
山东省淄博市张店区	1 091 914
山东省淄博市博山区	412 327
山东省淄博市临淄区	655 847
山东省淄博市周村区	403 338
山东省淄博市桓台县	477 573
山东省淄博市高青县	305 238
山东省淄博市沂源县	503 695
山东省淄博市高新技术开发区	236 248
山东省枣庄市	3 829 710
山东省枣庄市市中区	614 990
山东省枣庄市薛城区	596 589

续表

地区名称	总人口数
山东省枣庄市峄城区	362 717
山东省枣庄市台儿庄区	305 903
山东省枣庄市山亭区	406 320
山东省枣庄市滕州市	1 543 191
山东省东营市	2 208 802
山东省东营市东营区	951 621
山东省东营市河口区	248 836
山东省东营市垦利区	262 560
山东省东营市利津县	233 355
山东省东营市广饶县	512 430
山东省烟台市	7 058 623
山东省烟台市芝罘区	887 333
山东省烟台市福山区	458 191
山东省烟台市牟平区	463 027
山东省烟台市莱山区	395 517
山东省烟台市蓬莱区	464 642
山东省烟台市龙口市	718 161
山东省烟台市莱阳市	780 797
山东省烟台市莱州市	806 496
山东省烟台市招远市	533 359
山东省烟台市栖霞市	425 013
山东省烟台市海阳市	569 713
山东省烟台市开发区	425 760
山东省烟台市高新区	85 656
山东省烟台市长岛综合试验区	44 958
山东省潍坊市	9 417 562
山东省潍坊市潍城区	535 824
山东省潍坊市寒亭区	479 886
山东省潍坊市坊子区	532 602
山东省潍坊市奎文区	890 943

续表

地区名称	总人口数
山东省潍坊市临朐县	795 625
山东省潍坊市昌乐县	575 813
山东省潍坊市青州市	959 273
山东省潍坊市诸城市	1 074 605
山东省潍坊市寿光市	1 161 962
山东省潍坊市安丘市	838 233
山东省潍坊市高密市	873 340
山东省潍坊市昌邑市	559 371
山东省潍坊市滨海经济开发区	140 085
山东省济宁市	8 290 576
山东省济宁市任城区	1 266 055
山东省济宁市兖州区	547 156
山东省济宁市微山县	601 160
山东省济宁市鱼台县	411 161
山东省济宁市金乡县	621 791
山东省济宁市嘉祥县	803 781
山东省济宁市汶上县	675 247
山东省济宁市泗水县	532 193
山东省济宁市梁山县	717 770
山东省济宁市曲阜市	616 578
山东省济宁市邹城市	1 156 278
山东省济宁市高新技术开发区	341 406
山东省泰安市	5 400 734
山东省泰安市泰山区	884 839
山东省泰安市岱岳区	1 074 858
山东省泰安市宁阳县	648 739
山东省泰安市东平县	665 962
山东省泰安市新泰市	1 250 279
山东省泰安市肥城市	876 057
山东省威海市	2 917 755

续表

地区名称	总人口数
山东省威海市环翠区	1 192 202
山东省威海市文登区	567 137
山东省威海市荣成市	703 698
山东省威海市乳山市	454 718
山东省日照市	2 967 756
山东省日照市东港区	1 194 976
山东省日照市岚山区	384 054
山东省日照市五莲县	432 134
山东省日照市莒县	956 592
山东省临沂市	10 992 492
山东省临沂市兰山区	1 894 106
山东省临沂市罗庄区	922 661
山东省临沂市河东区	931 734
山东省临沂市沂南县	792 311
山东省临沂市郯城县	871 903
山东省临沂市沂水县	951 560
山东省临沂市兰陵县	1 085 115
山东省临沂市费县	786 545
山东省临沂市平邑县	880 712
山东省临沂市莒南县	823 742
山东省临沂市蒙阴县	475 901
山东省临沂市临沭县	576 202
山东省德州市	5 574 711
山东省德州市德城区	1 026 976
山东省德州市陵城区	494 398
山东省德州市宁津县	464 202
山东省德州市庆云县	313 536
山东省德州市临邑县	464 712
山东省德州市齐河县	565 783
山东省德州市平原县	410 017

续表

地区名称	总人口数
山东省德州市夏津县	448 656
山东省德州市武城县	346 850
山东省德州市乐陵市	555 322
山东省德州市禹城市	484 259
山东省聊城市	5 902 657
山东省聊城市东昌府区	1 512 959
山东省聊城市茌平区	523 374
山东省聊城市阳谷县	683 981
山东省聊城市莘县	911 812
山东省聊城市东阿县	337 893
山东省聊城市冠县	703 378
山东省聊城市高唐县	443 550
山东省聊城市临清市	785 710
山东省滨州市	3 918 751
山东省滨州市滨城区	873 029
山东省滨州市沾化区	340 427
山东省滨州市惠民县	560 341
山东省滨州市阳信县	415 097
山东省滨州市无棣县	458 749
山东省滨州市博兴县	499 943
山东省滨州市邹平市	771 165
山东省菏泽市	8 682 591
山东省菏泽市牡丹区	1 304 522
山东省菏泽市定陶区	547 051
山东省菏泽市曹县	1 354 493
山东省菏泽市单县	1 001 425
山东省菏泽市成武县	579 832
山东省菏泽市巨野县	903 749
山东省菏泽市郓城县	1 094 193
山东省菏泽市鄄城县	731 015

续表

地区名称	总人口数
山东省菏泽市东明县	746 032
山东省菏泽市开发区	420 279
河南省	98 715 502
河南省郑州市	12 828 075
河南省郑州市中原区	990 217
河南省郑州市二七区	1 092 429
河南省郑州市管城回族区	846 260
河南省郑州市金水区	1 663 406
河南省郑州市上街区	202 232
河南省郑州市惠济区	572 933
河南省郑州市中牟县	692 479
河南省郑州市郑州经济技术开发区	340 218
河南省郑州市郑州高新技术产业开发区	567 121
河南省郑州市郑州航空港经济综合实验区	639 179
河南省郑州市巩义市	784 157
河南省郑州市荥阳市	729 728
河南省郑州市新密市	825 878
河南省郑州市新郑市	1 177 452
河南省郑州市登封市	729 229
河南省郑州市郑东新区	975 157
河南省开封市	4 693 825
河南省开封市龙亭区	156 860
河南省开封市顺河回族区	225 767
河南省开封市鼓楼区	134 873
河南省开封市禹王台区	123 955
河南省开封市金明区	419 660
河南省开封市祥符区	672 991
河南省开封市杞县	891 114
河南省开封市通许县	515 940
河南省开封市尉氏县	804 430

续表

地区名称	总人口数
河南省开封市兰考县	748 235
河南省洛阳市	7 078 758
河南省洛阳市老城区	254 131
河南省洛阳市西工区	370 774
河南省洛阳市瀍河回族区	224 258
河南省洛阳市涧西区	723 327
河南省洛阳市偃师区	535 184
河南省洛阳市孟津区	610 579
河南省洛阳市洛龙区	932 324
河南省洛阳市新安县	465 922
河南省洛阳市栾川县	316 638
河南省洛阳市嵩县	526 515
河南省洛阳市汝阳县	420 944
河南省洛阳市宜阳县	556 690
河南省洛阳市洛宁县	373 323
河南省洛阳市伊川县	768 149
河南省平顶山市	4 960 840
河南省平顶山市新华区	343 307
河南省平顶山市卫东区	377 365
河南省平顶山市石龙区	44 482
河南省平顶山市湛河区	354 622
河南省平顶山市宝丰县	487 648
河南省平顶山市叶县	685 782
河南省平顶山市鲁山县	771 603
河南省平顶山市郏县	495 123
河南省平顶山市新城区	132 149
河南省平顶山市舞钢市	292 677
河南省平顶山市汝州市	976 082
河南省安阳市	5 416 564
河南省安阳市文峰区	592 038

续表

地区名称	总人口数
河南省安阳市北关区	333 445
河南省安阳市殷都区	623 599
河南省安阳市龙安区	257 365
河南省安阳市安阳县	419 201
河南省安阳市汤阴县	442 859
河南省安阳市滑县	1 140 156
河南省安阳市内黄县	663 468
河南省安阳市林州市	944 433
河南省鹤壁市	1 571 872
河南省鹤壁市鹤山区	63 716
河南省鹤壁市山城区	158 973
河南省鹤壁市淇滨区	416 127
河南省鹤壁市浚县	614 937
河南省鹤壁市淇县	234 014
河南省鹤壁市开发区	43 916
河南省鹤壁市示范区	40 189
河南省新乡市	6 165 758
河南省新乡市红旗区	434 821
河南省新乡市卫滨区	241 945
河南省新乡市凤泉区	149 854
河南省新乡市牧野区	381 695
河南省新乡市新乡县	343 051
河南省新乡市获嘉县	384 792
河南省新乡市原阳县	526 617
河南省新乡市延津县	427 747
河南省新乡市封丘县	681 947
河南省新乡市高新区	139 393
河南省新乡市经济技术开发区	41 898
河南省新乡市卫辉市	469 773
河南省新乡市辉县市	834 478

续表

地区名称	总人口数
河南省新乡市长垣市	897 296
河南省新乡市平原示范区	210 451
河南省焦作市	3 522 836
河南省焦作市解放区	355 964
河南省焦作市中站区	109 735
河南省焦作市马村区	123 649
河南省焦作市山阳区	310 842
河南省焦作市修武县	244 041
河南省焦作市博爱县	344 013
河南省焦作市武陟县	651 602
河南省焦作市温县	386 530
河南省焦作市沁阳市	448 916
河南省焦作市孟州市	334 052
河南省焦作市高新技术产业开发区	213 492
河南省濮阳市	3 742 718
河南省濮阳市华龙区	650 817
河南省濮阳市清丰县	579 689
河南省濮阳市南乐县	466 889
河南省濮阳市范县	439 558
河南省濮阳市台前县	316 837
河南省濮阳市濮阳县	950 538
河南省濮阳市濮阳经济技术开发区	338 390
河南省许昌市	4 380 833
河南省许昌市魏都区	408 903
河南省许昌市建安区	591 116
河南省许昌市鄢陵县	536 590
河南省许昌市襄城县	658 168
河南省许昌市禹州市	1 108 636
河南省许昌市长葛市	708 648
河南省许昌市东城区	233 100

续表

地区名称	总人口数
河南省许昌市许昌经济技术开发区	71 310
河南省许昌市城乡一体化示范区	64 362
河南省漯河市	2 367 834
河南省漯河市源汇区	329 053
河南省漯河市郾城区	516 334
河南省漯河市召陵区	510 433
河南省漯河市舞阳县	433 723
河南省漯河市临颍县	578 291
河南省三门峡市	2 036 856
河南省三门峡市湖滨区	333 873
河南省三门峡市陕州区	399 233
河南省三门峡市渑池县	302 937
河南省三门峡市卢氏县	311 159
河南省三门峡市义马市	135 620
河南省三门峡市灵宝市	554 034
河南省南阳市	9 614 628
河南省南阳市宛城区	648 060
河南省南阳市卧龙区	1 121 462
河南省南阳市官庄工区	135 372
河南省南阳市南召县	535 331
河南省南阳市方城县	853 265
河南省南阳市西峡县	440 209
河南省南阳市镇平县	811 554
河南省南阳市内乡县	536 394
河南省南阳市淅川县	526 735
河南省南阳市社旗县	548 209
河南省南阳市唐河县	1 026 014
河南省南阳市新野县	587 634
河南省南阳市桐柏县	366 835
河南省南阳市城乡一体化示范区	230 875

续表

地区名称	总人口数
河南省南阳市邓州市	1 246 679
河南省商丘市	7 729 590
河南省商丘市梁园区	627 918
河南省商丘市睢阳区	932 825
河南省商丘市城乡一体化示范区	333 303
河南省商丘市民权县	729 977
河南省商丘市睢县	706 708
河南省商丘市宁陵县	548 987
河南省商丘市柘城县	780 808
河南省商丘市虞城县	947 930
河南省商丘市夏邑县	874 703
河南省商丘市永城市	1 246 431
河南省信阳市	6 165 645
河南省信阳市浉河区	654 405
河南省信阳市平桥区	643 259
河南省信阳市罗山县	481 350
河南省信阳市光山县	580 640
河南省信阳市新县	272 701
河南省信阳市商城县	449 281
河南省信阳市固始县	1 015 561
河南省信阳市潢川县	623 302
河南省信阳市淮滨县	537 667
河南省信阳市息县	650 886
河南省信阳市羊山新区	256 593
河南省周口市	8 811 414
河南省周口市川汇区	706 363
河南省周口市淮阳区	1 032 882
河南省周口市扶沟县	532 946
河南省周口市西华县	668 184
河南省周口市商水县	928 228

续表

地区名称	总人口数
河南省周口市沈丘县	922 214
河南省周口市郸城县	1 021 710
河南省周口市太康县	1 115 021
河南省周口市鹿邑县	928 729
河南省周口市项城市	955 137
河南省驻马店市	6 898 564
河南省驻马店市驿城区	1 051 520
河南省驻马店市西平县	630 455
河南省驻马店市上蔡县	986 667
河南省驻马店市平舆县	712 660
河南省驻马店市正阳县	611 201
河南省驻马店市确山县	393 370
河南省驻马店市泌阳县	680 339
河南省驻马店市汝南县	597 924
河南省驻马店市遂平县	429 652
河南省驻马店市新蔡县	804 776
河南省济源市	728 892
河南省济源市济源市	728 892
湖北省	58 440 330
湖北省武汉市	13 739 488
湖北省武汉市江岸区	1 058 828
湖北省武汉市江汉区	712 280
湖北省武汉市硚口区	731 361
湖北省武汉市汉阳区	924 776
湖北省武汉市武昌区	1 320 726
湖北省武汉市青山区	470 816
湖北省武汉市洪山区	1 826 700
湖北省武汉市东西湖区	937 399
湖北省武汉市汉南区	592 343
湖北省武汉市蔡甸区	596 507

续表

地区名称	总人口数
湖北省武汉市江夏区	1 081 961
湖北省武汉市黄陂区	1 271 164
湖北省武汉市新洲区	949 420
湖北省武汉市东湖风景区	131 097
湖北省武汉市东湖高新技术开发区	1 134 110
湖北省黄石市	2 443 997
湖北省黄石市黄石港区	228 482
湖北省黄石市西塞山区	190 147
湖北省黄石市下陆区	211 726
湖北省黄石市开发区(铁山区)	211 963
湖北省黄石市阳新县	832 966
湖北省黄石市大冶市	768 713
湖北省十堰市	3 166 038
湖北省十堰市茅箭区	506 780
湖北省十堰市张湾区	436 710
湖北省十堰市郧阳区	398 699
湖北省十堰市郧西县	357 480
湖北省十堰市竹山县	333 360
湖北省十堰市竹溪县	273 132
湖北省十堰市房县	355 450
湖北省十堰市丹江口市	341 521
湖北省十堰市十堰经济技术开发区	104 932
湖北省十堰市武当山旅游经济特区	57 974
湖北省宜昌市	3 920 037
湖北省宜昌市西陵区	419 520
湖北省宜昌市伍家岗区	363 250
湖北省宜昌市点军区	108 920
湖北省宜昌市猇亭区	68 706
湖北省宜昌市夷陵区	539 023
湖北省宜昌市远安县	169 840

续表

地区名称	总人口数
湖北省宜昌市兴山县	136 266
湖北省宜昌市秭归县	305 401
湖北省宜昌市长阳土家族自治县	310 304
湖北省宜昌市五峰土家族自治县	158 277
湖北省宜昌市宜都市	354 731
湖北省宜昌市当阳市	406 025
湖北省宜昌市枝江市	390 489
湖北省宜昌市市经济开发区	189 285
湖北省襄阳市	5 276 037
湖北省襄阳市襄城区	487 038
湖北省襄阳市樊城区	1 104 288
湖北省襄阳市襄州区	794 819
湖北省襄阳市南漳县	445 901
湖北省襄阳市谷城县	474 953
湖北省襄阳市保康县	218 406
湖北省襄阳市老河口市	413 896
湖北省襄阳市枣阳市	875 278
湖北省襄阳市宜城市	461 458
湖北省鄂州市	1 070 949
湖北省鄂州市梁子湖区	126 142
湖北省鄂州市华容区	254 718
湖北省鄂州市鄂城区	690 089
湖北省荆门市	2 547 955
湖北省荆门市东宝区	412 512
湖北省荆门市掇刀区	385 712
湖北省荆门市沙洋县	379 388
湖北省荆门市钟祥市	840 886
湖北省荆门市京山市	477 205
湖北省荆门市屈家岭管理区	52 252
湖北省孝感市	4 186 060

续表

地区名称	总人口数
湖北省孝感市孝南区	1 003 312
湖北省孝感市孝昌县	468 773
湖北省孝感市大悟县	471 193
湖北省孝感市云梦县	419 832
湖北省孝感市应城市	461 581
湖北省孝感市安陆市	484 041
湖北省孝感市汉川市	877 328
湖北省荆州市	5 135 048
湖北省荆州市沙市区	706 394
湖北省荆州市荆州区	572 280
湖北省荆州市公安县	723 020
湖北省荆州市监利市	1 087 412
湖北省荆州市江陵县	269 753
湖北省荆州市石首市	461 761
湖北省荆州市洪湖市	679 734
湖北省荆州市松滋市	634 694
湖北省黄冈市	5 790 087
湖北省黄冈市黄州区	468 745
湖北省黄冈市团风县	259 541
湖北省黄冈市红安县	500 267
湖北省黄冈市罗田县	464 308
湖北省黄冈市英山县	302 312
湖北省黄冈市浠水县	701 092
湖北省黄冈市蕲春县	778 138
湖北省黄冈市黄梅县	770 785
湖北省黄冈市麻城市	879 979
湖北省黄冈市武穴市	664 920
湖北省咸宁市	2 616 959
湖北省咸宁市咸安区	670 309
湖北省咸宁市嘉鱼县	276 356

续表

地区名称	总人口数
湖北省咸宁市通城县	414 461
湖北省咸宁市崇阳县	416 007
湖北省咸宁市通山县	381 714
湖北省咸宁市赤壁市	458 112
湖北省随州市	2 013 957
湖北省随州市曾都区	710 223
湖北省随州市随县	613 661
湖北省随州市广水市	690 073
湖北省恩施土家族苗族自治州	3 401 995
湖北省恩施土家族苗族自治州恩施市	826 890
湖北省恩施土家族苗族自治州利川市	742 358
湖北省恩施土家族苗族自治州建始县	403 029
湖北省恩施土家族苗族自治州巴东县	386 900
湖北省恩施土家族苗族自治州宣恩县	279 261
湖北省恩施土家族苗族自治州咸丰县	313 378
湖北省恩施土家族苗族自治州来凤县	279 576
湖北省恩施土家族苗族自治州鹤峰县	170 603
湖北省省直辖县级行政区划	3 131 723
湖北省省直辖县级行政区划仙桃市	1 105 955
湖北省省直辖县级行政区划潜江市	855 920
湖北省省直辖县级行政区划天门市	1 106 947
湖北省省直辖县级行政区划神农架林区	62 901
湖南省	66 045 018
湖南省长沙市	10 421 534
湖南省长沙市芙蓉区	671 931
湖南省长沙市天心区	877 438
湖南省长沙市岳麓区	1 873 753
湖南省长沙市开福区	860 282
湖南省长沙市雨花区	1 327 673
湖南省长沙市望城区	735 740

续表

地区名称	总人口数
湖南省长沙市长沙县	1 379 947
湖南省长沙市浏阳市	1 431 937
湖南省长沙市宁乡市	1 262 833
湖南省株洲市	3 871 140
湖南省株洲市荷塘区	354 313
湖南省株洲市芦淞区	311 213
湖南省株洲市石峰区	344 480
湖南省株洲市天元区	488 696
湖南省株洲市渌口区	263 753
湖南省株洲市攸县	611 043
湖南省株洲市茶陵县	479 110
湖南省株洲市炎陵县	155 794
湖南省株洲市醴陵市	862 738
湖南省湘潭市	2 703 079
湖南省湘潭市雨湖区	642 612
湖南省湘潭市岳塘区	438 194
湖南省湘潭市湘潭县	789 513
湖南省湘潭市湘乡市	729 171
湖南省湘潭市韶山市	103 589
湖南省衡阳市	6 577 416
湖南省衡阳市珠晖区	344 115
湖南省衡阳市雁峰区	253 543
湖南省衡阳市石鼓区	232 531
湖南省衡阳市蒸湘区	491 453
湖南省衡阳市南岳区	72 257
湖南省衡阳市衡阳县	869 604
湖南省衡阳市衡南县	780 163
湖南省衡阳市衡山县	328 556
湖南省衡阳市衡东县	553 433
湖南省衡阳市祁东县	749 832

续表

地区名称	总人口数
湖南省衡阳市耒阳市	1 123 627
湖南省衡阳市常宁市	778 302
湖南省邵阳市	6 418 158
湖南省邵阳市双清区	321 918
湖南省邵阳市大祥区	367 658
湖南省邵阳市北塔区	125 029
湖南省邵阳市新邵县	595 513
湖南省邵阳市邵阳县	730 782
湖南省邵阳市隆回县	982 856
湖南省邵阳市洞口县	655 819
湖南省邵阳市绥宁县	282 484
湖南省邵阳市新宁县	499 440
湖南省邵阳市城步苗族自治县	222 315
湖南省邵阳市武冈市	623 482
湖南省邵阳市邵东市	1 010 862
湖南省岳阳市	5 018 243
湖南省岳阳市岳阳楼区	673 660
湖南省岳阳市云溪区	157 216
湖南省岳阳市君山区	205 890
湖南省岳阳市岳阳县	552 201
湖南省岳阳市华容县	539 954
湖南省岳阳市湘阴县	570 934
湖南省岳阳市平江县	934 888
湖南省岳阳市汨罗市	551 439
湖南省岳阳市临湘市	426 296
湖南省岳阳市屈原管理区	73 437
湖南省岳阳市岳阳经济开发区	253 236
湖南省岳阳市南湖新区	79 092
湖南省常德市	5 213 174
湖南省常德市武陵区	667 628

续表

地区名称	总人口数
湖南省常德市鼎城区	648 106
湖南省常德市安乡县	414 857
湖南省常德市汉寿县	651 624
湖南省常德市澧县	702 933
湖南省常德市临澧县	362 973
湖南省常德市桃源县	787 591
湖南省常德市石门县	545 177
湖南省常德市津市市	207 213
湖南省常德市常德经济技术开发区	117 609
湖南省常德市西湖管理区	41 012
湖南省常德市西洞庭管理区	50 856
湖南省常德市湖南省贺家山原种场	15 595
湖南省张家界市	1 504 009
湖南省张家界市永定区	529 577
湖南省张家界市武陵源区	62 401
湖南省张家界市慈利县	546 154
湖南省张家界市桑植县	365 877
湖南省益阳市	3 794 112
湖南省益阳市资阳区	360 931
湖南省益阳市赫山区	902 496
湖南省益阳市南县	473 774
湖南省益阳市桃江县	664 139
湖南省益阳市安化县	757 936
湖南省益阳市沅江市	550 955
湖南省益阳市大通湖区	83 881
湖南省郴州市	4 637 263
湖南省郴州市北湖区	585 705
湖南省郴州市苏仙区	448 018
湖南省郴州市桂阳县	698 761
湖南省郴州市宜章县	559 813

续表

地区名称	总人口数
湖南省郴州市永兴县	528 969
湖南省郴州市嘉禾县	337 415
湖南省郴州市临武县	317 853
湖南省郴州市汝城县	339 295
湖南省郴州市桂东县	158 165
湖南省郴州市安仁县	346 197
湖南省郴州市资兴市	317 072
湖南省永州市	5 144 295
湖南省永州市零陵区	566 398
湖南省永州市冷水滩区	587 313
湖南省永州市东安县	471 060
湖南省永州市双牌县	151 154
湖南省永州市道县	599 441
湖南省永州市江永县	227 250
湖南省永州市宁远县	658 942
湖南省永州市蓝山县	318 786
湖南省永州市新田县	331 886
湖南省永州市江华瑶族自治县	433 399
湖南省永州市祁阳市	798 666
湖南省怀化市	4 521 235
湖南省怀化市鹤城区	733 256
湖南省怀化市中方县	228 173
湖南省怀化市沅陵县	497 061
湖南省怀化市辰溪县	398 649
湖南省怀化市溆浦县	740 260
湖南省怀化市会同县	284 490
湖南省怀化市麻阳苗族自治县	306 681
湖南省怀化市新晃侗族自治县	215 640
湖南省怀化市芷江侗族自治县	300 204
湖南省怀化市靖州苗族侗族自治县	229 006

续表

地区名称	总人口数
湖南省怀化市通道侗族自治县	196 792
湖南省怀化市洪江市	333 400
湖南省怀化市洪江区	57 623
湖南省娄底市	3 760 255
湖南省娄底市娄星区	766 180
湖南省娄底市双峰县	665 313
湖南省娄底市新化县	1 166 561
湖南省娄底市冷水江市	321 391
湖南省娄底市涟源市	840 810
湖南省湘西土家族苗族自治州	2 461 105
湖南省湘西土家族苗族自治州吉首市	406 377
湖南省湘西土家族苗族自治州泸溪县	238 052
湖南省湘西土家族苗族自治州凤凰县	348 182
湖南省湘西土家族苗族自治州花垣县	245 936
湖南省湘西土家族苗族自治州保靖县	235 219
湖南省湘西土家族苗族自治州古丈县	107 111
湖南省湘西土家族苗族自治州永顺县	408 490
湖南省湘西土家族苗族自治州龙山县	471 738
广东省	126 567 626
广东省广州市	18 734 407
广东省广州市荔湾区	1 228 565
广东省广州市越秀区	1 028 587
广东省广州市海珠区	1 810 044
广东省广州市天河区	2 247 315
广东省广州市白云区	3 761 450
广东省广州市黄埔区	1 276 699
广东省广州市番禺区	2 673 282
广东省广州市花都区	1 651 659
广东省广州市南沙区	853 322
广东省广州市从化区	722 837

续表

地区名称	总人口数
广东省广州市增城区	1 480 647
广东省韶关市	2 862 141
广东省韶关市武江区	388 648
广东省韶关市浈江区	376 870
广东省韶关市曲江区	301 254
广东省韶关市始兴县	194 992
广东省韶关市仁化县	182 633
广东省韶关市翁源县	318 556
广东省韶关市乳源瑶族自治县	184 785
广东省韶关市新丰县	191 994
广东省韶关市乐昌市	375 856
广东省韶关市南雄市	346 553
广东省深圳市	17 661 308
广东省深圳市罗湖区	1 151 504
广东省深圳市福田区	1 564 040
广东省深圳市南山区	1 808 911
广东省深圳市宝安区	4 520 454
广东省深圳市龙岗区	4 023 740
广东省深圳市盐田区	215 618
广东省深圳市龙华区	2 557 311
广东省深圳市坪山区	556 924
广东省深圳市光明区	1 105 520
广东省深圳市大鹏新区	157 286
广东省珠海市	2 476 924
广东省珠海市香洲区	1 404 038
广东省珠海市斗门区	619 378
广东省珠海市金湾区	453 508
广东省汕头市	5 542 426
广东省汕头市龙湖区	633 808
广东省汕头市金平区	776 665

续表

地区名称	总人口数
广东省汕头市濠江区	271 640
广东省汕头市潮阳区	1 676 979
广东省汕头市潮南区	1 247 095
广东省汕头市澄海区	875 189
广东省汕头市南澳县	61 050
广东省佛山市	9 551 755
广东省佛山市禅城区	1 337 227
广东省佛山市南海区	3 690 376
广东省佛山市顺德区	3 245 861
广东省佛山市三水区	807 315
广东省佛山市高明区	470 976
广东省江门市	4 822 171
广东省江门市蓬江区	889 026
广东省江门市江海区	381 042
广东省江门市新会区	943 888
广东省江门市台山市	883 713
广东省江门市开平市	731 276
广东省江门市鹤山市	519 600
广东省江门市恩平市	473 626
广东省湛江市	7 035 258
广东省湛江市赤坎区	408 301
广东省湛江市霞山区	561 753
广东省湛江市坡头区	355 733
广东省湛江市麻章区	342 801
广东省湛江市遂溪县	818 901
广东省湛江市徐闻县	628 145
广东省湛江市廉江市	1 350 407
广东省湛江市雷州市	1 310 445
广东省湛江市吴川市	900 560
广东省湛江市湛江经济技术开发区	358 212

续表

地区名称	总人口数
广东省茂名市	6 238 185
广东省茂名市茂南区	1 080 740
广东省茂名市电白区	1 574 701
广东省茂名市高州市	1 306 417
广东省茂名市化州市	1 276 822
广东省茂名市信宜市	999 505
广东省肇庆市	4 128 085
广东省肇庆市端州区	626 999
广东省肇庆市鼎湖区	217 883
广东省肇庆市高要区	768 913
广东省肇庆市广宁县	398 915
广东省肇庆市怀集县	796 874
广东省肇庆市封开县	367 011
广东省肇庆市德庆县	325 871
广东省肇庆市四会市	625 619
广东省惠州市	6 049 922
广东省惠州市惠城区	1 600 450
广东省惠州市惠阳区	984 095
广东省惠州市博罗县	1 168 938
广东省惠州市惠东县	985 095
广东省惠州市龙门县	307 982
广东省惠州市大亚湾区	456 829
广东省惠州市仲恺高新区	546 533
广东省梅州市	3 858 275
广东省梅州市梅江区	451 695
广东省梅州市梅县区	576 761
广东省梅州市大埔县	323 011
广东省梅州市丰顺县	470 190
广东省梅州市五华县	908 332
广东省梅州市平远县	186 379

续表

地区名称	总人口数
广东省梅州市蕉岭县	180 129
广东省梅州市兴宁市	761 778
广东省汕尾市	2 683 051
广东省汕尾市城区	462 739
广东省汕尾市海丰县	778 776
广东省汕尾市陆河县	242 686
广东省汕尾市陆丰市	1 198 850
广东省河源市	2 842 104
广东省河源市源城区	685 068
广东省河源市紫金县	462 588
广东省河源市龙川县	585 453
广东省河源市连平县	280 667
广东省河源市和平县	348 575
广东省河源市东源县	342 039
广东省河源市江东新区	137 714
广东省阳江市	2 622 006
广东省阳江市江城区	844 276
广东省阳江市阳东区	495 955
广东省阳江市阳西县	425 489
广东省阳江市阳春市	856 286
广东省清远市	3 986 115
广东省清远市清城区	1 163 270
广东省清远市清新区	641 219
广东省清远市佛冈县	308 977
广东省清远市阳山县	360 650
广东省清远市连山壮族瑶族自治县	93 394
广东省清远市连南瑶族自治县	132 287
广东省清远市英德市	920 182
广东省清远市连州市	366 136
广东省东莞市	10 436 129

续表

地区名称	总人口数
广东省东莞市东莞本地	10 436 129
广东省中山市	4 430 883
广东省中山市中山市市区	4 430 883
广东省潮州市	2 576 111
广东省潮州市湘桥区	586 260
广东省潮州市潮安区	1 202 594
广东省潮州市饶平县	787 257
广东省揭阳市	5 634 333
广东省揭阳市榕城区	973 444
广东省揭阳市揭东区	976 464
广东省揭阳市揭西县	669 721
广东省揭阳市惠来县	1 034 984
广东省揭阳市普宁市	1 979 720
广东省云浮市	2 396 037
广东省云浮市云城区	429 195
广东省云浮市云安区	246 781
广东省云浮市新兴县	426 360
广东省云浮市郁南县	367 172
广东省云浮市罗定市	926 529
广西壮族自治区	50 472 629
广西壮族自治区南宁市	8 892 352
广西壮族自治区南宁市兴宁区	636 365
广西壮族自治区南宁市青秀区	1 157 641
广西壮族自治区南宁市江南区	610 738
广西壮族自治区南宁市西乡塘区	1 386 178
广西壮族自治区南宁市良庆区	609 674
广西壮族自治区南宁市邕宁区	342 611
广西壮族自治区南宁市武鸣区	620 965
广西壮族自治区南宁市隆安县	319 860
广西壮族自治区南宁市马山县	377 481

续表

地区名称	总人口数
广西壮族自治区南宁市上林县	354 446
广西壮族自治区南宁市宾阳县	790 838
广西壮族自治区南宁市横州市	883 726
广西壮族自治区南宁市经济技术开发区	413 223
广西壮族自治区南宁市高新技术产业开发区	308 052
广西壮族自治区南宁市广西东盟经济技术开发区	80 554
广西壮族自治区柳州市	4 191 134
广西壮族自治区柳州市城中区	249 628
广西壮族自治区柳州市鱼峰区	519 540
广西壮族自治区柳州市柳南区	633 549
广西壮族自治区柳州市柳北区	452 801
广西壮族自治区柳州市柳江区	517 956
广西壮族自治区柳州市柳东新区	167 471
广西壮族自治区柳州市柳城县	308 477
广西壮族自治区柳州市鹿寨县	331 131
广西壮族自治区柳州市融安县	248 014
广西壮族自治区柳州市融水苗族自治县	405 088
广西壮族自治区柳州市三江侗族自治县	316 048
广西壮族自治区柳州市北部生态新区	41 431
广西壮族自治区桂林市	4 956 242
广西壮族自治区桂林市秀峰区	166 289
广西壮族自治区桂林市叠彩区	209 513
广西壮族自治区桂林市象山区	295 369
广西壮族自治区桂林市七星区	400 719
广西壮族自治区桂林市雁山区	137 025
广西壮族自治区桂林市临桂区	574 974
广西壮族自治区桂林市阳朔县	270 439
广西壮族自治区桂林市灵川县	419 573
广西壮族自治区桂林市全州县	559 188
广西壮族自治区桂林市兴安县	303 670

续表

地区名称	总人口数
广西壮族自治区桂林市永福县	225 997
广西壮族自治区桂林市灌阳县	206 035
广西壮族自治区桂林市龙胜各族自治县	137 787
广西壮族自治区桂林市资源县	137 608
广西壮族自治区桂林市平乐县	337 760
广西壮族自治区桂林市恭城瑶族自治县	243 239
广西壮族自治区桂林市荔浦市	331 057
广西壮族自治区梧州市	2 831 091
广西壮族自治区梧州市万秀区	277 173
广西壮族自治区梧州市长洲区	308 462
广西壮族自治区梧州市龙圩区	298 146
广西壮族自治区梧州市苍梧县	274 219
广西壮族自治区梧州市藤县	790 455
广西壮族自治区梧州市蒙山县	161 835
广西壮族自治区梧州市岑溪市	720 801
广西壮族自治区北海市	1 881 013
广西壮族自治区北海市海城区	546 191
广西壮族自治区北海市银海区	326 596
广西壮族自治区北海市铁山港区	150 540
广西壮族自治区北海市合浦县	857 686
广西壮族自治区防城港市	1 059 019
广西壮族自治区防城港市港口区	251 331
广西壮族自治区防城港市防城区	401 654
广西壮族自治区防城港市上思县	191 753
广西壮族自治区防城港市东兴市	214 281
广西壮族自治区钦州市	3 318 121
广西壮族自治区钦州市钦南区	661 055
广西壮族自治区钦州市钦北区	740 562
广西壮族自治区钦州市钦州港经济技术开发区	36 091
广西壮族自治区钦州市灵山县	1 205 878

续表

地区名称	总人口数
广西壮族自治区钦州市浦北县	674 535
广西壮族自治区贵港市	4 356 150
广西壮族自治区贵港市港北区	787 749
广西壮族自治区贵港市港南区	532 205
广西壮族自治区贵港市覃塘区	437 909
广西壮族自治区贵港市平南县	1 097 600
广西壮族自治区贵港市桂平市	1 500 687
广西壮族自治区玉林市	5 823 238
广西壮族自治区玉林市玉州区	940 470
广西壮族自治区玉林市福绵区	328 951
广西壮族自治区玉林市容县	651 248
广西壮族自治区玉林市陆川县	801 415
广西壮族自治区玉林市博白县	1 389 678
广西壮族自治区玉林市兴业县	502 150
广西壮族自治区玉林市北流市	1 209 326
广西壮族自治区百色市	3 562 110
广西壮族自治区百色市右江区	486 089
广西壮族自治区百色市田阳区	316 293
广西壮族自治区百色市田东县	348 105
广西壮族自治区百色市德保县	264 986
广西壮族自治区百色市那坡县	169 648
广西壮族自治区百色市凌云县	187 001
广西壮族自治区百色市乐业县	145 178
广西壮族自治区百色市田林县	222 005
广西壮族自治区百色市西林县	141 249
广西壮族自治区百色市隆林各族自治县	348 507
广西壮族自治区百色市靖西市	482 007
广西壮族自治区百色市平果市	451 042
广西壮族自治区贺州市	2 031 013
广西壮族自治区贺州市八步区	676 936

续表

地区名称	总人口数
广西壮族自治区贺州市平桂区	416 666
广西壮族自治区贺州市昭平县	325 964
广西壮族自治区贺州市钟山县	347 776
广西壮族自治区贺州市富川瑶族自治县	263 671
广西壮族自治区河池市	3 410 129
广西壮族自治区河池市金城江区	382 802
广西壮族自治区河池市宜州区	561 947
广西壮族自治区河池市南丹县	273 049
广西壮族自治区河池市天峨县	141 241
广西壮族自治区河池市凤山县	167 918
广西壮族自治区河池市东兰县	216 229
广西壮族自治区河池市罗城仫佬族自治县	267 883
广西壮族自治区河池市环江毛南族自治县	272 150
广西壮族自治区河池市巴马瑶族自治县	233 541
广西壮族自治区河池市都安瑶族自治县	531 699
广西壮族自治区河池市大化瑶族自治县	361 670
广西壮族自治区来宾市	2 078 001
广西壮族自治区来宾市兴宾区	950 083
广西壮族自治区来宾市忻城县	291 609
广西壮族自治区来宾市象州县	276 180
广西壮族自治区来宾市武宣县	335 283
广西壮族自治区来宾市金秀瑶族自治县	127 669
广西壮族自治区来宾市合山市	97 177
广西壮族自治区崇左市	2 083 016
广西壮族自治区崇左市江州区	448 801
广西壮族自治区崇左市扶绥县	404 174
广西壮族自治区崇左市宁明县	316 166
广西壮族自治区崇左市龙州县	229 741
广西壮族自治区崇左市大新县	278 442
广西壮族自治区崇左市天等县	276 287

续表

地区名称	总人口数
广西壮族自治区崇左市凭祥市	129 405
海南省	10 266 068
海南省海口市	2 938 012
海南省海口市秀英区	581 496
海南省海口市龙华区	815 552
海南省海口市琼山区	670 191
海南省海口市美兰区	870 773
海南省三亚市	1 065 270
海南省三亚市海棠区	116 944
海南省三亚市吉阳区	462 131
海南省三亚市天涯区	365 357
海南省三亚市崖州区	120 838
海南省三沙市	1 985
海南省三沙市西沙区	1 327
海南省三沙市南沙区	542
海南省三沙市中沙群岛	116
海南省儋州市	981 349
海南省儋州市儋州县	981 349
海南省省直辖县级行政单位	5 279 452
海南省省直辖县级行政单位五指山市	110 928
海南省省直辖县级行政单位琼海市	535 637
海南省省直辖县级行政单位文昌市	568 614
海南省省直辖县级行政单位万宁市	555 627
海南省省直辖县级行政单位东方市	452 699
海南省省直辖县级行政单位定安县	287 815
海南省省直辖县级行政单位屯昌县	254 832
海南省省直辖县级行政单位澄迈县	504 653
海南省省直辖县级行政单位临高县	423 713
海南省省直辖县级行政单位白沙黎族自治县	163 890
海南省省直辖县级行政单位昌江黎族自治县	235 854

续表

地区名称	总人口数
海南省省直辖县级行政单位乐东黎族自治县	469 681
海南省省直辖县级行政单位陵水黎族自治县	377 748
海南省省直辖县级行政单位保亭黎族苗族自治县	156 890
海南省省直辖县级行政单位琼中黎族苗族自治县	180 871
重庆市	32 132 991
重庆市市辖区	25 484 098
重庆市市辖区万州区	1 563 979
重庆市市辖区涪陵区	1 114 953
重庆市市辖区渝中区	577 908
重庆市市辖区大渡口区	435 902
重庆市市辖区江北区	944 934
重庆市市辖区沙坪坝区	1 485 966
重庆市市辖区九龙坡区	1 535 963
重庆市市辖区南岸区	1 207 951
重庆市市辖区北碚区	839 934
重庆市市辖区綦江区	769 913
重庆市市辖区大足区	833 925
重庆市市辖区渝北区	1 538 394
重庆市市辖区巴南区	1 195 958
重庆市市辖区黔江区	491 893
重庆市市辖区长寿区	687 918
重庆市市辖区江津区	1 353 965
重庆市市辖区合川区	1 233 947
重庆市市辖区永川区	1 146 946
重庆市市辖区南川区	570 913
重庆市市辖区璧山区	762 918
重庆市市辖区万盛经济开发区	236 895
重庆市市辖区铜梁区	687 921
重庆市市辖区潼南区	680 905
重庆市市辖区荣昌区	667 914

续表

地区名称	总人口数
重庆市市辖区开州区	1 199 963
重庆市市辖区梁平区	642 911
重庆市市辖区武隆区	357 905
重庆市市辖区两江新区	715 504
重庆市县	6 648 893
重庆市县城口县	198 896
重庆市县丰都县	552 902
重庆市县垫江县	645 916
重庆市县忠县	714 918
重庆市县云阳县	925 933
重庆市县奉节县	743 918
重庆市县巫山县	463 901
重庆市县巫溪县	387 896
重庆市县石柱土家族自治县	386 901
重庆市县秀山土家族苗族自治县	496 904
重庆市县酉阳土家族苗族自治县	606 907
重庆市县彭水苗族土家族自治县	523 901
四川省	83 738 384
四川省成都市	21 267 846
四川省成都市锦江区	919 773
四川省成都市青羊区	973 107
四川省成都市金牛区	1 288 342
四川省成都市武侯区	1 231 416
四川省成都市成华区	1 410 649
四川省成都市高新区	1 293 321
四川省成都市天府新区	890 290
四川省成都市东部新区	385 229
四川省成都市龙泉驿区	1 385 318
四川省成都市青白江区	499 275
四川省成都市新都区	1 597 847

续表

地区名称	总人口数
四川省成都市温江区	994 536
四川省成都市双流区	1 506 868
四川省成都市郫都区	1 426 324
四川省成都市金堂县	785 461
四川省成都市大邑县	504 866
四川省成都市蒲江县	250 569
四川省成都市新津区	369 571
四川省成都市都江堰市	707 230
四川省成都市彭州市	778 083
四川省成都市邛崃市	600 886
四川省成都市崇州市	733 383
四川省成都市简阳市	735 502
四川省自贡市	2 452 279
四川省自贡市自流井区	514 610
四川省自贡市贡井区	226 306
四川省自贡市大安区	291 572
四川省自贡市沿滩区	268 941
四川省自贡市荣县	451 918
四川省自贡市富顺县	698 932
四川省攀枝花市	1 215 899
四川省攀枝花市东区	413 035
四川省攀枝花市西区	130 669
四川省攀枝花市仁和区	271 072
四川省攀枝花市米易县	224 657
四川省攀枝花市盐边县	176 466
四川省泸州市	4 262 885
四川省泸州市江阳区	781 172
四川省泸州市纳溪区	362 234
四川省泸州市龙马潭区	492 266
四川省泸州市泸县	751 356

续表

地区名称	总人口数
四川省泸州市合江县	677 787
四川省泸州市叙永县	547 914
四川省泸州市古蔺县	650 156
四川省德阳市	3 460 876
四川省德阳市旌阳区	846 918
四川省德阳市罗江区	213 025
四川省德阳市中江县	928 318
四川省德阳市广汉市	627 476
四川省德阳市什邡市	406 305
四川省德阳市绵竹市	438 834
四川省绵阳市	4 897 900
四川省绵阳市涪城区	910 713
四川省绵阳市游仙区	510 436
四川省绵阳市安州区	381 623
四川省绵阳市高新区	286 462
四川省绵阳市经开区	172 963
四川省绵阳市科学城	30 849
四川省绵阳市三台县	939 349
四川省绵阳市盐亭县	363 610
四川省绵阳市梓潼县	272 746
四川省绵阳市北川羌族自治县	171 556
四川省绵阳市平武县	124 614
四川省绵阳市江油市	732 979
四川省广元市	2 270 893
四川省广元市利州区	631 098
四川省广元市昭化区	134 971
四川省广元市朝天区	127 359
四川省广元市旺苍县	320 270
四川省广元市青川县	151 666
四川省广元市剑阁县	411 114

续表

地区名称	总人口数
四川省广元市苍溪县	494 415
四川省遂宁市	2 771 881
四川省遂宁市船山区	858 903
四川省遂宁市安居区	408 906
四川省遂宁市蓬溪县	413 344
四川省遂宁市射洪市	717 921
四川省遂宁市大英县	372 807
四川省内江市	3 087 902
四川省内江市市中区	425 287
四川省内江市东兴区	758 219
四川省内江市威远县	527 742
四川省内江市资中县	816 633
四川省内江市隆昌市	560 021
四川省乐山市	3 152 887
四川省乐山市市中区	829 369
四川省乐山市沙湾区	146 354
四川省乐山市五通桥区	240 275
四川省乐山市金口河区	39 603
四川省乐山市犍为县	407 826
四川省乐山市井研县	272 708
四川省乐山市夹江县	298 493
四川省乐山市沐川县	189 043
四川省乐山市峨边彝族自治县	121 478
四川省乐山市马边彝族自治县	189 793
四川省乐山市峨眉山市	417 945
四川省南充市	5 548 945
四川省南充市顺庆区	845 653
四川省南充市高坪区	578 801
四川省南充市嘉陵区	539 053
四川省南充市南部县	798 128

续表

地区名称	总人口数
四川省南充市营山县	604 010
四川省南充市蓬安县	448 127
四川省南充市仪陇县	711 696
四川省南充市西充县	408 401
四川省南充市阆中市	615 076
四川省眉山市	2 960 866
四川省眉山市东坡区	923 929
四川省眉山市彭山区	334 234
四川省眉山市天府新区	313 872
四川省眉山市仁寿县	787 407
四川省眉山市洪雅县	290 641
四川省眉山市丹棱县	146 346
四川省眉山市青神县	164 437
四川省宜宾市	4 617 953
四川省宜宾市翠屏区	910 726
四川省宜宾市南溪区	340 699
四川省宜宾市叙州区	962 271
四川省宜宾市江安县	418 380
四川省宜宾市长宁县	323 893
四川省宜宾市高县	376 116
四川省宜宾市珙县	335 611
四川省宜宾市筠连县	330 659
四川省宜宾市兴文县	376 114
四川省宜宾市屏山县	243 484
四川省广安市	3 237 915
四川省广安市广安区	758 544
四川省广安市前锋区	236 484
四川省广安市岳池县	727 525
四川省广安市武胜县	544 894
四川省广安市邻水县	697 423

续表

地区名称	总人口数
四川省广安市华蓥市	273 045
四川省达州市	5 354 962
四川省达州市通川区	924 444
四川省达州市达川区	959 625
四川省达州市宣汉县	937 408
四川省达州市开江县	407 104
四川省达州市大竹县	823 636
四川省达州市渠县	894 700
四川省达州市万源市	408 045
四川省雅安市	1 432 894
四川省雅安市雨城区	375 274
四川省雅安市名山区	259 006
四川省雅安市荥经县	129 047
四川省雅安市汉源县	281 982
四川省雅安市石棉县	112 708
四川省雅安市天全县	129 668
四川省雅安市芦山县	98 063
四川省雅安市宝兴县	47 146
四川省巴中市	2 657 906
四川省巴中市巴州区	722 566
四川省巴中市恩阳区	344 052
四川省巴中市通江县	503 519
四川省巴中市南江县	452 098
四川省巴中市平昌县	635 671
四川省资阳市	2 268 900
四川省资阳市雁江区	874 835
四川省资阳市安岳县	920 879
四川省资阳市乐至县	473 186
四川省阿坝藏族羌族自治州	822 927
四川省阿坝藏族羌族自治州马尔康市	59 216

续表

地区名称	总人口数
四川省阿坝藏族羌族自治州汶川县	82 500
四川省阿坝藏族羌族自治州理县	36 725
四川省阿坝藏族羌族自治州茂县	95 077
四川省阿坝藏族羌族自治州松潘县	66 754
四川省阿坝藏族羌族自治州九寨沟县	66 143
四川省阿坝藏族羌族自治州金川县	57 620
四川省阿坝藏族羌族自治州小金县	64 405
四川省阿坝藏族羌族自治州黑水县	44 358
四川省阿坝藏族羌族自治州壤塘县	45 009
四川省阿坝藏族羌族自治州阿坝县	80 942
四川省阿坝藏族羌族自治州若尔盖县	77 247
四川省阿坝藏族羌族自治州红原县	46 931
四川省甘孜藏族自治州	1 102 930
四川省甘孜藏族自治州康定市	127 898
四川省甘孜藏族自治州泸定县	83 111
四川省甘孜藏族自治州丹巴县	49 054
四川省甘孜藏族自治州九龙县	53 348
四川省甘孜藏族自治州雅江县	50 721
四川省甘孜藏族自治州道孚县	52 698
四川省甘孜藏族自治州炉霍县	47 044
四川省甘孜藏族自治州甘孜县	72 531
四川省甘孜藏族自治州新龙县	45 456
四川省甘孜藏族自治州德格县	88 765
四川省甘孜藏族自治州白玉县	58 932
四川省甘孜藏族自治州石渠县	103 540
四川省甘孜藏族自治州色达县	64 536
四川省甘孜藏族自治州理塘县	67 254
四川省甘孜藏族自治州巴塘县	49 640
四川省甘孜藏族自治州乡城县	31 125
四川省甘孜藏族自治州稻城县	32 692

续表

地区名称	总人口数
四川省甘孜藏族自治州得荣县	24 585
四川省凉山彝族自治州	4 890 938
四川省凉山彝族自治州西昌市	969 710
四川省凉山彝族自治州木里藏族自治县	122 920
四川省凉山彝族自治州盐源县	340 695
四川省凉山彝族自治州德昌县	216 314
四川省凉山彝族自治州会理市	387 795
四川省凉山彝族自治州会东县	343 393
四川省凉山彝族自治州宁南县	183 982
四川省凉山彝族自治州普格县	181 732
四川省凉山彝族自治州布拖县	186 517
四川省凉山彝族自治州金阳县	172 057
四川省凉山彝族自治州昭觉县	256 395
四川省凉山彝族自治州喜德县	159 291
四川省凉山彝族自治州冕宁县	369 431
四川省凉山彝族自治州越西县	305 181
四川省凉山彝族自治州甘洛县	208 862
四川省凉山彝族自治州美姑县	243 033
四川省凉山彝族自治州雷波县	243 630
贵州省	38 562 939
贵州省贵阳市	6 048 829
贵州省贵阳市南明区	1 095 170
贵州省贵阳市云岩区	1 107 559
贵州省贵阳市花溪区	848 182
贵州省贵阳市乌当区	353 351
贵州省贵阳市白云区	469 517
贵州省贵阳市观山湖区	688 446
贵州省贵阳市开阳县	342 660
贵州省贵阳市息烽县	219 357
贵州省贵阳市修文县	288 546

续表

地区名称	总人口数
贵州省贵阳市清镇市	636 041
贵州省六盘水市	3 016 362
贵州省六盘水市钟山区	790 800
贵州省六盘水市六枝特区	534 100
贵州省六盘水市水城区	622 500
贵州省六盘水市盘州市	1 068 962
贵州省遵义市	6 596 841
贵州省遵义市红花岗区	650 219
贵州省遵义市汇川区	644 451
贵州省遵义市播州区	784 391
贵州省遵义市桐梓县	515 861
贵州省遵义市绥阳县	370 039
贵州省遵义市正安县	385 202
贵州省遵义市道真仡佬族苗族自治县	236 606
贵州省遵义市务川仡佬族苗族自治县	301 478
贵州省遵义市凤冈县	297 082
贵州省遵义市湄潭县	362 973
贵州省遵义市余庆县	217 491
贵州省遵义市习水县	571 696
贵州省遵义市赤水市	246 733
贵州省遵义市仁怀市	664 371
贵州省遵义市新蒲新区	348 248
贵州省安顺市	2 367 185
贵州省安顺市开发区	212 881
贵州省安顺市西秀区	652 869
贵州省安顺市平坝区	264 119
贵州省安顺市普定县	365 034
贵州省安顺市镇宁布依族苗族自治县	273 778
贵州省安顺市关岭布依族苗族自治县	261 547
贵州省安顺市紫云苗族布依族自治县	285 946

续表

地区名称	总人口数
贵州省安顺市黄果树管委会	51 011
贵州省毕节市	6 815 952
贵州省毕节市七星关区	1 470 544
贵州省毕节市大方县	641 783
贵州省毕节市黔西市	683 909
贵州省毕节市金沙县	527 192
贵州省毕节市织金县	796 719
贵州省毕节市纳雍县	700 345
贵州省毕节市威宁彝族回族苗族自治县	1 254 574
贵州省毕节市赫章县	634 286
贵州省毕节市百里杜鹃管理区	106 600
贵州省铜仁市	3 263 445
贵州省铜仁市碧江区	456 346
贵州省铜仁市万山区	165 284
贵州省铜仁市江口县	180 840
贵州省铜仁市玉屏侗族自治县	147 404
贵州省铜仁市石阡县	290 919
贵州省铜仁市思南县	447 035
贵州省铜仁市印江土家族苗族自治县	287 642
贵州省铜仁市德江县	386 828
贵州省铜仁市沿河土家族自治县	422 327
贵州省铜仁市松桃苗族自治县	478 820
贵州省黔西南布依族苗族自治州	2 986 283
贵州省黔西南布依族苗族自治州兴义市	843 559
贵州省黔西南布依族苗族自治州兴仁市	405 827
贵州省黔西南布依族苗族自治州普安县	237 869
贵州省黔西南布依族苗族自治州晴隆县	229 196
贵州省黔西南布依族苗族自治州贞丰县	300 526
贵州省黔西南布依族苗族自治州望谟县	229 617
贵州省黔西南布依族苗族自治州册亨县	185 756

续表

地区名称	总人口数
贵州省黔西南布依族苗族自治州安龙县	269 941
贵州省黔西南布依族苗族自治州义龙新区	283 992
贵州省黔东南苗族侗族自治州	3 730 675
贵州省黔东南苗族侗族自治州凯里市	722 101
贵州省黔东南苗族侗族自治州黄平县	239 030
贵州省黔东南苗族侗族自治州施秉县	123 315
贵州省黔东南苗族侗族自治州三穗县	160 439
贵州省黔东南苗族侗族自治州镇远县	186 298
贵州省黔东南苗族侗族自治州岑巩县	165 946
贵州省黔东南苗族侗族自治州天柱县	268 600
贵州省黔东南苗族侗族自治州锦屏县	152 827
贵州省黔东南苗族侗族自治州剑河县	185 851
贵州省黔东南苗族侗族自治州台江县	121 191
贵州省黔东南苗族侗族自治州黎平县	408 698
贵州省黔东南苗族侗族自治州榕江县	294 669
贵州省黔东南苗族侗族自治州从江县	312 843
贵州省黔东南苗族侗族自治州雷山县	123 202
贵州省黔东南苗族侗族自治州麻江县	129 199
贵州省黔东南苗族侗族自治州丹寨县	136 466
贵州省黔南布依族苗族自治州	3 472 364
贵州省黔南布依族苗族自治州都匀市	536 110
贵州省黔南布依族苗族自治州福泉市	303 458
贵州省黔南布依族苗族自治州荔波县	153 190
贵州省黔南布依族苗族自治州贵定县	246 263
贵州省黔南布依族苗族自治州瓮安县	390 439
贵州省黔南布依族苗族自治州独山县	259 859
贵州省黔南布依族苗族自治州平塘县	230 726
贵州省黔南布依族苗族自治州罗甸县	254 251
贵州省黔南布依族苗族自治州长顺县	199 370
贵州省黔南布依族苗族自治州龙里县	233 784

续表

地区名称	总人口数
贵州省黔南布依族苗族自治州惠水县	391 471
贵州省黔南布依族苗族自治州三都水族自治县	273 443
贵州省贵安新区	265 003
贵州省贵安新区直管区	265 003
云南省	46 925 892
云南省昆明市	8 599 418
云南省昆明市五华区	1 173 111
云南省昆明市盘龙区	1 014 359
云南省昆明市官渡区	1 653 336
云南省昆明市西山区	984 689
云南省昆明市东川区	267 173
云南省昆明市呈贡区	672 131
云南省昆明市晋宁区	355 220
云南省昆明市富民县	146 257
云南省昆明市宜良县	376 368
云南省昆明市石林彝族自治县	236 970
云南省昆明市嵩明县	405 385
云南省昆明市禄劝彝族苗族自治县	371 638
云南省昆明市寻甸回族彝族自治县	454 416
云南省昆明市安宁市	488 365
云南省曲靖市	5 755 629
云南省曲靖市麒麟区	1 022 449
云南省曲靖市沾益区	413 975
云南省曲靖市马龙区	197 679
云南省曲靖市陆良县	587 109
云南省曲靖市师宗县	370 338
云南省曲靖市罗平县	526 274
云南省曲靖市富源县	665 488
云南省曲靖市会泽县	777 587
云南省曲靖市宣威市	1 194 730

续表

地区名称	总人口数
云南省玉溪市	2 277 807
云南省玉溪市红塔区	611 523
云南省玉溪市江川区	262 840
云南省玉溪市通海县	287 869
云南省玉溪市华宁县	189 329
云南省玉溪市易门县	150 373
云南省玉溪市峨山彝族自治县	142 411
云南省玉溪市新平彝族傣族自治县	261 235
云南省玉溪市元江哈尼族彝族傣族自治县	195 048
云南省玉溪市澄江市	177 179
云南省保山市	2 396 778
云南省保山市隆阳区	908 512
云南省保山市施甸县	281 597
云南省保山市龙陵县	263 038
云南省保山市昌宁县	307 241
云南省保山市腾冲市	636 390
云南省昭通市	4 948 592
云南省昭通市昭阳区	919 928
云南省昭通市鲁甸县	385 148
云南省昭通市巧家县	443 141
云南省昭通市盐津县	305 378
云南省昭通市大关县	201 640
云南省昭通市永善县	335 320
云南省昭通市绥江县	129 720
云南省昭通市镇雄县	1 301 381
云南省昭通市彝良县	486 052
云南省昭通市威信县	338 837
云南省昭通市水富市	102 047
云南省丽江市	1 237 807
云南省丽江市古城区	294 996

续表

地区名称	总人口数
云南省丽江市玉龙纳西族自治县	218 381
云南省丽江市永胜县	328 309
云南省丽江市华坪县	155 304
云南省丽江市宁蒗彝族自治县	240 817
云南省普洱市	2 369 785
云南省普洱市思茅区	426 150
云南省普洱市宁洱哈尼族彝族自治县	158 109
云南省普洱市墨江哈尼族自治县	274 323
云南省普洱市景东彝族自治县	294 017
云南省普洱市景谷傣族彝族自治县	270 334
云南省普洱市镇沅彝族哈尼族拉祜族自治县	174 339
云南省普洱市江城哈尼族彝族自治县	108 643
云南省普洱市孟连傣族拉祜族佤族自治县	142 898
云南省普洱市澜沧拉祜族自治县	434 119
云南省普洱市西盟佤族自治县	86 853
云南省临沧市	2 239 730
云南省临沧市临翔区	381 624
云南省临沧市凤庆县	378 199
云南省临沧市云县	382 206
云南省临沧市永德县	323 294
云南省临沧市镇康县	170 509
云南省临沧市双江拉祜族佤族布朗族傣族自治县	162 566
云南省临沧市耿马傣族佤族自治县	282 212
云南省临沧市沧源佤族自治县	159 120
云南省楚雄彝族自治州	2 371 805
云南省楚雄彝族自治州楚雄市	633 215
云南省楚雄彝族自治州禄丰市	356 492
云南省楚雄彝族自治州双柏县	130 021
云南省楚雄彝族自治州牟定县	145 414
云南省楚雄彝族自治州南华县	198 649

续表

地区名称	总人口数
云南省楚雄彝族自治州姚安县	159 968
云南省楚雄彝族自治州大姚县	222 470
云南省楚雄彝族自治州永仁县	95 430
云南省楚雄彝族自治州元谋县	196 778
云南省楚雄彝族自治州武定县	233 368
云南省红河哈尼族彝族自治州	4 404 628
云南省红河哈尼族彝族自治州个旧市	415 813
云南省红河哈尼族彝族自治州开远市	321 962
云南省红河哈尼族彝族自治州蒙自市	587 218
云南省红河哈尼族彝族自治州弥勒市	536 286
云南省红河哈尼族彝族自治州屏边苗族自治县	126 180
云南省红河哈尼族彝族自治州建水县	517 196
云南省红河哈尼族彝族自治州石屏县	263 141
云南省红河哈尼族彝族自治州泸西县	378 891
云南省红河哈尼族彝族自治州元阳县	350 164
云南省红河哈尼族彝族自治州红河县	279 336
云南省红河哈尼族彝族自治州金平苗族瑶族傣族自治县	323 140
云南省红河哈尼族彝族自治州绿春县	205 841
云南省红河哈尼族彝族自治州河口瑶族自治县	99 460
云南省文山壮族苗族自治州	3 453 764
云南省文山壮族苗族自治州文山市	629 030
云南省文山壮族苗族自治州砚山县	468 559
云南省文山壮族苗族自治州西畴县	198 018
云南省文山壮族苗族自治州麻栗坡县	238 026
云南省文山壮族苗族自治州马关县	311 832
云南省文山壮族苗族自治州丘北县	460 787
云南省文山壮族苗族自治州广南县	758 457
云南省文山壮族苗族自治州富宁县	389 055
云南省西双版纳傣族自治州	1 307 818
云南省西双版纳傣族自治州景洪市	653 430

续表

地区名称	总人口数
云南省西双版纳傣族自治州勐海县	351 682
云南省西双版纳傣族自治州勐腊县	302 706
云南省大理白族自治州	3 304 716
云南省大理白族自治州大理市	780 368
云南省大理白族自治州漾濞彝族自治县	96 072
云南省大理白族自治州祥云县	399 527
云南省大理白族自治州宾川县	336 441
云南省大理白族自治州弥渡县	256 129
云南省大理白族自治州南涧彝族自治县	189 678
云南省大理白族自治州巍山彝族回族自治县	263 540
云南省大理白族自治州永平县	161 995
云南省大理白族自治州云龙县	179 693
云南省大理白族自治州洱源县	244 298
云南省大理白族自治州剑川县	157 941
云南省大理白族自治州鹤庆县	239 034
云南省德宏傣族景颇族自治州	1 320 813
云南省德宏傣族景颇族自治州瑞丽市	272 919
云南省德宏傣族景颇族自治州芒市	446 839
云南省德宏傣族景颇族自治州梁河县	131 895
云南省德宏傣族景颇族自治州盈江县	289 707
云南省德宏傣族景颇族自治州陇川县	179 453
云南省怒江傈僳族自治州	545 898
云南省怒江傈僳族自治州泸水市	204 496
云南省怒江傈僳族自治州福贡县	113 045
云南省怒江傈僳族自治州贡山独龙族怒族自治县	37 659
云南省怒江傈僳族自治州兰坪白族普米族自治县	190 698
云南省迪庆藏族自治州	390 904
云南省迪庆藏族自治州香格里拉市	190 685
云南省迪庆藏族自治州德钦县	54 333
云南省迪庆藏族自治州维西傈僳族自治县	145 886

续表

地区名称	总人口数
西藏自治区	3 641 238
西藏自治区拉萨市	870 572
西藏自治区拉萨市城关区	482 608
西藏自治区拉萨市堆龙德庆区	128 525
西藏自治区拉萨市达孜区	32 355
西藏自治区拉萨市林周县	49 727
西藏自治区拉萨市当雄县	47 303
西藏自治区拉萨市尼木县	29 374
西藏自治区拉萨市曲水县	40 739
西藏自治区拉萨市墨竹工卡县	48 911
西藏自治区拉萨市柳梧新区	11 030
西藏自治区日喀则市	795 563
西藏自治区日喀则市桑珠孜区	161 929
西藏自治区日喀则市南木林县	82 564
西藏自治区日喀则市江孜县	67 419
西藏自治区日喀则市定日县	57 916
西藏自治区日喀则市萨迦县	48 286
西藏自治区日喀则市拉孜县	55 813
西藏自治区日喀则市昂仁县	55 046
西藏自治区日喀则市谢通门县	45 173
西藏自治区日喀则市白朗县	44 201
西藏自治区日喀则市仁布县	32 851
西藏自治区日喀则市康马县	20 487
西藏自治区日喀则市定结县	20 261
西藏自治区日喀则市仲巴县	26 860
西藏自治区日喀则市亚东县	15 117
西藏自治区日喀则市吉隆县	17 413
西藏自治区日喀则市聂拉木县	16 984
西藏自治区日喀则市萨嘎县	16 167
西藏自治区日喀则市岗巴县	11 076

续表

地区名称	总人口数
西藏自治区昌都市	757 585
西藏自治区昌都市卡若区	151 665
西藏自治区昌都市江达县	91 102
西藏自治区昌都市贡觉县	39 217
西藏自治区昌都市类乌齐县	58 476
西藏自治区昌都市丁青县	98 505
西藏自治区昌都市察雅县	56 141
西藏自治区昌都市八宿县	43 012
西藏自治区昌都市左贡县	46 041
西藏自治区昌都市芒康县	77 878
西藏自治区昌都市洛隆县	52 861
西藏自治区昌都市边坝县	42 687
西藏自治区林芝市	237 493
西藏自治区林芝市巴宜区	85 719
西藏自治区林芝市工布江达县	32 447
西藏自治区林芝市米林市	25 548
西藏自治区林芝市墨脱县	14 678
西藏自治区林芝市波密县	34 226
西藏自治区林芝市察隅县	27 670
西藏自治区林芝市朗县	17 205
西藏自治区山南市	348 749
西藏自治区山南市乃东区	82 716
西藏自治区山南市扎囊县	35 700
西藏自治区山南市贡嘎县	52 904
西藏自治区山南市桑日县	17 570
西藏自治区山南市琼结县	14 785
西藏自治区山南市曲松县	12 599
西藏自治区山南市措美县	11 773
西藏自治区山南市洛扎县	19 333
西藏自治区山南市加查县	22 959

续表

地区名称	总人口数
西藏自治区山南市隆子县	32 667
西藏自治区山南市错那市	13 516
西藏自治区山南市浪卡子县	32 227
西藏自治区那曲市	509 125
西藏自治区那曲市色尼区	108 078
西藏自治区那曲市嘉黎县	39 024
西藏自治区那曲市比如县	73 174
西藏自治区那曲市聂荣县	35 211
西藏自治区那曲市安多县	39 476
西藏自治区那曲市申扎县	21 641
西藏自治区那曲市索县	53 257
西藏自治区那曲市班戈县	38 999
西藏自治区那曲市巴青县	56 328
西藏自治区那曲市尼玛县	33 086
西藏自治区那曲市双湖县	10 851
西藏自治区阿里地区	122 151
西藏自治区阿里地区普兰县	12 083
西藏自治区阿里地区札达县	8 301
西藏自治区阿里地区噶尔县	30 409
西藏自治区阿里地区日土县	11 069
西藏自治区阿里地区革吉县	17 993
西藏自治区阿里地区改则县	25 249
西藏自治区阿里地区措勤县	17 047
陕西省	39 556 587
陕西省西安市	12 993 494
陕西省西安市新城区	642 288
陕西省西安市碑林区	775 504
陕西省西安市莲湖区	1 021 172
陕西省西安市灞桥区	895 295
陕西省西安市未央区	1 607 801

续表

地区名称	总人口数
陕西省西安市雁塔区	1 623 399
陕西省西安市阎良区	310 406
陕西省西安市临潼区	677 067
陕西省西安市长安区	1 381 879
陕西省西安市高陵区	465 200
陕西省西安市鄠邑区	474 831
陕西省西安市蓝田县	472 360
陕西省西安市周至县	485 899
陕西省西安市西咸新区	1 036 402
陕西省西安市国际港务区	154 701
陕西省西安市高新区	969 290
陕西省铜川市	704 741
陕西省铜川市王益区	135 759
陕西省铜川市印台区	135 031
陕西省铜川市耀州区	186 207
陕西省铜川市新区	178 093
陕西省铜川市宜君县	69 651
陕西省宝鸡市	3 264 262
陕西省宝鸡市渭滨区	549 422
陕西省宝鸡市金台区	463 519
陕西省宝鸡市陈仓区	473 325
陕西省宝鸡市凤翔区	371 528
陕西省宝鸡市岐山县	350 528
陕西省宝鸡市扶风县	300 986
陕西省宝鸡市眉县	271 846
陕西省宝鸡市陇县	202 183
陕西省宝鸡市千阳县	95 867
陕西省宝鸡市麟游县	70 740
陕西省宝鸡市凤县	76 067
陕西省宝鸡市太白县	38 251

续表

地区名称	总人口数
陕西省咸阳市	4 168 127
陕西省咸阳市秦都区	533 970
陕西省咸阳市渭城区	328 767
陕西省咸阳市三原县	371 253
陕西省咸阳市泾阳县	251 585
陕西省咸阳市乾县	474 509
陕西省咸阳市礼泉县	378 861
陕西省咸阳市永寿县	167 217
陕西省咸阳市长武县	154 420
陕西省咸阳市旬邑县	221 023
陕西省咸阳市淳化县	147 398
陕西省咸阳市武功县	330 689
陕西省咸阳市兴平市	489 367
陕西省咸阳市彬州市	319 068
陕西省渭南市	4 240 848
陕西省渭南市临渭区	723 869
陕西省渭南市华州区	272 310
陕西省渭南市高新区	210 997
陕西省渭南市潼关县	122 303
陕西省渭南市大荔县	575 805
陕西省渭南市合阳县	350 494
陕西省渭南市澄城县	294 546
陕西省渭南市蒲城县	644 133
陕西省渭南市白水县	217 412
陕西省渭南市富平县	625 725
陕西省渭南市华阴市	203 254
陕西省延安市	2 267 509
陕西省延安市宝塔区	656 438
陕西省延安市安塞区	166 385
陕西省延安市延长县	114 594

续表

地区名称	总人口数
陕西省延安市延川县	135 764
陕西省延安市子长市	215 802
陕西省延安市志丹县	151 715
陕西省延安市吴起县	143 079
陕西省延安市甘泉县	75 217
陕西省延安市富县	139 407
陕西省延安市洛川县	196 043
陕西省延安市宜川县	109 000
陕西省延安市黄龙县	40 088
陕西省延安市黄陵县	123 977
陕西省汉中市	3 179 268
陕西省汉中市汉台区	629 522
陕西省汉中市南郑区	474 672
陕西省汉中市城固县	431 581
陕西省汉中市洋县	337 319
陕西省汉中市西乡县	314 145
陕西省汉中市勉县	335 730
陕西省汉中市宁强县	250 109
陕西省汉中市略阳县	140 413
陕西省汉中市镇巴县	205 387
陕西省汉中市留坝县	34 402
陕西省汉中市佛坪县	25 988
陕西省榆林市	2 780 623
陕西省榆林市榆阳区	990 744
陕西省榆林市横山区	288 921
陕西省榆林市靖边县	380 056
陕西省榆林市定边县	331 276
陕西省榆林市绥德县	247 348
陕西省榆林市米脂县	136 520
陕西省榆林市佳县	108 209

续表

地区名称	总人口数
陕西省榆林市吴堡县	52 259
陕西省榆林市清涧县	111 650
陕西省榆林市子洲县	133 640
陕西省安康市	2 470 503
陕西省安康市汉滨区	914 336
陕西省安康市汉阴县	234 561
陕西省安康市石泉县	149 077
陕西省安康市宁陕县	58 196
陕西省安康市紫阳县	253 898
陕西省安康市岚皋县	131 062
陕西省安康市平利县	176 079
陕西省安康市镇坪县	46 071
陕西省安康市旬阳市	348 324
陕西省安康市白河县	158 899
陕西省商洛市	2 020 510
陕西省商洛市商州区	483 143
陕西省商洛市洛南县	358 717
陕西省商洛市丹凤县	242 453
陕西省商洛市商南县	200 412
陕西省商洛市山阳县	353 168
陕西省商洛市镇安县	247 765
陕西省商洛市柞水县	134 852
陕西省杨凌区	254 848
陕西省杨凌区杨陵区	254 848
陕西省省直辖县级行政区划	1 211 854
陕西省省直辖县级行政区划神木市	578 642
陕西省省直辖县级行政区划府谷县	256 080
陕西省省直辖县级行政区划韩城市	377 132
甘肃省	24 923 931
甘肃省兰州市	4 087 289

续表

地区名称	总人口数
甘肃省兰州市城关区	1 502 272
甘肃省兰州市七里河区	721 294
甘肃省兰州市西固区	412 251
甘肃省兰州市安宁区	472 143
甘肃省兰州市红古区	144 132
甘肃省兰州市永登县	269 517
甘肃省兰州市皋兰县	93 325
甘肃省兰州市榆中县	472 355
甘肃省嘉峪关市	315 943
甘肃省嘉峪关市嘉峪关市	315 943
甘肃省金昌市	433 968
甘肃省金昌市金川区	262 432
甘肃省金昌市永昌县	171 536
甘肃省白银市	1 502 079
甘肃省白银市白银区	342 505
甘肃省白银市平川区	205 190
甘肃省白银市靖远县	366 374
甘肃省白银市会宁县	393 141
甘肃省白银市景泰县	194 869
甘肃省天水市	2 954 238
甘肃省天水市秦州区	663 378
甘肃省天水市麦积区	562 529
甘肃省天水市清水县	235 446
甘肃省天水市秦安县	403 841
甘肃省天水市甘谷县	493 931
甘肃省天水市武山县	354 483
甘肃省天水市张家川回族自治县	240 630
甘肃省武威市	1 445 109
甘肃省武威市凉州区	888 357
甘肃省武威市民勤县	170 280

续表

地区名称	总人口数
甘肃省武威市古浪县	240 853
甘肃省武威市天祝藏族自治县	145 619
甘肃省张掖市	1 120 033
甘肃省张掖市甘州区	525 295
甘肃省张掖市肃南裕固族自治县	26 986
甘肃省张掖市民乐县	187 323
甘肃省张掖市临泽县	112 439
甘肃省张掖市高台县	122 171
甘肃省张掖市山丹县	145 819
甘肃省平凉市	1 822 109
甘肃省平凉市崆峒区	510 274
甘肃省平凉市泾川县	215 285
甘肃省平凉市灵台县	151 458
甘肃省平凉市崇信县	80 093
甘肃省平凉市庄浪县	326 397
甘肃省平凉市静宁县	354 267
甘肃省平凉市华亭市	184 335
甘肃省酒泉市	1 034 178
甘肃省酒泉市肃州区	459 157
甘肃省酒泉市金塔县	117 442
甘肃省酒泉市瓜州县	126 037
甘肃省酒泉市肃北蒙古族自治县	14 663
甘肃省酒泉市阿克塞哈萨克族自治县	10 725
甘肃省酒泉市玉门市	120 076
甘肃省酒泉市敦煌市	186 078
甘肃省庆阳市	2 158 185
甘肃省庆阳市西峰区	525 946
甘肃省庆阳市庆城县	231 298
甘肃省庆阳市环县	299 487
甘肃省庆阳市华池县	117 617

续表

地区名称	总人口数
甘肃省庆阳市合水县	133 562
甘肃省庆阳市正宁县	169 593
甘肃省庆阳市宁县	328 204
甘肃省庆阳市镇原县	352 478
甘肃省定西市	2 506 156
甘肃省定西市安定区	432 548
甘肃省定西市通渭县	317 820
甘肃省定西市陇西县	421 740
甘肃省定西市渭源县	273 298
甘肃省定西市临洮县	473 554
甘肃省定西市漳县	165 642
甘肃省定西市岷县	421 554
甘肃省陇南市	2 389 152
甘肃省陇南市武都区	559 223
甘肃省陇南市成县	238 211
甘肃省陇南市文县	193 160
甘肃省陇南市宕昌县	250 420
甘肃省陇南市康县	159 496
甘肃省陇南市西和县	346 176
甘肃省陇南市礼县	416 811
甘肃省陇南市徽县	186 797
甘肃省陇南市两当县	38 858
甘肃省临夏回族自治州	2 124 091
甘肃省临夏回族自治州临夏市	366 938
甘肃省临夏回族自治州临夏县	321 495
甘肃省临夏回族自治州康乐县	255 965
甘肃省临夏回族自治州永靖县	178 735
甘肃省临夏回族自治州广河县	263 056
甘肃省临夏回族自治州和政县	205 043
甘肃省临夏回族自治州东乡族自治县	293 466

续表

地区名称	总人口数
甘肃省临夏回族自治州积石山保安族东乡族撒拉族自治县	239 393
甘肃省甘南藏族自治州	684 050
甘肃省甘南藏族自治州合作市	114 242
甘肃省甘南藏族自治州临潭县	125 086
甘肃省甘南藏族自治州卓尼县	93 652
甘肃省甘南藏族自治州舟曲县	123 105
甘肃省甘南藏族自治州迭部县	51 061
甘肃省甘南藏族自治州玛曲县	56 660
甘肃省甘南藏族自治州碌曲县	35 340
甘肃省甘南藏族自治州夏河县	84 904
甘肃省甘肃矿区	18 901
甘肃省甘肃矿区本地	18 901
甘肃省兰州新区	328 450
甘肃省兰州新区兰州新区	328 450
青海省	5 949 361
青海省西宁市	2 480 035
青海省西宁市城东区	495 115
青海省西宁市城中区	327 620
青海省西宁市城西区	330 242
青海省西宁市城北区	422 625
青海省西宁市湟中区	400 836
青海省西宁市大通回族土族自治县	396 502
青海省西宁市湟源县	107 095
青海省海东市	1 354 982
青海省海东市乐都区	244 082
青海省海东市平安区	120 048
青海省海东市民和回族土族自治县	323 151
青海省海东市互助土族自治县	332 921
青海省海东市化隆回族自治县	200 338
青海省海东市循化撒拉族自治县	134 442

续表

地区名称	总人口数
青海省海北藏族自治州	263 899
青海省海北藏族自治州门源回族自治县	137 421
青海省海北藏族自治州祁连县	48 429
青海省海北藏族自治州海晏县	37 432
青海省海北藏族自治州刚察县	40 617
青海省黄南藏族自治州	280 928
青海省黄南藏族自治州同仁市	102 823
青海省黄南藏族自治州尖扎县	59 039
青海省黄南藏族自治州泽库县	77 483
青海省黄南藏族自治州河南蒙古族自治县	41 583
青海省海南藏族自治州	449 906
青海省海南藏族自治州共和县	134 143
青海省海南藏族自治州同德县	61 083
青海省海南藏族自治州贵德县	105 498
青海省海南藏族自治州兴海县	76 634
青海省海南藏族自治州贵南县	72 548
青海省果洛藏族自治州	219 899
青海省果洛藏族自治州玛沁县	58 645
青海省果洛藏族自治州班玛县	32 420
青海省果洛藏族自治州甘德县	41 834
青海省果洛藏族自治州达日县	41 505
青海省果洛藏族自治州久治县	30 576
青海省果洛藏族自治州玛多县	14 919
青海省玉树藏族自治州	431 904
青海省玉树藏族自治州玉树市	146 392
青海省玉树藏族自治州杂多县	70 019
青海省玉树藏族自治州称多县	57 067
青海省玉树藏族自治州治多县	34 483
青海省玉树藏族自治州囊谦县	90 609
青海省玉树藏族自治州曲麻莱县	33 334

续表

地区名称	总人口数
青海省海西蒙古族藏族自治州	467 808
青海省海西蒙古族藏族自治州格尔木市	224 893
青海省海西蒙古族藏族自治州德令哈市	89 018
青海省海西蒙古族藏族自治州茫崖市	18 864
青海省海西蒙古族藏族自治州乌兰县	30 536
青海省海西蒙古族藏族自治州都兰县	66 220
青海省海西蒙古族藏族自治州天峻县	22 761
青海省海西蒙古族藏族自治州大柴旦行委	15 516
宁夏回族自治区	7 283 393
宁夏回族自治区银川市	2 898 458
宁夏回族自治区银川市兴庆区	822 175
宁夏回族自治区银川市西夏区	458 547
宁夏回族自治区银川市金凤区	661 761
宁夏回族自治区银川市永宁县	318 192
宁夏回族自治区银川市贺兰县	338 371
宁夏回族自治区银川市灵武市	299 412
宁夏回族自治区石嘴山市	752 304
宁夏回族自治区石嘴山市大武口区	301 931
宁夏回族自治区石嘴山市惠农区	180 631
宁夏回族自治区石嘴山市平罗县	269 742
宁夏回族自治区吴忠市	1 399 666
宁夏回族自治区吴忠市利通区	470 428
宁夏回族自治区吴忠市红寺堡区	204 393
宁夏回族自治区吴忠市盐池县	156 721
宁夏回族自治区吴忠市同心县	320 757
宁夏回族自治区吴忠市青铜峡市	247 367
宁夏回族自治区固原市	1 152 503
宁夏回族自治区固原市原州区	486 090
宁夏回族自治区固原市西吉县	315 389
宁夏回族自治区固原市隆德县	107 748

续表

地区名称	总人口数
宁夏回族自治区固原市泾源县	84 399
宁夏回族自治区固原市彭阳县	158 877
宁夏回族自治区中卫市	1 080 462
宁夏回族自治区中卫市沙坡头区	411 724
宁夏回族自治区中卫市中宁县	333 429
宁夏回族自治区中卫市海原县	335 309
新疆维吾尔自治区	25 868 944
新疆维吾尔自治区乌鲁木齐市	4 102 377
新疆维吾尔自治区乌鲁木齐市天山区	657 986
新疆维吾尔自治区乌鲁木齐市沙依巴克区	807 744
新疆维吾尔自治区乌鲁木齐市高新区（新市区）	1 025 282
新疆维吾尔自治区乌鲁木齐市水磨沟区	556 911
新疆维吾尔自治区乌鲁木齐市经济技术开发区（头屯河区）	425 799
新疆维吾尔自治区乌鲁木齐市达坂城区	35 787
新疆维吾尔自治区乌鲁木齐市米东区	521 266
新疆维吾尔自治区乌鲁木齐市乌鲁木齐县	71 602
新疆维吾尔自治区克拉玛依市	495 980
新疆维吾尔自治区克拉玛依市独山子区	85 353
新疆维吾尔自治区克拉玛依市克拉玛依区	341 186
新疆维吾尔自治区克拉玛依市白碱滩区	51 356
新疆维吾尔自治区克拉玛依市乌尔禾区	18 085
新疆维吾尔自治区吐鲁番市	692 691
新疆维吾尔自治区吐鲁番市高昌区	323 395
新疆维吾尔自治区吐鲁番市鄯善县	237 723
新疆维吾尔自治区吐鲁番市托克逊县	131 573
新疆维吾尔自治区哈密市	484 683
新疆维吾尔自治区哈密市伊州区	394 096
新疆维吾尔自治区哈密市巴里坤哈萨克自治县	52 893
新疆维吾尔自治区哈密市伊吾县	37 694
新疆维吾尔自治区昌吉回族自治州	1 587 781

续表

地区名称	总人口数
新疆维吾尔自治区昌吉回族自治州昌吉市	606 130
新疆维吾尔自治区昌吉回族自治州阜康市	180 079
新疆维吾尔自治区昌吉回族自治州呼图壁县	187 028
新疆维吾尔自治区昌吉回族自治州玛纳斯县	185 789
新疆维吾尔自治区昌吉回族自治州奇台县	214 067
新疆维吾尔自治区昌吉回族自治州吉木萨尔县	149 241
新疆维吾尔自治区昌吉回族自治州木垒哈萨克自治县	65 447
新疆维吾尔自治区博尔塔拉蒙古自治州	427 900
新疆维吾尔自治区博尔塔拉蒙古自治州博乐市	245 845
新疆维吾尔自治区博尔塔拉蒙古自治州阿拉山口市	11 084
新疆维吾尔自治区博尔塔拉蒙古自治州精河县	122 630
新疆维吾尔自治区博尔塔拉蒙古自治州温泉县	48 341
新疆维吾尔自治区巴音郭楞蒙古自治州	1 491 353
新疆维吾尔自治区巴音郭楞蒙古自治州库尔勒市	778 406
新疆维吾尔自治区巴音郭楞蒙古自治州轮台县	134 304
新疆维吾尔自治区巴音郭楞蒙古自治州尉犁县	99 366
新疆维吾尔自治区巴音郭楞蒙古自治州若羌县	42 153
新疆维吾尔自治区巴音郭楞蒙古自治州且末县	68 039
新疆维吾尔自治区巴音郭楞蒙古自治州焉耆回族自治县	119 694
新疆维吾尔自治区巴音郭楞蒙古自治州和静县	144 449
新疆维吾尔自治区巴音郭楞蒙古自治州和硕县	57 949
新疆维吾尔自治区巴音郭楞蒙古自治州博湖县	46 993
新疆维吾尔自治区阿克苏地区	2 684 824
新疆维吾尔自治区阿克苏地区阿克苏市	715 777
新疆维吾尔自治区阿克苏地区库车市	529 698
新疆维吾尔自治区阿克苏地区温宿县	260 703
新疆维吾尔自治区阿克苏地区沙雅县	272 706
新疆维吾尔自治区阿克苏地区新和县	190 319
新疆维吾尔自治区阿克苏地区拜城县	226 099
新疆维吾尔自治区阿克苏地区乌什县	201 993

续表

地区名称	总人口数
新疆维吾尔自治区阿克苏地区阿瓦提县	237 758
新疆维吾尔自治区阿克苏地区柯坪县	49 771
新疆维吾尔自治区克孜勒苏柯尔克孜自治州	617 006
新疆维吾尔自治区克孜勒苏柯尔克孜自治州阿图什市	291 542
新疆维吾尔自治区克孜勒苏柯尔克孜自治州阿克陶县	221 854
新疆维吾尔自治区克孜勒苏柯尔克孜自治州阿合奇县	43 671
新疆维吾尔自治区克孜勒苏柯尔克孜自治州乌恰县	59 939
新疆维吾尔自治区喀什地区	4 416 396
新疆维吾尔自治区喀什地区喀什市	783 018
新疆维吾尔自治区喀什地区疏附县	257 692
新疆维吾尔自治区喀什地区疏勒县	347 361
新疆维吾尔自治区喀什地区英吉沙县	271 508
新疆维吾尔自治区喀什地区泽普县	209 883
新疆维吾尔自治区喀什地区莎车县	842 373
新疆维吾尔自治区喀什地区叶城县	514 629
新疆维吾尔自治区喀什地区麦盖提县	219 205
新疆维吾尔自治区喀什地区岳普湖县	159 021
新疆维吾尔自治区喀什地区伽师县	415 132
新疆维吾尔自治区喀什地区巴楚县	357 072
新疆维吾尔自治区喀什地区塔什库尔干塔吉克自治县	39 502
新疆维吾尔自治区和田地区	2 406 955
新疆维吾尔自治区和田地区和田市	502 441
新疆维吾尔自治区和田地区和田县	335 841
新疆维吾尔自治区和田地区墨玉县	561 159
新疆维吾尔自治区和田地区皮山县	276 059
新疆维吾尔自治区和田地区洛浦县	282 057
新疆维吾尔自治区和田地区策勒县	154 722
新疆维吾尔自治区和田地区于田县	252 717
新疆维吾尔自治区和田地区民丰县	41 959
新疆维吾尔自治区伊犁哈萨克自治州	2 737 968

续表

地区名称	总人口数
新疆维吾尔自治区伊犁哈萨克自治州伊宁市	777 322
新疆维吾尔自治区伊犁哈萨克自治州奎屯市	227 314
新疆维吾尔自治区伊犁哈萨克自治州霍尔果斯市	71 148
新疆维吾尔自治区伊犁哈萨克自治州伊宁县	356 869
新疆维吾尔自治区伊犁哈萨克自治州察布查尔锡伯自治县	154 159
新疆维吾尔自治区伊犁哈萨克自治州霍城县	237 294
新疆维吾尔自治区伊犁哈萨克自治州巩留县	171 760
新疆维吾尔自治区伊犁哈萨克自治州新源县	299 758
新疆维吾尔自治区伊犁哈萨克自治州昭苏县	144 020
新疆维吾尔自治区伊犁哈萨克自治州特克斯县	145 844
新疆维吾尔自治区伊犁哈萨克自治州尼勒克县	152 480
新疆维吾尔自治区塔城地区	1 087 571
新疆维吾尔自治区塔城地区塔城市	156 974
新疆维吾尔自治区塔城地区乌苏市	261 098
新疆维吾尔自治区塔城地区沙湾市	291 350
新疆维吾尔自治区塔城地区额敏县	183 973
新疆维吾尔自治区塔城地区托里县	84 009
新疆维吾尔自治区塔城地区裕民县	49 658
新疆维吾尔自治区塔城地区和布克赛尔蒙古自治县	60 509
新疆维吾尔自治区阿勒泰地区	639 857
新疆维吾尔自治区阿勒泰地区阿勒泰市	220 457
新疆维吾尔自治区阿勒泰地区布尔津县	71 544
新疆维吾尔自治区阿勒泰地区富蕴县	98 403
新疆维吾尔自治区阿勒泰地区福海县	73 844
新疆维吾尔自治区阿勒泰地区哈巴河县	81 020
新疆维吾尔自治区阿勒泰地区青河县	60 776
新疆维吾尔自治区阿勒泰地区吉木乃县	33 813
新疆维吾尔自治区直辖县级市	1 995 602
新疆维吾尔自治区直辖县级市石河子市	493 609
新疆维吾尔自治区直辖县级市阿拉尔市	327 807

续表

地区名称	总人口数
新疆维吾尔自治区直辖县级市图木舒克市	263 280
新疆维吾尔自治区直辖县级市五家渠市	139 873
新疆维吾尔自治区直辖县级市北屯市	20 271
新疆维吾尔自治区直辖县级市铁门关市	103 543
新疆维吾尔自治区直辖县级市双河市	54 408
新疆维吾尔自治区直辖县级市可克达拉市	68 633
新疆维吾尔自治区直辖县级市昆玉市	63 568
新疆维吾尔自治区直辖县级市胡杨河市	263 109
新疆维吾尔自治区直辖县级市新星市	197 501
新疆生产建设兵团	3 605 127
新疆生产建设兵团直属单位	24 087
新疆生产建设兵团直属单位兵团机关	24 087
新疆生产建设兵团第一师	460 970
新疆生产建设兵团第一师阿拉尔市	196 402
新疆生产建设兵团第一师 1 团	26 166
新疆生产建设兵团第一师 2 团	15 332
新疆生产建设兵团第一师 3 团	16 987
新疆生产建设兵团第一师 4 团	7 575
新疆生产建设兵团第一师 5 团	25 827
新疆生产建设兵团第一师 6 团	14 212
新疆生产建设兵团第一师 7 团	14 979
新疆生产建设兵团第一师 8 团	12 121
新疆生产建设兵团第一师 9 团	22 265
新疆生产建设兵团第一师 10 团	19 502
新疆生产建设兵团第一师 11 团	13 896
新疆生产建设兵团第一师 12 团	24 524
新疆生产建设兵团第一师 13 团	23 373
新疆生产建设兵团第一师 14 团	10 630
新疆生产建设兵团第一师 16 团	17 179
新疆生产建设兵团第二师	261 011

续表

地区名称	总人口数
新疆生产建设兵团第二师铁门关市	88 137
新疆生产建设兵团第二师 21 团	9 993
新疆生产建设兵团第二师 22 团	21 178
新疆生产建设兵团第二师 24 团	11 884
新疆生产建设兵团第二师 25 团	6 729
新疆生产建设兵团第二师 27 团	11 031
新疆生产建设兵团第二师 29 团	22 141
新疆生产建设兵团第二师 30 团	17 588
新疆生产建设兵团第二师 31 团	10 510
新疆生产建设兵团第二师 33 团	15 824
新疆生产建设兵团第二师 34 团	12 792
新疆生产建设兵团第二师 36 团	11 142
新疆生产建设兵团第二师 223 团	3 954
新疆生产建设兵团第二师 37 团	9 465
新疆生产建设兵团第二师 38 团	8 643
新疆生产建设兵团第三师	326 583
新疆生产建设兵团第三师图木舒克市	72 817
新疆生产建设兵团第三师 41 团	18 896
新疆生产建设兵团第三师 42 团	4 580
新疆生产建设兵团第三师 44 团	39 094
新疆生产建设兵团第三师 45 团	30 005
新疆生产建设兵团第三师 46 团	4 108
新疆生产建设兵团第三师 48 团	6 600
新疆生产建设兵团第三师 49 团	17 959
新疆生产建设兵团第三师 50 团	27 480
新疆生产建设兵团第三师 51 团	47 065
新疆生产建设兵团第三师 53 团	28 090
新疆生产建设兵团第三师红旗农场	5 123
新疆生产建设兵团第三师托云牧场	1 193
新疆生产建设兵团第三师东风农场	1 758

续表

地区名称	总人口数
新疆生产建设兵团第三师叶城牧场	1 616
新疆生产建设兵团第三师伽师总场	16 612
新疆生产建设兵团第三师 54 团	3 587
新疆生产建设兵团第四师	257 385
新疆生产建设兵团第四师可克达拉市	62 347
新疆生产建设兵团第四师 61 团	14 313
新疆生产建设兵团第四师 62 团	22 739
新疆生产建设兵团第四师 63 团	9 496
新疆生产建设兵团第四师 64 团	22 830
新疆生产建设兵团第四师 66 团	26 883
新疆生产建设兵团第四师 67 团	13 082
新疆生产建设兵团第四师 68 团	8 177
新疆生产建设兵团第四师 69 团	6 808
新疆生产建设兵团第四师 70 团	8 393
新疆生产建设兵团第四师 71 团	9 945
新疆生产建设兵团第四师 72 团	10 399
新疆生产建设兵团第四师 73 团	9 338
新疆生产建设兵团第四师 74 团	3 082
新疆生产建设兵团第四师 75 团	3 158
新疆生产建设兵团第四师 76 团	9 706
新疆生产建设兵团第四师 77 团	7 144
新疆生产建设兵团第四师 78 团	5 161
新疆生产建设兵团第四师 79 团	4 384
新疆生产建设兵团第五师	148 233
新疆生产建设兵团第五师直属单位	54 755
新疆生产建设兵团第五师 81 团	9 827
新疆生产建设兵团第五师 83 团	18 929
新疆生产建设兵团第五师 84 团	7 571
新疆生产建设兵团第五师 86 团	20 604
新疆生产建设兵团第五师 87 团	4 065

续表

地区名称	总人口数
新疆生产建设兵团第五师 88 团	4 056
新疆生产建设兵团第五师 89 团	17 270
新疆生产建设兵团第五师 90 团	7 143
新疆生产建设兵团第五师 91 团	4 013
新疆生产建设兵团第六师	365 511
新疆生产建设兵团第六师五家渠市	134 314
新疆生产建设兵团第六师 101 团	19 940
新疆生产建设兵团第六师 102 团	24 316
新疆生产建设兵团第六师 103 团	11 254
新疆生产建设兵团第六师 105 团	12 964
新疆生产建设兵团第六师 106 团	3 844
新疆生产建设兵团第六师共青团农场	17 179
新疆生产建设兵团第六师芳草湖农场	45 624
新疆生产建设兵团第六师新湖农场	28 511
新疆生产建设兵团第六师奇台中心团场	25 670
新疆生产建设兵团第六师北塔山牧场	4 353
新疆生产建设兵团第六师土墩子农场	4 906
新疆生产建设兵团第六师六运湖农场	5 936
新疆生产建设兵团第六师红旗中心团场	11 831
新疆生产建设兵团第六师军户农场	14 869
新疆生产建设兵团第七师	261 396
新疆生产建设兵团第七师胡杨河市	103 479
新疆生产建设兵团第七师 123 团	18 950
新疆生产建设兵团第七师 124 团	14 502
新疆生产建设兵团第七师 125 团	15 804
新疆生产建设兵团第七师 126 团	9 277
新疆生产建设兵团第七师 127 团	9 497
新疆生产建设兵团第七师 128 团	12 014
新疆生产建设兵团第七师 129 团	16 684
新疆生产建设兵团第七师 130 团	20 029

续表

地区名称	总人口数
新疆生产建设兵团第七师 131 团	21 729
新疆生产建设兵团第七师 137 团	11 428
新疆生产建设兵团第七师奎东农场	8 003
新疆生产建设兵团第八师	761 082
新疆生产建设兵团第八师石河子市	499 135
新疆生产建设兵团第八师 121 团	28 584
新疆生产建设兵团第八师 133 团	17 749
新疆生产建设兵团第八师 134 团	14 456
新疆生产建设兵团第八师 136 团	10 758
新疆生产建设兵团第八师 141 团	8 355
新疆生产建设兵团第八师 142 团	21 750
新疆生产建设兵团第八师 143 团	26 326
新疆生产建设兵团第八师 144 团	10 919
新疆生产建设兵团第八师石河子总场	64 231
新疆生产建设兵团第八师 147 团	13 100
新疆生产建设兵团第八师 148 团	17 207
新疆生产建设兵团第八师 149 团	11 189
新疆生产建设兵团第八师 150 团	12 623
新疆生产建设兵团第八师 152 团	4 700
新疆生产建设兵团第九师	85 453
新疆生产建设兵团第九师直属单位	28 138
新疆生产建设兵团第九师 161 团	6 138
新疆生产建设兵团第九师 162 团	4 610
新疆生产建设兵团第九师 163 团	6 659
新疆生产建设兵团第九师 164 团	6 382
新疆生产建设兵团第九师 165 团	4 897
新疆生产建设兵团第九师 166 团	6 417
新疆生产建设兵团第九师 167 团	5 745
新疆生产建设兵团第九师 168 团	5 299
新疆生产建设兵团第九师 169 团	3 417

续表

地区名称	总人口数
新疆生产建设兵团第九师 170 团	3 702
新疆生产建设兵团第九师团结农场	4 049
新疆生产建设兵团第十师	108 481
新疆生产建设兵团第十师直属单位	54 441
新疆生产建设兵团第十师 181 团	7 651
新疆生产建设兵团第十师 182 团	5 682
新疆生产建设兵团第十师 183 团	8 217
新疆生产建设兵团第十师 184 团	11 382
新疆生产建设兵团第十师 185 团	2 686
新疆生产建设兵团第十师 186 团	2 080
新疆生产建设兵团第十师 187 团	4 308
新疆生产建设兵团第十师 188 团	9 352
新疆生产建设兵团第十师屯南煤业	2 682
新疆生产建设兵团第十一师	73 557
新疆生产建设兵团第十一师机关直属	33 900
新疆生产建设兵团第十一师八建	8 203
新疆生产建设兵团第十一师四建	7 027
新疆生产建设兵团第十一师卡子湾	15 921
新疆生产建设兵团第十一师四运司	8 506
新疆生产建设兵团第十二师	249 684
新疆生产建设兵团第十二师常州街片区	12 277
新疆生产建设兵团第十二师 104 团	110 187
新疆生产建设兵团第十二师三坪农场	27 568
新疆生产建设兵团第十二师五一农场	21 132
新疆生产建设兵团第十二师头屯河农场	27 842
新疆生产建设兵团第十二师西山农场	38 650
新疆生产建设兵团第十二师 221 团	4 148
新疆生产建设兵团第十二师 222 团	7 880
新疆生产建设兵团第十三师	151 087
新疆生产建设兵团第十三师新星市	14 081

续表

地区名称	总人口数
新疆生产建设兵团第十三师红星一场	22 485
新疆生产建设兵团第十三师红星二场	6 797
新疆生产建设兵团第十三师红星四场	8 861
新疆生产建设兵团第十三师黄田农场	13 257
新疆生产建设兵团第十三师火箭农场	62 080
新疆生产建设兵团第十三师柳树泉农场	9 843
新疆生产建设兵团第十三师红山农场	8 114
新疆生产建设兵团第十三师淖毛湖农场	5 569
新疆生产建设兵团第十四师	70 607
新疆生产建设兵团第十四师昆玉市	10 672
新疆生产建设兵团第十四师一牧场	2 562
新疆生产建设兵团第十四师 47 团	5 396
新疆生产建设兵团第十四师皮山农场	27 110
新疆生产建设兵团第十四师 224 团	18 695
新疆生产建设兵团第十四师 225 团	6 172

注：人口数来自中国疾病预防控制信息系统。

附录三　全国疾病预防控制综合管理信息表样

全国疾控综合管理信息填报表样式

* 地区：
* 机构名称：　　　　　______　　　　　　　　　　　______

一、组织机构

* 年度□□□□年
* 编制数□□□□□人
* 有效期□□□□年□□月□□日

加挂名称__________________

职责能力__________________

* 公共卫生医师规范化培训基地（Y 是　N 否）□
* 零报告机构（Y 是　N 否）□
* 零报告　□机构人员　□实验室设备　□基本建设　□财务收支　□检验能力　□特殊用途实验室　□特殊用途实验室　□ A（BSL-3）实验室　□实验室标准品、菌毒种储备

二、机构人员

* 姓名__________________
* 身份证件号码　□□□□□□□□□□□□□□□□□□□□□□
* 参加工作日期　□□□□年□□月□□日
* 人员分类　□□

11 执业医师　12 执业助理医师　13 注册护士　14 药师（士）　15 检验技师（士）　16 影像技师（士）　20 其他技术人员　30 管理人员　40 工勤技能人员

* 专业技术职务（聘）代码（1 正高　2 副高　3 中级　4 师级 / 助理　5 士级　9 待聘）□
* 最高学历代码（1 研究生　2 大学本科　3 大学专科及专科学校　4 中专及中技　5 技工学校　6 高中　7 初中及以下）□
* 学位代码（1 博士　3 硕士　4 学士）□
* 行政级别（1 司局级　2 副厅　3 正处　4 副处　5 正科　6 副科　7 科员　8 其他　9 无）□
* 行政职务（1 主任　2 副主任　3 书记　4 副书记　5 处长　6 副处长　7 所长　8 副所长　9 科室主任　10 科室副主任　11 主任科员　12 副主任科员　13 科员　14 办事员　15 工会主席　16 工会副主席　17 主任助理　18 无）□
* 年内人员流动情况　□□

流入：11 高等、中等院校毕业生　12 其他卫生机构调入　13 非卫生机构调入　14 军转人员　19 其他

流出：21 调往其他卫生机构　22 考取研究生　23 出国留学　24 退休　25 辞职（辞退）　26 自然减员（不含退休）　29 其他

* 流出时间　□□□□年□□月
* 编制情况（1 编制内　2 合同制　3 临聘人员　4 返聘　5 派遣人员　9 其他）□
* 参加半年以上继续教育或培训（1 公共卫生医师规范化培训　2 现场流行病学调查培训　3 实验室检验检测　4 信息化建设　5 出国培训　6 单位派遣（上级单位、医学院校等）　7 无　9 其他）□
* 继续教育学分　□□□□

三、实验室设备

* 仪器设备__________________
* 设备类别__________________

* 品牌__________________
* 设备编号__________________
* 设备型号__________________
* 产地__________________
* 价格__________________
* 使用部门__________________
* 购买日期 □□□□年□□月
* 启用日期 □□□□年□□月
* 天 / 年 □□□
* 检定 / 校准状态(1 从未检定 / 校准 2 检定 / 校准过 3 在检定 / 校准有效期内) □

四、基本建设

* 年度 □□□□年
* 建筑总面积(m^2) □□□□□
* 业务用房面积(m^2) □□□□□
* 实验用房面积(m^2) □□□□□
* 行政用房面积(m^2) □□□□□
* 保障用房面积(m^2) □□□□□
* 建筑结构分类(1 钢混 2 砖混 3 框架 4 其他) □

五、财务收支

* 总收入(万元) □□□□□□□□
* 财政补助收入(万元) □□□□□□□□
* 基本支出补助(万元) □□□□□□□□
* 项目支出补助(万元) □□□□□□□□
* 中央转移支付(万元) □□□□□□□□
* 省级补助(万元) □□□□□□□□
* 市级补助(万元) □□□□□□□□
* 县级补助(万元) □□□□□□□□
* 基本建设补助(万元) □□□□□□□□
* 上级补助收入(万元) □□□□□□□□
* 事业收入(万元) □□□□□□□□
* 经营收入(万元) □□□□□□□□
* 总支出(万元) □□□□□□□□
* 人员支出(万元) □□□□□□□□
* 基本工资(万元) □□□□□□□□
* 绩效工资(万元) □□□□□□□□
* 社会保障费(万元) □□□□□□□□
* 离退休费(万元) □□□□□□□□

六、检验能力

* 检测项目__________________
* 检测对象(任务)__________________
* 能力类别__________________
* 检验能力(Y 具备 N 不具备) □
* 检测标准和方法类型__________________

* 检测标准 / 方法名称及编号（含年号）__________________

* 资质类别（1 国家级资质认定　2 省级资质认定　3 认可　4 重点实验室　5 参比实验室　6 网络实验室　7 其他）□

七、实验室管理

（一）特殊用途实验室

* 实验室类别__________________

* 建设年份　□□□□年

* 实验室名称__________________

* 实验室建筑面积（m^2）□□□□□□□□

* 压力参数（Pa）__________________

* 核心间数量　□□□□

* 实验室活动__________________

* 备案情况（Y 已备案　N 未备案）□

* 备案时间　□□□□年□□月

* 备案周期（1 一次性备案　2 周期）□

* 年限__________________

* 备案方式（1 纸质　2 网络）□

* 备案机构__________________

（二）A（BSL-3）实验室信息

* 建设阶段（1 建设中　2 已建成　3 投入使用）□

* 实验室名称__________________

* 实验室建筑面积（m^2）□□□□□□□□

* 核心间数量　□□□□□□□□

* 核心间压力（Pa）□□□□□□□□

* 核心间面积（m^2）□□□□□□□□

* 实验室活动__________________

* 使用频次（天 / 年）□□□

* 实验室主任姓名__________________

* 联系方式　□□□□□□□□□□□

首次认可时间　□□□□年□□月

（三）机构实验室

* 实验室名称__________________

* 资质类别（1 国家级资质认定　2 省级资质认定　3 认可　4 重点实验室　5 参比实验室　6 网络实验室　7 其他）□

* 评审依据__________________

* 初次认定日期　□□□□年□□月

* 目前资质有效日期　□□□□年□□月

（四）实验室标准品、菌毒种储备

* 储存类别（1 标准品　2 菌种　3 毒种　4 真菌　5 虫种）□

* 标准品 / 菌毒种储备名称__________________